国家治理研究书系

胡宏伟／著

大城市老年失能照护研究

以北京市为例

中国人民大学出版社
·北京·

前　言

一、关于大城市老年失能照护的几点认识

如果从整个现代化发展的历史进程视角审视我国老年失能照护治理议题，就能够理解城市化、老龄化等重要经济、社会变迁正在剧烈地塑造当代和未来的中国；如果从治理体系和治理能力现代化建设视角思考，就可以理解为什么老年失能照护是当代中国所面临的关键治理议题之一。理解本研究选题的出发点和主要观点，就离不开对几个基本问题的认识和讨论。

第一，城市化、老龄化是当代中国最为显著的经济、社会变化趋势。

改革开放以来，我国创造了世界上规模最大、速度最快的城市化奇迹，城市化成为我国经济领域最重要的变动趋势之一。1978 年至2023 年，我国城镇常住人口由 1.72 亿人增长至 9.33 亿人，常住人口的城镇化率由 17.92％提高至 66.16％①。快速城市化推动我国经济活动的范围和方式发生剧烈变化，并与其他领域的现代化同步交织、互融，成为我国创造举世瞩目经济奇迹的重要引擎。特别是，在城市化快速发展过程中，涌现出了北京、深圳等大城市，它们成为经济发展的区域中心，不仅在经济领域影响区域乃至全国，而且在城市管理、文化形态等方面也发挥了重要引领作用。

与此同时，我国人口老龄化程度不断加深，总体上是全世界老龄

---

① 国家统计局．中华人民共和国 2023 年国民经济和社会发展统计公报．（2024－02－19）［2024－04－18］．http://www.stats.gov.cn/sj/zxfb/202402/t20240228_1947915.html.

化规模最大、速度最快的国家之一。截至 2020 年，我国大陆地区 60 岁及以上人口达到 2.64 亿人，占全国总人口的 18.7%[①]，2021 年，我国 65 岁及以上人口 20 056 万人，占全国总人口的 14.2%，我国正快速进入中度老龄化社会。截至 2023 年末，我国 60 岁及以上人口规模 2.97 亿人，占总人口比例为 21.1%，其中，65 岁及以上人口规模为 2.17 亿人，占总人口比例为 15.4%[②]。预计到 2050 年，我国 60 岁及以上老年人口将增至 4.8 亿人，老龄化率将达到 36.0%，而且，该比例此后将居高不下，整个 21 世纪下半叶会一直处于这种水平。我国快速老龄化的主要原因在于人口预期寿命提高和出生率下降的剧烈交叠。截至 2021 年，我国居民人均预期寿命达到 78.2 岁[③]。2022 年，上海市户籍人口平均预期寿命达到 83.18 岁，其中男性 80.84 岁，女性 85.66 岁[④]。从出生率来看，我国总和生育率长期低于人口更替水平，2020 年更是跌至 1.3。上述因素交织互动，决定了人口老龄化将成为我国的重大社会挑战和关键治理议题。

城市化与老龄化同步快进、交融互动，是我国经济社会发展的重要特征之一。城市化催生的地区性人口膨胀、流动性增强和土地资源紧张等问题，既加剧了应对人口老龄化的难度，也为应对人口老龄化提供了条件支持。事实上，我国不少大城市老龄化程度正在快速逼近甚至已经超过发达国家的大城市，且呈现出"未富先老""未备先老"等特征。截至 2018 年，美国纽约市 65 岁及以上老年人口占全市人口比重为 16.0%，人均地区生产总值为 7.35 万美元[⑤]。同年，上海市 65 岁及以上老年人口占户籍人口比重达到 23.0%，而人均地区生产

---

① 国家统计局. 第七次全国人口普查公报（第五号）.（2021 - 06 - 28）[2021 - 09 - 10]. http://www.stats.gov.cn/tjsj/tjgb/rkpcgb/qgrkpcgb/202106/t20210628_1818824.html.

② 国家统计局. 中华人民共和国 2023 年国民经济和社会发展统计公报.（2024 - 02 - 29）[2024 - 04 - 18]. https://www.stats.gov.cn/sj/zxfb/202402/t20240228_1947915.html.

③ 习近平. 高举中国特色社会主义伟大旗帜 为全面建设社会主义现代化国家而团结奋斗：在中国共产党第二十次全国代表大会上的报告.（2022 - 10 - 25）[2024 - 04 - 18]. http://www.gov.cn/xinwen/2022 - 10/25/content_5721685.htm.

④ 上海市统计局. 2022 年上海市国民经济和社会发展统计公报.（2023 - 03 - 22）[2024 - 04 - 25]. http://tjj.sh.gov.cn/tjgb/20230317/6bb2cf0811ab41eb8ae397c8f8577e00.html.

⑤ 王杰秀，安超. 我国大城市养老服务的特点和发展策略. 社会政策研究，2019（4）：58 - 82.

总值仅为 2 万美元①。

第二，老龄化的根本难题在于失能（失智）带来的服务与财务挑战。

失能是一个连续过程，是各种脆弱因素不断累积的重要结果②。研究发现，"从病理性的身体异常到失能状态的发展路径包括四个方面，即病理（失能因子）、残损（潜在失能）、功能受限（准失能）和失能"③。失能过程，具体指疾病因素的存在对身体功能产生结构性、持续性影响，使身体机能不能正常运转，造成潜在失能风险；随着年龄增长和失能因素不断累积，残损状态演化为功能受限，开始对日常生活产生一定影响，逐渐陷入准失能和失能状态。失能是一个多因素相互作用的综合过程，影响因素既包括老人生活行为方式、精神状况及活动适应等个体因素，也包括医疗保健、照护服务和外部支持等社会因素，还包括广泛存在于社会生态系统之中的其他风险因素。失能过程理论揭示了失能的生物学和社会学双重属性，阐明了失能的内在机理，也启发政策制定者更加重视失能预防和保护，降低失能失智风险，最大限度保障个体健康、维持身体功能，降低政府、社会及老年人家庭的失能照护成本。

老年人失能照护服务体系建设是应对人口老龄化的关键，也是难点④。人口老龄化本质上并不直接产生问题，但与老龄化伴生的高龄化、慢病化、失能失智等，则是人口老龄化衍生出的最大风险集群，对个人、家庭、社会和国家都将带来巨大冲击⑤。

第三，失能照护保障体系建设是应对社会性失能风险的关键内容。

1986 年，德国社会学家贝克提出"风险社会"概念，认为风险社

① 上海市统计局. 2019 年上海统计年鉴.［2022－06－07］. http：//tjj. sh. gov. cn/tjnj/nj19. htm？d1＝2019tjnj/C0207. htm.

② 王雪辉. 中国老年失能的理论再思考及测量模型构想. 宁夏社会科学，2020（5）：147－155.

③ Verbrugge L M, Jette A M. The disablement process. Social Science & Medicine, 1994，38（1）：1－14.

④ 杨团. 中国长期照护的政策选择. 中国社会科学，2016（11）：87－110，207.

⑤ 廖少宏，王广州. 中国老年人口失能状况与变动趋势. 中国人口科学，2021（1）：38－49，126－127.

会是全球化、现代化发展到一定阶段的产物。毋庸置疑，老龄化及其伴生的失能照护风险，已经成为人类社会的重要社会性风险。失能（失智）不仅会导致老年人部分或完全丧失生活自理能力，给其个人及家庭带来沉重的经济负担，甚至还会导致灾难性的照护或医疗支出，导致家庭和个体生存困境。

建立综合性失能照护保障体系，是应对社会性失能风险的关键举措，其重要目标是降低、延缓、分散社会性失能风险的冲击。从保障内容来看，失能照护保障体系应包括基本生活照料、居住保障、健康保障、照护服务、精神慰藉等内容；从保障周期来看，失能照护保障应着眼于整个失能过程，不仅关注失能之后的照护，还应关注失能预防、延缓等"前期"阶段；从服务质量来看，应注重"医""养""护"领域资源的整合，提供整合式照护，关注高质量的专业照护服务供给。

完整、有效的失能照护保障体系，要求统筹需求、供给和筹资"三侧"协同发展。其中，失能照护的"需求侧"，是要瞄准失能照护服务需求，特别是应在科学评估、预测失能照护需求的基础上审视制度体系设计，促进服务体系建设和筹资体系建设有的放矢。失能照护的"供给侧"，是包含失能照护服务的养老服务体系。如何实现失能照护需求和供给均衡、匹配，是失能照护治理的关键议题。失能照护的"筹资侧"，强调的是以长期护理保险（简称"长护保险"）为核心的综合筹资体系，涵盖保险、救助、福利等多层次筹资制度安排，健全、有效的筹资制度安排能够为失能照护服务供求均衡提供根本性市场基础。一个高效、有韧性的失能照护保障体系，是需求、供给、筹资三方良性互动、动态均衡的必然结果。只有以精准评估、预测照护服务需求为基础，才能真正为供给侧和筹资侧制度科学设计提供条件，也才能真正实现供给侧、筹资侧合理互动。应当强调，在整个失能照护保障体系中，以长护保险为核心的筹资体系是关键，具有释放消费、激励供给、引导产业的关键作用，是整个养老照护服务发展的"牛鼻子"，是失能照护治理系统方案的核心内容之一。

从当前的制度实践来看，大部分长护保险试点还没有找到可以普遍覆盖城乡居民的现实方案。因此，在短期内，应该将照护救助制度体系

（特困供养、失能护理补贴等制度）作为应对老年失能照护风险的关键筹资选择，但是，在中长期内，应将社会性长护保险作为筹资制度的关键；在农村，由于收入水平和保险发展状况约束，短期内更要依赖照护救助制度体系，而在城市（特别是大城市），则更有条件选择长护保险筹资工具，应当将长护保险作为优先的制度选择。因此，以长护保险制度为核心的筹资侧，是我国大城市应对老年失能照护保险筹资问题的根本，应当率先在大城市普遍推广建立，这也是本研究将长护保险作为核心研究内容之一的根本原因。

第四，大城市应率先为我国提供老年失能照护风险的综合治理方案。

相较中小城市，大城市的老龄化、高龄化、失能失智风险显然更为严峻，很多大城市早已进入深度老龄化阶段，失能照护风险已经成为社会性风险，甚至蕴含城市发展的系统性危机，迫切需要予以回应、治理①。可以说，大城市老年失能照护风险最为严峻、挑战最为严重，大城市在应对老年失能照护风险方面不可回避、避无可避（当然，少数农村地区的实际老龄化和失能风险可能更为严重）。而且，传统的非正式治理工具（如基于熟人社会的互助）在大城市缺乏广泛推行的条件，一定程度上凸显了大城市老年失能照护风险的必然性和严峻性。但同时，经济发展和城市化也为大城市应对失能照护风险提供了相对较好的经济条件和治理基础。大城市具有更多、更好的经济资源、制度资源、人力资源等，具备更好地应对老年失能照护风险的条件和能力。从现实来看，老年失能照护风险的成功治理经验，理应首先产生于大城市的治理实践之中，特别是基于经济社会发展的现代规范治理经验，更应该由大城市率先贡献。大城市在我国整体发展与治理中具有特殊引领地位，完善大城市失能照护治理，必将影响中小城市乃至农村地区的治理探索。大城市在政策制定、实践探索方面会表现得更加"显眼"，更容易被观察、识别、分析甚至批评，其成功的治理经验、失败的治理实践、潜在的治理风险等，都更容易被观测到，这些将为后发的学习者提供更为明显的"后发优势"。此外，后

---

① 上海市卫生健康委员会. 2021年上海市计划生育统计资料主要数据汇编.（2022-02-25）[2022-05-15]. http://wsjkw.sh.gov.cn/tjsj2/20220225/ab3bc16ec7cb43f3863599e1572d567f.html.

发的学习者都应对"榜样"经验进行判断、选择、消化、吸收、创新，不能生搬硬套大城市的治理经验，应该在经济社会发展的长时段中，把握一般性治理精髓并据以判断、选择、借鉴、吸收大城市的治理经验。

因此，率先在大城市探索应对老年失能照护风险的一揽子治理方案，既是党中央、国务院应对人口老龄化、健全社会保障体系的重要战略部署，也是我国进行失能照护政策试验、制度定型和经验扩散的必然要求。大城市在我国整体发展与治理中具有特殊引领地位，完善大城市失能照护治理，特别是形成完善的治理体系和治理能力内容组合，必将影响中小城市乃至农村地区的治理探索。

二、本研究主体内容概述

中国各地普遍面临由老龄化、高龄化所导致的社会性失能风险，有效应对老年失能照护风险是中央和地方重要的公共政策建设方向。探索和完善大城市老年失能照护体系，特别是推进对应的治理体系和治理能力建设，是当前我国积极应对人口老龄化的重要战略内容。在这一历史进程中，将实验主义治理和顶层设计主义治理相结合，促进被实践成功检验的治理体系在推广中进一步发展和完善，必将为我国有效应对社会性的老年失能照护风险提供基础性支撑。因此，大城市老年失能照护挑战与治理的相关研究成为必要，相关研究选题应当得到学术界和政策创新部门的高度关注。

按照国际通行的老龄化标准，北京市是全国范围内最先步入老龄社会的大城市之一，老年失能照护风险严峻、需求迫切，妥善应对老年失能照护挑战是紧迫的社会民生议题。同时，北京市作为我国的首都，在大城市发展方面具有特殊的引领性地位，其在应对老年失能照护风险方面的治理实践，将为我国大城市积极应对老年失能照护风险提供宝贵的经验，也将在未来一定时间段内，为中小城市和农村地区提供治理经验乃至范式。随着中小城市和农村地区快速发展，北京等大城市在应对老年失能照护风险方面的治理经验会有更强的政策扩散适应性，特别是经济因素之外的一般性治理经验，会有较强的现实应用性。需要强调，北京是我国的首都，这样的城市在政策制定、实践探索方面会表现得更加"显眼"，更容易被观察、识别、分析甚至批评，其成功的治理经验、失败的治理实践、潜在的治理风险等，都更容易被观测到，这些将为后发的学习者提供更为明显的"后发优势"。因此，将北京应对老年失能照护风险的治理实践，作为大城市的治理样板来分析、观察、批评，为其他大城市、中小城市甚至农村地区提供可供"解剖的麻雀"，具有更为明显的必要性、可行性和可信性。当然，必须强调，任何成功的政策学习和经验扩散，本质上都应经历"选择性""本土化"的调适过程；在任何城市的成功治理经验推广扩散的过程中，学习者都应当对其进行判断、选择、消化、吸收、创新。应对老年失能照护风险的治理实践也不例外，不能生搬硬套地使用样板城市（如北京）的治理经验，而应该在经济社会发展的长时段中，在选择瞄准一般性治理精髓的视角下，判断、选择、借鉴、吸收这些城市的治理经验。

上述内容正是理解本研究选题选择的重要切入口。本研究将在充分梳理国内外相关理论和大城市失能照护服务制度实践的基础上，以北京市为典型案例，对大城市老年失能照护需求进行评估和预测，从而精准地预测"需求侧"的趋势；同时，深入分析大城市养老照护服务供给体系现状，在全面剖析"供给侧"的基础上，研判养老照护服务供需失衡的症结所在；并以长护保险制度为核心，深入分析"筹资侧"试点发展状况；最后，在综合分析的基础上，从服务供给侧、筹资侧两方面提出应对我国大城市老年失能照护风险的系统治理建议。根据研究目标，本研究共分为六章，分别是"绪论""大城市老年失能照护面临的挑战与机遇分析""需求侧：北京市失能人口与照护服务需求分析""供给侧：北京市养老照护服务体系探析""筹资侧：北京市长护保险试点制度评析与改进""大城市老年失能照护治理分析与展望"。上述内容涵盖了需求侧、供给侧和筹资侧三个方面，按照老年失能照护体系所涉各方的逻辑梯次展开研究内容①。

第一章为"绪论"。本章将主要介绍一系列基本问题，具体包括

---

① 老年失能照护服务和老年服务体系的概念界定存在交叉性和模糊性，老年失能照护服务事实上是老年服务体系的一部分，是其中较为专业化、体现医养结合的一部分。为了使表述更加严谨且有概括性，本研究在分析供给侧时，没有使用老年失能照护服务体系的概念，而是使用了养老照护服务体系的概念，这样更加有助于准确描述第四章的分析对象。

介绍研究背景、提出研究问题，特别是介绍我国大城市老龄化与失能照护问题的背景，进而明确研究目标、阐述研究意义，交代本研究的目标定位以及可能的价值贡献，还将在介绍本研究主要内容框架的基础上，阐述研究过程中将使用到的主要研究方法，以及将利用哪些方法、工具开展相应研究。本章还将重点介绍长期照护相关的基本概念和理论基础，将基于国际老龄化理念和失能过程理论、弱势群体理论等老年护理相关理论，总结本研究的理论指引起点。本章还将重点开展文献述评分析，总结国内外关于长期照护服务的需求侧、供给侧和筹资侧的研究，包括长期照护费用测算、照护服务需求形式与服务项目、照护服务需求支付能力以及北京市长护保险发展等内容，通过既有研究进行客观评价，进一步明确本研究的定位、方向和价值。

第二章为"大城市老年失能照护面临的挑战与机遇分析"。本章将基于已有研究和各地方政府公开信息，对大城市老年失能照护的供需现状及其矛盾、失能照护治理机遇和制度建设重点进行系统阐述。本研究认为，我国大城市老龄化形势极为严峻，老龄人口密度大、预期寿命长和家庭日趋小型化等因素使得大城市失能照护治理难度加大。由于医养结合服务发展总体滞后，机构养老结构性供需失衡较为突出，在一些大城市出现了郊县养老机构入住率低等问题；居家社区养老服务的设施设备建设仍然普遍不足，从业人员的数量、专业化水平较为有限，导致居家社区养老的照护服务需求无法得到充分满足。总体上，现阶段大城市老年失能照护服务供给远远不能满足失能老人照护需求。当然，共同富裕、积极老龄化等国家政策的实施，以及大城市社会治理现代化程度高、财政投入能力强、养老服务市场发育较好、老年人经济条件得到改善等因素，都为大城市率先进行一揽子失能照护治理试验、制度探索和体系建设奠定了良好基础。

第三章为"需求侧：北京市失能人口与照护服务需求分析"。本章核心目标是对北京市长期失能照护需求进行规模和结构方面的预测。需要强调，虽然本研究关注老年失能照护需求，但是考虑到非老年人也可能有失能照护需求（如残疾人），而且长护保险筹资制度也将覆盖老年人之外的其他人群，因此，本研究在进行需求侧分析（照护需求预测）时，分析人群为地方常住人口，而不仅仅是老年人口。

这样的测算设计更加符合政策实践，也有利于提升预测和分析的客观性、科学性。本研究在介绍研究所需数据、参数设定等信息的基础上，结合北京市人口迁移的特征，对北京市常住失能人口的规模和结构进行预测，特别是确定常住重度失能人口的规模、结构和变动趋势；在失能照护机构选择比例、失能照护人员工资成本等参数设定的基础上，宏观评估北京市居家社区照护和机构照护的费用规模及其变动趋势；结合经济发展，评估失能照护成本对地区生产总值形成的压力；并在全人群自筹、年度收支平衡假设下，评估预测北京市居民长护保险人均筹资的变动趋势。研究发现，北京市长期照护服务需求巨大，预测显示，到 2050 年，北京市重度失能人口将超过 50 万人，其中，老年重度失能人口将超过 44 万人，居家社区照护和机构照护的年度总费用将接近 1 000 亿元，整个社会照护负担较为沉重；同时，北京市长期照护筹资压力较大，2020—2050 年北京市长期照护总费用占地区生产总值比重为 0.7% 左右，最高时达到 0.72% 左右；若以全人群作为筹资对象考虑，则人均筹资率在 2046 年左右将达到 1% 以上，同时，这一数字仍会不断上升。

第四章为"供给侧：北京市养老照护服务体系探析"。现阶段，北京市已经基本形成了框架较为完整的养老照护服务体系，并进行了宝贵的实践探索，但同时，北京市养老照护服务体系也仍然存在诸多问题。本章的核心目标是基于对北京市养老服务发展历程的梳理，尝试归纳并勾勒北京市养老照护服务体系的基本框架，并结合数据分析对其进行整体分析。具体来看，北京市现已形成以养老服务指导中心、养老照料中心和养老服务驿站为主体的养老服务供给网络，构建起了覆盖城乡的"三边四级"的养老服务体系。截至 2023 年底，北京市共有养老机构 583 家，2023 年新建养老家庭照护床位 5 702 张，新增养老助餐点 243 个，新建农村邻里互助养老服务点 232 个①，为满足失能失智、半失能老年人养老照护需求提供了重要基础载体。当

---

① 北京市民政局.2023 年社会服务统计季报表（四季度）.（2024 - 03 - 22）［2024 - 03 - 30］.https：//mzj. beijing. gov. cn/art/2024/3/22/art＿263＿674234. html；北京市民政局. 北京市民政局 2023 年工作总结.（2024 - 01 - 05）［2024 - 03 - 30］. https：//mzj. beijing. gov. cn/art/2024/1/5/art＿255＿672528. html.

然，北京市养老照护服务体系发展也存在若干不足，居家社区照护和机构照护服务都有待进一步完善和改进。

第五章为"筹资侧：北京市长护保险试点制度评析与改进"。在整个失能照护保障体系中，以长护保险为核心的筹资体系是关键，具有释放消费、激励供给、引导产业的关键作用，是整个照护服务体系发展的"牛鼻子"。本章将围绕北京市两个长护保险试点进行多维度的比较分析，并将北京市长护保险试点与其他城市长护保险试点进行多维对比分析，归纳北京市长护保险试点过程中存在的问题、面临的挑战，提出北京市长护保险制度的改进方向和路径。具体而言，本章将分别论述北京市石景山区和海淀区长护保险试点方案的基本情况与试点开展过程；同时，在确定比较框架的基础上，比较北京市内社会性长护保险和商业性长护保险制度，并进一步对比北京市社会性长护保险和其他城市长护保险试点方案，涵盖长护保险制度比较分析和配套制度比较分析。分析发现，北京市长护保险试点实践存在若干不足，包括居民参保积极性不高、待遇覆盖范围较窄、服务队伍建设不足等。最后，在阐释北京市长护保险制度发展方向的基础上，从保险定位、体系层次、制度主体、关键制度四个方面探析北京市长护保险的改进方向。

第六章为"大城市老年失能照护治理分析与展望"。前文以北京市为例，分别从需求侧、供给侧、筹资侧对大城市老年失能照护发展进行了全面阐述，获得了一系列的深入发现，为大城市应对老年失能照护风险提供了具有普遍性的治理经验。本章以大城市老年失能照护需求为导向，紧扣养老照护服务体系（供给侧）和以长护保险为核心的筹资体系（筹资侧），提出了我国大城市推进老年失能照护治理的综合建议，为我国应对社会性的老年失能照护风险提供了可参考的治理方案。

由于数据和资料有限，并且受疫情对试点和调研工作的影响，本研究也存在一些不足。第一，对北京市筹资侧和供给侧的观察不足。由于主要研究时段与新冠疫情持续时期基本重合，一定程度上限制了对北京市各类养老机构、养老设施进行实地观察和问卷调查，这可能会影响对北京市养老照护服务体系的描述和分析深度。同时，北京市长护保险制度仍处于初期试点阶段，尚未完全定型，未来发展和推广过程中也有一定的不确定性，因此很多具体措施实施时间短，成效尚未显现，而疫情又在一定程度上限制了追踪观察的展开，这也一定程度上影响了本研究在实地观察、追踪调查方面的进展。第二，受数据可获得性影响，部分参数设定存在局限。一方面，全国微观调查数据的追踪和公布可能相对滞后，由于尚不能获取更新年份的数据，所以，设定部分参数时，只能使用过去年份数据进行估算；另一方面，由于缺乏北京市的相关数据、参数，北京市在长护人口预测方面的部分参数只能使用全国的参数进行替代。这可能会在一定程度上影响测算的精准性。当然，本研究还是通过文献梳理、参数比对、调查访谈等多种方法，最大限度地保障参数设定的科学性，减少参数设定可能存在的偏差，增强测算的科学性、可信性。

三、致谢与说明

本研究选题的确定不是"突兀"的"灵光乍现"，而是基于长期观察、跟踪的"水到渠成"。作者前期一直关注老年失能照护相关问题，并主持完成了多项关于失能照护、长护保险等内容的科研项目，这些科研成果不断积累、深化，为本研究选题的确定和顺利开展奠定了基础，部分前期研究成果的观点和发现构成了本研究的部分章节。

本研究在开展过程中得到了多方支持和帮助，从而使这一研究成果最终得以付梓。在整个研究过程中，我的几位学生给了强有力的支持，特别是李延宇、阴佳浩、侯云潇、蒋浩琛四位同学；我们在研究过程中还聚焦特定问题、深化研究，合作发表了多篇论文，在此对各位同学的贡献表示感谢。另外，感谢中国人民大学出版社的朱海燕编辑，是朱老师的鼓励让我决定聚焦这一主题，让一个想法最终成为一本专著成果，感谢朱老师为这本著作所付出的努力。此外，本书能够出版，要感谢中国人民大学公共管理学院"双一流"资金的支持。本成果受到中国人民大学北京高校"双一流"建设资金支持。

目　录

第一章
绪 论

　　本研究关注大城市老年失能照护面临的挑战及其应对。之所以选择大城市作为研究的"范围"和"地域"，主要是因为老龄化和城市化并行是当前中国重要的社会发展特征、趋势，虽然地区老龄化趋势和城市化水平并不存在完全的一致性，但总体上，二者呈现高度的正相关关系，而且，老龄化和城市化相互交叠、相互影响、相互塑造，深刻塑造了国家城市化、老龄化的相关治理体系。之所以认为大城市老年失能照护议题值得高度关注，主要是因为以下几点原因：第一，大城市老年失能照护风险最为严峻、挑战巨大，大城市在应对老年失能照护风险方面不可回避、避无可避（当然，少数农村地区的实际老龄化和失能风险可能更为严重），而且传统的非正式治理工具（如基于熟人社会的互助）在大城市缺乏广泛推行的条件，一定程度上凸显了大城市老年失能照护风险的必然性和严峻性。第二，大城市拥有更多、更好的经济资源、制度资源、人力资源等，具备更好地应对老年失能照护风险的条件和能力。从现实来看，应对老年失能照护风险的成功治理经验，理应首先产生于大城市的治理实践之中，特别是基于经济社会发展的现代规范治理经验，更应该由大城市率先贡献。第三，大城市成功应对老年失能照护风险具有重要的引领价值，能为其他中小城市乃至农村提供现实案例示范，特别是北京这种体量超大、影响广泛的大城市，率先在大城市中取得应对老年失能照护风险的成功治理经验，具有特别重要的独特的社会、经济和政治价值。

　　按照国务院印发的《关于调整城市规模划分标准的通知》，我国的大型城市被分为超大城市、特大城市和大城市三种，其主要划分依据是城区常住人口规模。考虑到我国各种类型的大城市的老龄化进程具有阶段一致性，而且在应对人口老龄化和老年失能风险方面缺乏成熟经验，应对治理基本处于同一阶段。因此，本研究在分析过程当中，并没有区分大城市的具体子类型，而将三类大型城市统一称为大城市，并在具体分析过程中以北京市为核心分析案例。北京是京津冀城市群的核心城市，而且承担了首都的城市定位和功能。北京市老龄化进程迅猛，失能照护风险严峻，基于北京开展的政策实践，探索应对大城市老年失能照护风险的治理经验，具有重要的区域示范价值和政治示范价值。北京市作为我国的首都，在大城市发展当中具有特殊的引领性地位，北京市在应对老年失能照护风险方面的治理实践，将为我国大城市积极应对老年失能照护风险提供宝贵的治理经验，也将在未来一定时间段内，为中小城市和农村地区提供治理经验乃至范式。随着中小城市和农村地区快速发展，北京等大城市在应对老年失能照护风险方面的治理经验会有更强的政策扩散适应性，特别是除经济因素之外的一般性治理经验，会有较强的现实应用性。需要强调，北京是我国的首都，这样的城市在政策制定、实践探索方面会表现得更加"显眼"，更容易被观察、识别、分析甚至批评，其成功的治理经验、失败的治理实践、潜在的治理风险等，都更加容易被观测到，这些将为后发的学习者提供更为明显的"后发优势"。因此，将北京市这一超大城市应对老年失能照护风险的治理实践，作为大城市的治理样板来分析、观察、批评，为其他大城市、中小城市甚至农村地区提供可供"解剖的麻雀"，具有更为明显的必要性、可行性和可信性。

本研究正是基于上述背景，以北京市为大城市的典型代表，基于理论分析和文献梳理，结合北京市失能照护服务需求（需求侧）、养老照护服务体系（供给侧）、长护保险试点发展（筹资侧）的现实状况展开分析，总结大城市在应对老年失能照护风险方面的治理经验，进而探讨我国城市应对老年失能照护的系统治理经验。

作为本研究的第一章，本章旨在对有关基本问题进行说明，为后续章节奠定分析基础。本章共分为五节，第一节主要介绍本研究的背景，并提出研究问题；第二节对研究目标和研究意义进行阐述；第三节对研究的重点内容以及思路方法进行说明；第四节对基本概念、理论进行介绍；第五节梳理既往研究文献，并对其进行评述。

第一节　研究背景与问题提出

一、研究背景

（一）大城市人口老龄化呈加速发展趋势

我国人口老龄化程度不断加深，并带来一系列社会性挑战。由于我国人口出生率持续降低和老年人口预期寿命不断延长，我国老年人口在总人口中的比重持续提升，且这种现象还呈现出加速发展的态势，导致老龄化程度不断加深。根据我国第七次全国人口普查的数据，截至 2020 年，我国大陆地区 60 岁及以上的老年人口总量达到 2.64 亿人，占总人口的比例达 18.7%，相比 2010 年提升了 5.4 个百分点。我国自 2000 年开始步入老龄化社会，20 年间我国 60 岁及以上的老年人口比例增长了 8.4 个百分点[①]。截至 2023 年末，我国 60 岁及以上人口规模达 2.97 亿人，占总人口的比例为 21.1%，其中，65 岁及以上人口规模为 2.17 亿人，占总人口的比例为 15.4%[②]。

综合来看，我国老龄化具有规模大、速度快、未富先老的特征，而且，老龄化呈现出显著的不均衡性，在大城市和部分人口外移的农村地区，相应的老龄化趋势更为明显，其中，大城市人口老龄化速度及程度更是远高于全国平均水平。以北京市为例，根据《北京市老龄事业发展报告（2022）》的数据，截至 2022 年底，北京市常住总人口 2 184.3 万人，比 2021 年底减少 4.3 万人，其中：60 岁及以上常住人口 465.1 万人，占常住总人口的 21.3%；比 2021 年增加 23.5 万人，增幅 5.3%，是近五年增量最多、增长幅度最大的一年，高于同期常住总人口增幅 5.5 个百分点。65 岁及以上常住人口 330.1 万人，占常住总人口的 15.1%；比 2021 年增加 18.5 万人，增幅 5.9%[③]。

① 国家统计局．第七次全国人口普查公报解读．（2021－05－21）［2021－08－08］．http：//www．stats．gov．cn/tjsj/sjjd/202105/t20210512_1817336．html.
② 国家统计局．中华人民共和国 2023 年国民经济和社会发展统计公报．（2024－02－29）［2024－04－18］．https：//www．stats．gov．cn/sj/zxfb/202402/t20240228_1947915．html.
③ 北京市老龄工作委员会办公室，等．北京市老龄事业发展报告（2022）．（2024－02－29）［2024－04－18］．https：//wjw．beijing．gov．cn/wjwh/ztzl/lnr/lljkzc/lllnfzbg/202310/P020231023507927451629．pdf.

具体而言，大城市户籍人口老龄化率远高于常住人口，且老龄人口呈现出明显的分布不均衡的特点，即中心城区老龄人口密度较大。以上海市为例，截至2021年，上海市常住居民中60岁及以上老年人口占比高达23.4%，高于全国平均水平4.7个百分点。从户籍人口来看，2000年，上海市60岁及以上户籍老年人口占比已达20%，处于重度老龄化阶段。2015年，上海市户籍老年人口占比首次突破30%[1]。截至2022年底，上海市户籍人口中，60岁及以上老年人口占比为36.8%，65岁及以上老年人口占比为28.2%[2]。再看北京市，截至2022年底，北京市全市16个区中，60岁及以上户籍人口排在前三位的是朝阳区、海淀区和西城区，分别为69.8万人、60.5万人和47.3万人；60岁及以上户籍人口占区户籍总人口比例排在前三位的是丰台区、石景山区和东城区，分别为35.4%、34.6%和33.3%[3]。北京市2018—2022年常住老年人口情况如图1-1所示。

与此同时，由于人口生育并不是线性增长，生育队列具有波动性，进入老年阶段的人口是波动而非匀速的，在20世纪60年代"婴儿潮"时期出生的人口，将在近年梯次进入老年阶段，老年人口近期将呈现出增速快、规模大、波动增长的特点，这将在短期内快速提升我国老龄化程度。因此，不难预期，我国老龄化进程将加速，老龄化所带来的挑战也将快速波及各个领域，从而影响我国经济社会发展的整体格局。较高的老龄化程度和庞大的老年人口规模，促使与老年人相关的问题日益得到政府和社会的关注，尤其是以老年失能照护为核心的老龄化刚性需求，成为我国需要严肃考虑和谨慎应对的政策议题，养老服务及失能照护等相关政策体系建设与资源准备刻不容缓。

（二）大城市老年失能照护风险加速累积

与老龄化程度相对应，大城市老年人口失能照护问题相比中小城

---

① 《大城养老》编委会. 大城养老：上海的实践样本. 上海：上海人民出版社，2017.

② 上海市老龄工作委员会办公室. 2022年上海市老年人口和老龄事业监测统计信息.（2023-04-12）[2024-03-25]. https://wsjkw.sh.gov.cn/cmsres/f3/f3f44a902de2471f8928518a6609cda6/475616f197a5d60b700e20494a5648ed.pdf.

③ 北京市老龄工作委员会办公室，等. 北京市老龄事业发展报告（2022）.（2024-02-29）[2024-04-18]. https://wjw.beijing.gov.cn/wjwh/ztzl/lnr/lljkzc/lllnfzbg/202310/P020231023507927451629.pdf.

市、农村地区也更为严重，大城市家庭失能化、少子化、空巢化等人口特征更为突出。以北京市为例，数据显示，截至 2022 年底，80 岁及以上户籍人口 69.9 万人，占户籍总人口的 4.9%，占户籍老年人口的 16.9%，比 2021 年增加 5.6 万人，增幅 8.7%，近十年增量最大。与之相伴，2015 年起，北京市开始对全市老年人进行筛查，开展老年人能力评估，经评估确定为失能的老年人达 16.7 万人，占全部老年人的比重已经达到 4.5%，失能化程度总体较高①。其中，石景山区作为北京市社会性长护保险试点，"截至 2018 年底，全区 60 岁以上老人约有 12 万人，失能人员预计 3 500 人"②。

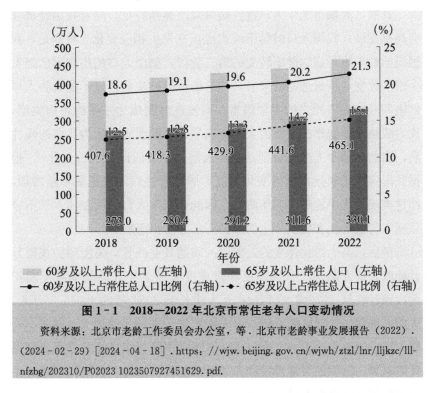

图 1-1　2018—2022 年北京市常住老年人口变动情况
资料来源：北京市老龄工作委员会办公室，等．北京市老龄事业发展报告（2022）．(2024-02-29)［2024-04-18］．https://wjw.beijing.gov.cn/wjwh/ztzl/lnr/lljkzc/lllnfzbg/202310/P02023 1023507927451629.pdf.

　　首先，大城市人均预期寿命更长，高龄化现象导致老年人失能失

---

①　北京市老龄工作委员会办公室，等．北京市老龄事业发展报告（2019）．(2021-03-16)　［2021-09-12］．http://wjw.beijing.gov.cn/wjwh/ztzl/lnr/lljkzc/lllnfzbg/202103/P020210316404116182147.pdf.

②　孙洁，孙跃跃．长期护理保险扩大试点的瓶颈与政策建议：基于北京石景山的试点经验．卫生经济研究，2020（5）：35-38.

智风险提升。我国大城市发展存在明显的"虹吸效应"，大城市经济社会发展水平远高于其他地区，因而大城市老人的生活环境、物质条件较好和医疗水平较高，使得大城市老人预期寿命增加，老龄化、高龄化现象突出。以北京市、上海市两个城市为例，截至2020年，两市人均预期寿命分别达到82.2岁和83.6岁，分别超过全国平均水平（77.3岁）4.9岁和6.3岁，达到发达国家水平。人均预期寿命的增加，不仅改变了老年人口的规模、结构，而且将在一定程度上影响老年人群的健康，特别是患病和失能状况，健康状况恶化和失能照护问题将更加凸显。

其次，大城市老年人口慢性病风险凸显新特征。随着我国经济社会高速发展，我国人口的健康模式也正在发生相应变化。特别是，我国当前处于流行病学健康转变的第三阶段，整个人口的疾病谱已经发生根本改变，从长远趋势来看，传统的传染性疾病已经不是威胁人口健康和导致人口死亡的主要因素，而慢性病则成为主要的患病类型，成为威胁人群健康的主要因素，特别是以心脑血管疾病为代表的慢性病，当前在整个人群（特别是老年人群）中患病比例不断上升[1]。根据我国疾病谱和死亡谱的变化情况，居民慢性病的患病率不断增加，而这类疾病集中发病于老年阶段，因此，老年人口健康总体水平不容乐观，与老龄化和疾病伴生的照护需求必然快速攀升。

最后，与老龄化伴生的失能照护问题日益凸显，失能照护规模日益膨胀。研究显示，我国重度和极重度失能老年人的规模将不断扩大，预计将从2020年的716.8万人增长到2031年的1 045.8万人，失能人群规模快速膨胀必然带来失能照护需求的快速增大；同时，失能人口占比也将波浪式上升，呈现出缓慢下降再缓慢提升继而快速提升的趋势，巨大的失能规模和先缓后急的失能速度，将给我国应对失能照护风险带来极大挑战[2]。

总的来看，失能照护问题将是我国当前和今后一段时间应对人口

---

① 李建新，夏翠翠. 中国老年人口疾病转型：传统与现代. 人口与发展，2019（4）：94－105.

② 廖少宏，王广州. 中国老年人口失能状况与变动趋势. 中国人口科学，2021（1）：38－49，126－127.

老龄化问题的核心议题，庞大的人口规模和较高的失能风险，凸显了这一问题的严重性和迫切性，对我国公共政策建设也提出了巨大的挑战。

（三）大城市老年失能照护供需失衡问题突出

从需求侧来看，大城市老年人及其家庭收入更高，相应地，对服务品质的要求也会更高，因而对失能照护服务的品质及专业化水平要求更高。有学者基于 2018 年的 CLASS 数据研究发现，城市老年人中愿意购买养老服务者占比为 23.44%，远高于同期农村老年人（8.02%）[①]。这表明大城市老年人对市场化养老服务有较高需求，大城市中失能老年人照护服务购买能力更强，各类涉老产品及失能照护服务在大城市中有更为广阔的市场空间。从失能老人个体特征来看，几乎所有失能半失能老人都患有一种以上慢性病，普遍存在智力、听力、视力或肢体等身体层面的障碍，生活难以自理，照护服务需求具有多面性和综合性的特征。

概括而言，大城市老年人对失能照护服务的需求主要包括四个方面：一是生活照料，包括家务助理、代购和陪同等；二是身体照护，包括上下楼梯、助浴和室内活动；三是护理服务，包括吸氧、口腔护理等；四是其他照护需求，包括紧急救护、康复治疗、精神慰藉等[②]。其中，失能照护服务与一般养老服务最主要的区别在于其对医疗服务和康复训练有较大需求，失能照护服务以日常生活照护为主，但也包括与医疗有关的非治愈性照护服务。有学者基于对长沙市失能老年人需求的调研分析发现，城市 89.1% 的失能老年人都对专业化的康复训练有强烈需求。笔者团队的调查也发现，与医疗或用药有关的失能照护服务是当前服务供给方面的关键难题，医养结合不足、与医疗有关的照护不足是我国城乡照护服务发展的重要短板，也是未来应大力改革发展的重点方向。

从供给侧来看，现阶段大城市养老照护服务体系的建设和发展

---

① 陶涛，袁典琪，刘雯莉. 子女支持对城乡老年人养老服务购买意愿的影响：基于2018 年中国老年社会追踪调查的分析. 人口学刊，2021（1）：78 - 95.

② 吴芳琴，范环，肖树芹，等. 北京市社区失能老年人的照护需求及其影响因素. 中华护理杂志，2018（7）：841 - 845.

还很不完善，特别是专业性护理服务发展不足，在一些地方，失能照护服务只是作为副产品融于一般性养老照护服务体系之中，专业护理服务能力和护理服务机构发展都不充分。机构养老仅局限于提供常规的生活照料服务，传统的居家社区养老又由于缺乏提供专业医疗康复训练及相关护理服务的能力，难以向失能失智老年人提供及时、专业的照护服务，这不利于维持失能老年人的必要功能，无法供给有质量的照护服务，甚至可能使失能老年人的病情恶化①。一方面，大城市中的老年照护服务仍然存在可及性低的问题。以北京市为例，若老年人具备自理能力，则大概可以以每月5 000元的费用排队入住一个普通的公办养老院，但对于失能失智老年人，相关费用则可能上涨至每月1万元或更高。按照此标准，对照北京市老年人养老金实际水平，北京市老年人中有70％月收入在5 000元以下，他们将不具备进入养老机构的可能②。显而易见，能够承受高水平失能照护服务或医养结合服务经济负担的老年人家庭数量较少，大多数老年人的支付能力有限，无法获得相应的专业照护服务。另一方面，相当多的大城市中，居家社区养老服务实际发展情况不佳，甚至社区内不少设施、服务发育发展不足，专业人才较为匮乏，不少地方根本无法在社区内提供相对专业的照护服务，这直接削弱了大城市居家社区失能照护服务体系的实际作用。大城市老年人分布也具有不均衡性，在老旧城区老年人较为集中。由于城市设计滞后、公共设施陈旧，不少老城区、中心城区相应的养老服务提供能力不足，家庭居住环境和社区建设的适老化水平不足，老年人独立生活、出行、社交往往受到不同客观条件和环境的限制，相应生活质量受到较大影响。同时，不少社区可以提供的养老服务偏重文体娱乐功能，对于失能老人的日常助餐、助浴、助看、助听、助行、慢性病管理及康复训练等需求回应不足，服务供给和需求存在结构性失衡。造成这一问题的原因，既包括地方政府服务购买的精准性仍有待提升，也包括区域涉老服务组织实

---

① 孙建娥，王慧．城市失能老人长期照护服务问题研究：以长沙市为例．湖南师范大学社会科学学报，2013（6）：69－75．

② 福卡智库．中国养老问题有多严峻？．（2022－01－12）［2022－08－18］．http：//www.forecast.org.cn/page.aspx？node＝35＆id＝1832．

际服务供给生产能力不足。

（四）长护保险试点为大城市失能照护筹资带来新契机

在大城市日益严峻的老龄化、高龄化形势下，失能人口规模不断攀升，长期照护需求不断膨胀，加之传统"养儿防老"的家庭养老模式日渐式微，难以充分应对日益膨胀的失能照护需求，我国长期照护服务需求日益溢出家庭，进而部分地成为社会性问题，亟待国家出台社会性应对方案。虽然从我国的传统文化来看，家庭是养老服务的首要供给主体和服务单元，但是当家庭无法提供相应的养老、照护服务时，服务需求必然从家庭溢出并在社会释放，进而成为一种社会性风险。在这种情况下，国家和社会主动参与并应对这一社会风险就成为必然。长护保险就是应对社会性失能照护风险的重要政策工具，从德国、日本、韩国等国家的经验来看，长护保险这一制度工具在应对社会性失能照护风险方面一定程度上发挥了积极作用。需要强调，在应对社会性失能照护风险方面，长护保险制度具有不可替代的优势，其具有一定的适度普惠性和社会强制性，比基于选择性福利理念建立的照护救助制度能够更好地适应大范围分散的失能照护需求。因此，优先选择长护保险制度作为应对社会性失能照护风险的举措是很多大城市的实际做法。

正是在这样的背景下，党中央、国务院逐步启动长护保险制度的试点探索。2006 年出台的《中共中央国务院关于全面加强人口和计划生育工作统筹解决人口问题的决定》，首次提出探索建立长期护理保险等社会化服务制度。2016 年，人社部印发《关于开展长期护理保险制度试点的指导意见》，正式开始长护保险制度的试点工作，并选择上海、宁波、青岛等 15 个城市作为第一批试点城市。值得注意的是，北京市早在 2015 年就将建立长护保险制度纳入北京市的"十三五"规划，并正式开始长护保险制度的探索，在后来的实践中，既总结出了一些行之有效的制度设计，也集中暴露出了一系列具有代表性的问题。

二、问题提出

综上所述，大城市应对老年失能照护风险的治理实践对于我国应对人口老龄化、高龄化具有重要的战略意义和示范意义，是积极应对人口老龄化战略的必然内容，应当引起学术界和政策创新部门的高度重视。

有鉴于此，本研究将在充分梳理国内外相关理论和大城市失能照护服务制度实践的基础上，以北京市为典型案例，对大城市老年失能照护需求进行评估和预测，从而精准预测需求侧的趋势；同时，深入分析大城市养老照护服务供给体系现状，在全面剖析供给侧的基础上，研判养老照护服务供需失衡的症结所在；并以长护保险制度为核心，深入分析筹资侧试点发展状况；最后，在综合分析的基础上，从服务供给侧、筹资侧两方面提出应对我国大城市老年失能照护风险的系统治理建议。

具体来说，本研究将重点关注五个方面的主要内容：第一，我国大城市老年失能照护服务体系的发展现状、存在的问题和面临的挑战，以及蕴含的治理机遇；第二，聚焦需求侧，将北京市作为典型案例，评估和预测老年失能照护服务需求，并将其作为分析的起点和基础；第三，聚焦供给侧，结合北京市市级数据，分析养老照护供给侧的发展状况、现存的问题和潜在的挑战；第四，聚焦筹资侧，以北京市长护保险试点为对象，分析大城市以长护保险为核心的筹资侧的发展现状、现存的问题与潜在的挑战；第五，基于分析结果，设计大城市应对老年失能照护风险的一揽子治理方案。

第二节　研究目标与研究意义

一、研究目标

本研究的总目标是，以北京市作为大城市的典型代表，基于对老年失能照护需求侧、供给侧、筹资侧的系统分析，提出大城市应对老年失能照护风险的系统治理方案。

在总体目标的指引下，本研究可以细分为以下几个子目标。第一，总体分析说明我国大城市老年失能照护治理的迫切性、必要性和可行性；第二，选取北京市作为典型城市，全面论述老年失能照护服务的需求侧、供给侧和筹资侧，从而全面、深入呈现大城市老年失能照护服务发展的全貌，详细介绍大城市老年失能照护在不同维度的实践探索；第三，结合研究发现和理论指引，提出我国大城市应对老年失能照护风险的一揽子治理方案，为我国实施积极的人口老龄化政策、有效应对社会性失能照护风险奠定共识基础和提供决策参考。

二、研究意义

（一）学术意义

第一，本研究将综合人口、保险、统计等学科方法，使用人口统计、精算技术预测北京人口规模、结构，利用马尔科夫多状态转移模型估算失能转移概率，进而预测失能人口规模、结构、变动趋势，还将结合照护成本，估算北京市失能照护的成本和相对压力。本研究相关测算思路、参数设定和分析结果，将为后续学术研究提供参考。

第二，本研究提出的关于大城市失能照护的治理建议、策略，相应观点和结论将为后续学术研究提供借鉴和参考，有助于继续深化、丰富该问题的相关研究。

（二）实践意义

第一，本研究将为相关部门应对大城市老年失能照护风险提供决策参考。如何应对老龄化所伴生的失能照护风险，是当前中国所面临的重要的社会挑战，与农村老年失能照护的难度和迫切程度类似，中国大城市养老也迫切需要建立体系性的应对方案。本研究基于北京市形成的关于大城市失能照护需求侧、供给侧、筹资侧的重要分析发现，以及围绕大城市老年失能照护所提出的一揽子治理方案和策略，将为中国相关城市和部门应对大城市老年失能照护风险提供决策参考。

第二，本研究将为相关部门推动长护保险发展奠定基础。北京市长护保险制度目前处于试点探索阶段，试点探索的核心目的是通过积累经验为制度框架和模式定型奠定基础。本研究将为北京市长护保险制度的完善和发展在数据测算（北京市长期照护服务需求和成本等方面）、制度实践经验（国内外长护保险制度实践经验和制度比较分析）和风险防护（制度风险防范与保护）等方面提供有益的参考和有力的支持。

 ## 第三节　研究内容与研究方法

一、研究内容

本研究分为六章。

第一章，介绍选题的背景、研究的必要性、研究目标、研究思路及基本框架、基本研究方法等内容，还介绍了与长护保险相关的概念、理论和研究进展。

第二章，对大城市老年失能照护的供需现状及其矛盾、失能照护治理机遇和制度建设重点进行系统阐述，分析研判大城市失能照护服务体系建设的现有基础和时代机遇，并最终认为，大城市具备在全国范围内率先进行失能照护服务政策试验、制度探索和体系建设的经济基础和制度根基。

第三章，是本研究的核心内容，以北京市为典型城市，开展失能照护需求评估、预测，具体包括老年人口预测、老年健康状态转移预测、老年失能照护需求规模预测等内容，并结合国内大型相关数据库，对相应参数进行设定，评估、预测北京市老年长期照护服务需求规模、结构。

第四章，从供给侧考察北京市养老照护服务体系建设，对北京市养老服务发展历程进行梳理，尝试归纳北京市养老照护服务体系的基本框架，并结合实证数据对其进行评估分析，探讨失能照护服务体系建设面临的挑战。

第五章，是本研究的重点内容，聚焦以长护保险为核心的筹资侧，主要论述北京市长护保险发展路径、制度框架和支持体系，具体包括如下几个方面：第一，北京市长护保险试点介绍，对北京市商业性长护保险和社会性长护保险的试点情况进行阐述；第二，对北京市两个长护保险试点情况、北京市社会性长护保险制度与其他试点城市长护保险制度进行比较分析，重点关注制度设计、运行状况、经验积累、现存问题等；第三，考察北京市长护保险体系的发展方向与路径，针对完善北京市长护服务体系提出综合建议方案，主要关注社会性长护保险制度。

第六章，以大城市老年失能照护需求为导向，从养老照护服务体系的供给侧和筹资侧两方面提出政策建议和综合性的治理方案，以期在更好地满足大城市老年人失能照护需求的同时，能够进一步激活我国养老服务和长护服务市场，促进包括失能老年人在内的所有人共享高质量发展成果。

二、研究方法

（一）文献研究法

本研究重点使用文献研究法中的比较分析方法，对大城市失能照护服务体系以及国内外长护保险制度实践经验和政策效应进行比较分析，同时，还将比较商业性和社会性长护保险制度，以及北京市长护保险与其他试点地区长护保险的制度差异，为总结经验和挖掘启示奠定分析基础。

在梳理文献的基础上，我们继续使用比较分析方法，进一步完善本研究的理论基础和方法基础，为本研究提供概念、理论、方法、数据等方面的支持。

（二）实地研究法

一方面，为了更为深入地了解北京市长护保险试点情况，研究团队实地走访了海淀区、石景山区长护保险相关部门，以及相关试点街道、机构，通过实地观察和走访，进一步深化对长护保险制度试点情况的了解；另一方面，为了更全面地反映北京市重度失能人群的实际照护状况，研究团队对北京市部分重度失能人群及其家庭进行了观察和走访，深入了解了照护需求、服务供给、照护质量、制度预期等方面的情况，同时围绕照护成本的估算与照料者及其家庭成员进行了深入讨论，为照护成本评估提供了参数参考。

（三）人口统计预测、计量分析等方法

本研究还利用保险学、统计学、人口学等基础方法，通过马尔科

夫多状态转移模型估算失能转移概率，进行老年人口预测、老年健康状态转移预测、老年长护需求规模预测。这些方法的使用将为本研究奠定科学的分析方法基础。限于篇幅，本研究略去具体方法对应的公式，有关人口预测、马尔科夫多状态转移模型等方法和模型的介绍，这些内容详见胡宏伟等人的相关论文[1]。

 ## 第四节　基本概念与理论基础

一、概念界定与说明

失能老人，主要指因年迈、疾病、伤残等原因身体机能、心智状况出现功能性障碍，自身无法有效控制身体机能运转，部分或全部丧失生活自理能力的老年群体。国际上，衡量老年人生活自理能力和失能等级的常用评估指标为日常生活活动能力（activity of daily life，ADL），包括吃饭、穿衣、上下床、洗澡、上厕所和室内走动，无法单独完成至少一项的老人即可认定为失能老人。在国内已有研究中，徐新鹏等、陈伟都采纳国际通行标准，将失能等级划分为轻度、中度和重度三类，具体而言：不能完成上述活动中一项或两项者为"轻度失能"，不能完成上述活动中三项或四项者为"中度失能"，不能完成上述活动中五项或六项者为"重度失能"[2]。当然，基于不同失能界定标准的测量结果存在差异，这也是很多研究结果存在显著差异的根本原因。

长期照护制度，是指在较长的时间周期内，持续对因年迈、疾病、意外事故等原因自理能力出现障碍、身体机能和心智认知功能紊

①　胡宏伟，李延宇，张澜．中国老年长期护理服务需求评估与预测．中国人口科学，2015（3）：79-89；胡宏伟，李延宇．我国老年长期照护保险筹资、补偿水平优化设计研究：兼论老年护理保险框架设定．河北大学学报（哲学社会科学版），2017（5）：117-128；胡宏伟，李延宇．中国农村失能老年人照护需求与成本压力研究．中国人口科学，2021（3）：98-111，128.

②　徐新鹏，王瑞腾，肖云．冰山模型视角下我国失能老人长期照护服务人才素质需求分析．西部经济管理论坛，2014（1）：84-88；陈伟．长期照护制度中失能老人的"需求导向型供给侧改革"研究．学习与实践，2018（1）：91-100.

乱的失能群体提供日常照料和医疗康养服务的一项制度安排,也是人类社会步入长寿时代后不可或缺的一项基本公共服务制度①。长期照护的概念起源于西方发达国家,其服务内容主要包括生活照料、健康管理、疾病诊疗、康复训练和精神慰藉等。长期照护制度的服务对象主要是因各种原因持续性丧失活动能力的患者,其中绝大多数是老年人。长期照护服务的目标是满足丧失自理能力者在日常生活和康复保健等方面的基本需求,以保证患者在可能范围内最大限度实现有尊严地生存生活、能力改善、社会参与,这就意味着长期照护服务的内容是综合性的。长期照护服务是体系化的,包括正式照护和非正式照护两大类。其中,正式照护是指依托政府、市场及其他社会主体,由专业技术人员提供的专门照护服务;非正式照护则主要指以血缘关系为主导,依托家庭成员帮扶的赡养服务②。

医养结合,强调医疗服务与养老服务的整合。早在 20 世纪 60 年代,医养结合的萌芽就已经在英国出现。其在新公共管理"减少成本、提升质量、服务至上"的理念下,将"整合照料"作为一种经济性的养老服务方式,对老年人的基本照护、社区照护以及社会照护进行资源整合,把成人社会照顾系统(ASC)和国民健康服务系统(NHS)合并③,旨在为老年人提供助养、生活护理、医疗以及社会服务等连续高质量的照护服务,关注的重点从疾病延伸到健康,从老年阶段管理延伸到不同年龄阶段的精细管理,从病人本身延伸到家庭与社会支持体系④。

长期护理保险则是社会保险的一个新兴险种,在中国被称为"第六险"。其在 20 世纪 60 年代以社会保险的形式首次在国际上出现,之后在德国、日本、韩国等国家获得长足发展。不同的组织和学者从不同视角出发对长护保险的界定存在一定差异,对其中的核心词语

① 杨团. 中国长期照护的政策选择. 中国社会科学, 2016 (11): 87-110, 207.
② 邓大松, 李玉娇. 失能老人长照服务体系构建与政策精准整合. 西北大学学报(哲学社会科学版), 2017 (6): 55-62.
③ 王杰秀, 徐富海, 安超, 等. 发达国家养老服务发展状况及借鉴. 社会政策研究, 2018 (2): 3-30.
④ 武玉, 张航空. 我国大城市医养结合的实践模式及发展路径. 中州学刊, 2021 (4): 78-84.

"长期护理"的理解有所不同。考虑到学术和政策实践领域有长期护理保险、长期照护保险两种不同表述，为了避免争论，本研究选择使用长护保险作为代指和简化称谓①。

世界卫生组织（WHO）对长期护理的界定是：从照护主体、照护对象和照护服务的最终结果的视角出发，是非正规照料者和专业护理人员对失能人群（日常生活无法自理者）提供的护理服务，最终保障照护对象的基本生活需求和人格尊严权利的实现②。美国健康保险学会更多的是强调护理服务的内容，认为长期护理主要包括社会服务、居家服务、运送服务等，更为关键的是，该学会将医疗服务也作为长期护理服务的内容之一，这一点与世界卫生组织的定义有较大的区别③。而我国学者荆涛综合了上述观点，认为老年人由于疾病或衰弱导致生理、心理受损，丧失生活自理能力，因而在相对较长的时期里，需要他人在日常生活和社会活动中给予广泛帮助和照顾，长期护理便应运而生，其主要包括日常生活照料和医疗护理照料④。

关于长护保险，戴卫东从保险学理论出发提出，它是在长期护理领域的一种分散风险、资金互助的政策安排或商业保险模式，其本质是对照护服务费用的一种分担补偿机制⑤。我国长护保险的相关政策文件也从社会保险制度的角度对长护保险的定义进行了阐述。其中，《青岛市长期护理保险办法》做了如下界定："长期护理保险（以下称护理保险）为因年老、疾病、伤残等导致生活不能自理的重度失能失智人员，提供基本生活照料和与基本生活密切相关的医疗护理等基本照护服务保障或资金保障；为轻中度失能失智人员及高危人群提供功

---

① 事实上，照护保险更适合表述当前各国护理保险的实质。也有很多学者强调，应当将长期护理保险改称为长期照护保险，但是，考虑到中国官方已经普遍采用长期护理保险的称谓，如果坚持使用照护保险则可能会带来表述、理解方面的混乱，因此，本研究选择使用长护保险这一表述，既可清晰地说明要表述的对象，同时也能避免在长护保险称谓方面的争论。

② 戴卫东. 长期护理保险制度理论与模式构建. 人民论坛，2011（29）：31－34.

③ Coy J S, Paul J W. Long-term care: a vital product in an evolving environment. Journal of the American Society of CLU&CHFC, 1997, 51（5）：68－75.

④ 荆涛. 长期护理保险研究. 北京：对外经济贸易大学，2005.

⑤ 戴卫东. OECD 国家长期护理保险制度研究. 北京：中国社会科学出版社，2015.

能维护等训练和指导保障，预防和延缓失能失智。"①

二、理念与理论基础

下文将介绍与本研究相关的理念和理论，主要包括国际上相继出现的老龄化相关理念和老年长期护理相关理论，后者具体包括生物学视角的相关理论和社会经济视角的相关理论。

（一）国际上主要的老龄化相关理念

伴随世界范围内老龄化的发展，各国学者对老龄化的原因、特点、发展及应对策略展开了广泛的讨论，对老龄化的应然模式和未来愿景进行了刻画，并总结归纳为老龄化理念，受到国际社会的日益关注和广泛认可。概括来说，它主要包括成功老龄化、积极老龄化、产出性老龄化、健康老龄化四种。这四种理念有相通之处，也存在一定差异。

成功老龄化的概念于 20 世纪 60 年代被提出，1987 年由美国学者罗和卡恩将其系统化，并在学术界引起广泛关注。该理论强调，老年人的发展意识对于解决老龄化问题具有重要作用，要促进老年人参与社会活动，完善老年人的再就业、延迟退休、社会融合和自我学习的政策机制，发挥老年人的积极作用。该理论强调，应对老龄化要从老年人自身和社会两方面着手，老年人应是生物—心理—社会概念上的健康老年人。它强调发挥老年人的价值，维护老年人生理、心理上的健康状态，提高其社会适应能力，在社会参与中推动其个人价值和社会价值的实现②。

积极老龄化理念起源于 20 世纪后期，是对成功老龄化理念的一种延伸，它包括健康、参与和保障三大政策支柱。"健康"是指在身体和心理上的良好状态，是进行社会融合、积极参与社会活动的前提；"参与"是老年人发挥价值、提升自身生活质量的重要途径，要确保其参与社会活动、融入主流社会；"保障"强调老龄化过程中国家和社会的责任，要完善相关的社会保障、救助、福利政策，

---

① 青岛市人民政府.青岛市人民政府关于印发青岛市长期护理保险办法的通知.(2021-03-25)［2024-02-27］.http://www.qingdao.gov.cn/zwgk/xxgk/ybj/gkml/gwfg/202103/t20210330_3034215.shtml.

② 杜鹏，安德鲁斯.成功老龄化研究：以北京老年人为例.人口研究，2003（3）：4-11.

进行适老化改造，确保老年人拥有畅通的社会参与机制，生活质量得到提升。积极老龄化理念以"独立、参与、尊严、照料和自我实现"的原则为基本支撑，逐渐演化为各国应对人口老龄化问题和提升老年人幸福感、获得感的重要价值支撑①。

产出性老龄化，顾名思义，强调老龄化的生产性功能，又被学术界称为生产性老龄化，其主要提出者是美国学者巴特勒。该理念的提出时间大概是 20 世纪 80 年代。与成功老龄化理念和积极老龄化理念不同的是，它更为强调老年人的社会责任。该理论以促进社会经济文化的发展为立足点，认为老年人应该主动参与社会活动，从事劳动生产，参与社会竞争，承担家庭照顾角色，并树立终身学习、继续学习的观念，最终通过激发老年人的内在潜能，缓解人口老龄化的压力②。要确保产出性老龄化社会的实现，就要从环境、情境、个人、社会政策和成果五个要素出发，打造老年人社会价值实现的良好平台，这也是产出性老龄化的概念性框架的五个核心部分。

健康老龄化在 1987 年世界卫生大会上得到了重视，随后不断发展。它强调应帮助老年人在身体上保持健康，在心理上持续乐观，在社会功能上得到满足，从而达到一种完美状态，并从个体、群体和社会三个层面阐释了其所描绘的美好愿景。健康老龄化从其政策架构来讲涉及五种能力，分别是满足基本需求，学习、成长和进行决策，活动，建立和保持各种关系，做出贡献，如图 1-2 所示。对于失能失智老年人而言，护理服务是其基本需求中不可缺少的部分，在维持其活动能力、建立和保持各种关系方面发挥着重要作用，因此，长护保险的建立是对健康老龄化号召的一种积极回应。

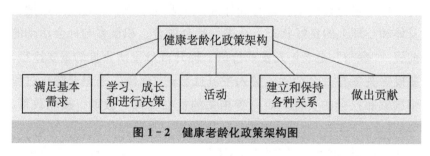

图 1-2　健康老龄化政策架构图

①　邬沧萍，谢楠. 关于中国人口老龄化的理论思考. 北京社会科学，2011（1）：4-8.
②　要薇. 从理念到实践：生产性老龄化研究. 保定：河北大学，2013.

（二）老年长期护理相关理论

1. 生物学视角

（1）机体损耗与老化理论。

机体损耗是一种自然状况，是人生命中不可避免的趋势。人体机能总存在寿命上限，这是一个不可逆的自然过程，主要与基因、遗传、免疫能力、环境、物理或化学刺激等因素有关。伴随着机体损耗，个体会面临可行能力的逐渐丧失和老化现象的出现。老年人处于个人生命周期的晚期，机体损耗达到一生中的最高程度，可行能力受到严重制约，某些机体功能会严重削弱，甚至丧失，因而老年人也是社会中失能风险最高的群体。同时伴随人口老龄化趋势的加剧，失能、失智、残疾等老年群体的规模急剧扩大，其个人和家庭面临沉重的养老负担，照护服务需求向社会溢出，需要快速建立和健全长护保障体系，以缓解社会日益上升的照护压力。

（2）失能过程理论。

关于失能的定义经历了从医学模式到社会模式的发展，从单一的活动能力障碍逐步扩大到损伤、活动限制、参与限制等诸多范畴[①]。由此可见，失能不仅是健康问题，还涉及复杂的生理学和社会学现象，反映了人体特征与社会环境之间的相互作用与时间演变逻辑。"失能是一个过程"已成为国际失能研究领域的共识[②]。学术界的研究发现，从病理性的身体异常到失能状态的发展路径包括四个方面，即病理（失能因子）、残损（潜在失能）、功能受限（准失能）和失能[③]。具体而言，失能的发展历程是指疾病因素的存在对身体功能产生结构性的影响，使身体机能不能正常发挥，造成潜在失能；而随着年龄增长，失能因素不断累积，残损状态演化成功能受限，开始对日常生活产生一定影响，进入准失能状态；随着情况的不断恶化，个体在生活的任何领域开展活动都显得十分困难，日常生活难以自理，最终陷入

---

① 张文娟，魏蒙．中国老年人的失能水平到底有多高：多个数据来源的比较．人口研究，2015（3）：34－47.

② 王雪辉．中国老年失能的理论再思考及测量模型构想．宁夏社会科学，2020（5）：147－155.

③ Verbrugge L M, Jette A M. The disablement process. Social Science & Medicine, 1994, 38 (1)：1－14.

失能状态。

受各种因素交叠影响，失能过程是一个多因素混杂影响的综合过程。具体而言，这一过程包括的因素覆盖范围广泛，包括来自个人、社会和其他方面的各类因素。个人因素主要指个体的生活行为方式、精神属性、活动适应等因素；社会因素包括医疗保健、照护服务、外部支持等因素；其他因素涵盖人口、环境、生物等各类环境因素。失能过程理论揭示了失能的生物学和社会学双重属性，阐明了失能的内在机理，强调了从失能过程出发应对社会性失能问题的重要性。

为老年人群提供有效服务，会对老年人功能的维持与加强产生积极影响。具体来讲，这意味着促进能力强而稳定的老年人维持功能、降低能力衰退老年人的失能程度、恢复严重失能群体的日常生活能力，最终确保老年人有尊严地安享晚年生活。这一作用机理强调了长期照护服务对老年人维持功能、延缓与预防失能以及促进功能恢复的重要作用，也突出了长期照护中慢性病管理服务的必要性[1]。

2. 社会经济视角

（1）马斯洛需求层次理论。

马斯洛需求层次理论是马斯洛于 1943 年提出的，他将人类的需求分为生理需求、安全需求、爱和归属感、尊重和自我实现五类。其中，生理需求是人类最基本的需求。马斯洛认为这五类需求由低到高逐级提升，只有低层次的需求得到满足后，人们才会追求更高层次的需求。

马斯洛需求层次理论对解释老年群体的需求层次同样具有重要价值。虽然老年群体在生理和心理状况上存在一定的特殊性，但其需求也大致分为这五类，并按需求层次逐级提升。长期照护服务包括基本生活照护服务、医疗护理服务、精神慰藉服务等内容，能切实解决失能老年人最迫切的需求，是满足老年人生理需求的重要途径。与此同时，随着社会的进步与发展，老年人的需求会向更高层次发展，这就要求长期护理服务不断朝着多样化、个性化方向迈进。

（2）弱势群体理论。

---

① World Health Organization. World report on ageing and health（2016）. ［2022 - 09 - 18］. http：//apps. who. int/iris/bitstream/10665/186463/1/9789240694811 _ eng. pdf? ua＝1.

所谓弱势群体，是指在自然、经济、社会和文化等诸方面处于弱势的社会群体，他们获取社会资源的能力不足，无法很好地适应社会现实，也难以仅通过自身力量化解各类社会压力，最终处于不利的社会地位①。这个群体由于在获取资源方面存在劣势，因此往往会产生相对剥夺感，并由此引发不满、愤懑等负面情绪，可能进一步发展为社会排斥和社会融合困难，影响心理健康水平。

从弱势群体的特征来看，老年人具有典型的弱势群体特征，通常被认为是典型的弱势群体，尤其是对于失能、失智、残疾老年人而言，这种相对剥夺感只会更加强烈。因此，为促进该群体的社会融合，消除其相对剥夺感，提升心理健康水平，需要额外的政策支持与社会关照，帮助老年人排解压抑的情绪。

（3）福利多元主义理论。

福利多元主义亦称混合福利经济，是指福利的规则、筹资和提供由公共部门、营利组织、非营利组织、家庭和社区共同负责、共同完成，而不局限于单一的政府部门。政府角色转变为福利服务的规范者、福利服务的购买者、物品管理的仲裁者，以及促进其他部门从事服务供给的支持者，其中，两个最主要的方面是参与和分权②。该理论是一种对国家中心主义和福利国家模式的批判。英国福利经济学家罗斯最早对福利多元主义进行了界定，并提出社会福利来源于由家庭、市场和国家组成的"福利三角"③。福利多元主义理论强调社会福利的供给需要多元主体共同发挥作用，而不能单纯依靠国家、市场、社会和家庭中的某一方，需要立足于多方合作，真正保障公民权利的实现。

福利多元主义理论对社会福利的供给主体问题进行了回应。在养老领域，长期护理服务的供给同样需要秉承福利多元主义的理念，明确各主体的责任定位，并充分利用家庭、市场、社会组织、政府多元主体的优势。

---

① 刘林. 中国城市老年人长期护理政策若干问题研究. 武汉：华中师范大学，2012.
② 同春芬，张越. 福利多元主义理论研究综述. 社会福利，2018（5）：8-13.
③ Rose R. Common goals but different roles：the state's contribution to the welfare mix//Rose R，Shiratori R. The welfare state：East and West. New York：Oxford University Press，1986.

第五节　文献梳理与文献述评

一、研究现状

目前，有关长期照护服务和长护保险制度的研究比较丰富，而且在研究内容方面涵盖了服务需求识别、评估、预测，长护保险制度筹资设计，以及长护保险制度建设和优化等多个方面。然而，聚焦"大城市失能照护服务"的研究相对匮乏，只有针对部分代表性城市如上海市、北京市、青岛市等的个案研究。本节核心任务是对既有相关研究进行梳理，通过文献回顾的方式，展现目前城市失能照护服务体系和长护保险制度的研究现状，进而对既有文献进行评述。

（一）需求侧：城市长期照护需求的特征与测算

需求是服务供给和筹资的前提。长期照护服务需求的评估和预测，是完善大城市失能照护服务体系和加快长护保险制度建设的核心。既有相关文献首先关注失能发生的原因及其照护服务供给，进而开始关注失能照护服务的需求评估工作，并将需求评估结果作为整个长护保险制度筹资设计的基础。同时，长期照护成本，特别是宏观层面国家或区域的长期照护成本，也是既有研究的重要关注点。

在长期照护服务的需求特征方面，大城市地区对长期照护服务总量和质量的要求显著更高。刘晔翔等采取分层抽样的方式，选取上海市普陀区 3 600 名 60 岁以上老年人进行了问卷调查。结果表明，该区老年人的长期照护服务需求层次普遍较高，且有需求的老年人占样本总量的比重显著更大①。汪群龙、金卉基于浙江省杭州市老年群体的实证研究表明，该地区老年人对长期照护服务的需求呈现多样化特征，且需求量显著更大；他们认为老年人对长期照护服务的选择可能受到地区经济发展水平、老年人收入和子女代际支持等因素的影

---

① 刘晔翔，等. 普陀区老年人长期照护服务需求及其影响因素分析. 中国卫生资源，2016（1）：70－73.

响①。也有学者选择西部地区城市展开比较研究。刘运东等基于马斯洛需求层次理论，对新疆石河子地区失能老年人对长期照护服务的需求展开了实证研究。结果表明，石河子地区的失能老年人对长期照护服务的需求显著低于东部发达地区，也低于全国平均水平②。这表明地区的经济社会发展状况将显著影响老年人长期照护服务需求的层次和总量。为探究其原因，学者们基于江苏省淮安市城区老年人的问卷数据，综合运用单因素分析、多元线性回归等方法探究了影响老年人医养结合服务需求的因素。结果表明，性别、年龄、学历、收入和健康水平是影响老年人医养结合照护需求的主要因素。有学者还进一步提出，医养结合服务的目标客户主要是高龄、高收入、高学历、身体差的男性老年人③。

　　长期照护服务的需求测算是学界研究的重中之重，也是相关研究的关键技术部分。从分析路径来看，关于失能照护费用评估的既有研究，大体可以分为宏观和微观两条测算路径。其中，宏观测算思路主要是基于宏观参数设定下的区域性数据模拟，对与长期失能照护密切相关的一系列指标如人口、收入、健康等进行分析，设定其与失能风险和照护成本之间的关系，并结合相应的参数设定评估国家或区域的总体照护需求或成本。这种方法简单、常用，是评估、预测区域长期照护成本的主要方法。而微观测算思路则与之不同，主要基于更为科学可信的微观调查数据。其对调查对象进行长期跟踪进而推断人口死亡和失能的发生概率（特别是建立不同健康状态的转移概率矩阵），并根据相应测算结果设定健康状态转移参数，将这些参数与区域人口规模、结构预测进行整合，就不仅可以较好地评估、预测特定区域在特定时间段内的长期照护服务成本、费用，还可以较好地预测群体的带残时间等④。

———————————

　　① 汪群龙，金卉. 城市失能老人照护需求、偏好及长期照护服务体系建设. 中国老年学杂志，2017（11）：2805－2807.

　　② 刘运东，冯雅楠，王玉环. 失能老年人长期照护需求及影响因素. 中国老年学杂志，2016（6）：1482－1484.

　　③ 许加明. 医养结合背景下淮安市城区老年人照护需求现状及其影响因素. 医学与社会，2020（2）：117－120，124.

　　④ 黄枫，吴纯杰. 基于转移概率模型的老年人长期护理需求预测分析. 经济研究，2012（2）：119－130.

宏观模拟预测法依赖不同情境假设下的宏观参数，如老年人口规模、失能概率、护理成本等，不同学者所采用的宏观调查数据不同，参数设定和测算方法存在差异，这些因素都可能会影响最终测算结果，从而使得不同学者的评估、预测存在一定的差异。例如，宋占军、朱铭来利用联合国经济和社会事务部人口司公布的《世界人口展望 2010》的相关数据，采用自下而上的估计方法，测算出"我国老年长期护理总费用到 2050 年将达到 154 623 亿元，占 GDP 的比重也将由 2011 年的 0.89％上升到 2050 年的 1.54％"[①]；林姗姗基于低、中、高三种长期照护费用情况，测算出短期内长护保险的缴费率分别为 0.41％、0.62％和 0.83％，长期来看，缴费率应稳定在 0.45％至 1.36％之间[②]。曹信邦等利用现收现付制下的基金平衡法，测算了我国当前的总体费率水平，发现我国长护保险的支出成本在 2015 年占 GDP 的比例约为 0.4％，总体缴费率为 2.01％，但到 2030 年，缴费率将达到 3.59％，缴费负担变得较重，2050 年这一数字更是将达到 8.61％[③]。尽管学者们的测算结果存在差异，但有一点已经基本成为学界共识：随着未来我国人口老龄化程度的不断加深，需要长期照护的老年群体规模会不断扩大，而与此同时，我国长期照护服务费用会呈现出显著上升趋势，其带来的负担和压力也将会不断加大。

微观模拟预测法相较宏观模拟预测法，更多地依赖微观资料的获取和分析，预测精准度也更高。部分学者对我国总体的长期护理费用进行了测算，进而探讨了政府的护理负担问题。彭荣曾于 2009 年对我国需要护理的老年人口数量和护理费用进行了测算，认为从 2005 年到 2050 年，我国处于失能状态的老年人口将会由 2 173.0 万人激增到 7 077.6 万人，老年人口护理费用的当年现值将从 47 754.3 亿元增长到155 542.3亿元[④]。另外，荆涛等对不同护理模式下的保费情

① 宋占军，朱铭来. 我国长期护理保险需求测算与发展战略//2012 中国保险与风险管理国际年会论文集. 北京：清华大学出版社，2012：605-615.

② 林姗姗. 我国长期照护保险制度的构建与财务平衡分析. 福建师范大学学报（哲学社会科学版），2013（1）：28-34.

③ 曹信邦，陈强. 中国长期护理保险费率测算. 社会保障研究，2014（2）：111-122.

④ 彭荣. 基于马尔科夫模型的老年人口护理需求分析. 统计与信息论坛，2009（3）：77-80.

况进行了研究，通过运用数据替代法、市场调研法等，获取了北京市老年人失能转移概率矩阵及护理费用等数据，进行分析后发现，居家护理方式的保费较低，机构护理保费较高，后者的保费约为前者的1.67 倍[①]。除此之外，还有学者对照料成本分城乡、性别、年龄、子女数量和自理能力状态进行了分析[②]。

（二）供给侧：城市长期照护服务制度建设

在健康中国战略背景下，各类长期照护服务成为大城市应对人口老龄化的重要支撑。关于长期照护服务的基本内容，目前学界已有充分探讨，并在一些基本问题上达成了共识。学者一般将长期照护服务的内容归纳为基本生活照料、医疗康复护理、精神慰藉服务三大类[③]。有学者在精神慰藉服务的基础上进一步延伸，认为其还包括社会交往、临终关怀等服务内容[④]。基本生活照料服务又一般包括饮食照料、穿衣、助洁、如厕、家政等照料服务，相对而言专业性要求不高；医疗康复护理服务包括慢性病管理、社区医疗与护理、康复运动、健康咨询等；精神慰藉服务包括心理护理、文化娱乐和临床关怀陪护服务[⑤]。随着长护保险的不断发展，照护服务内容也在不断健全，逐渐由基本服务包向个性服务包拓展，服务内容的多样化、个性化特征逐步显现。

总体来看，李志宏将各地医养结合的失能照护服务的供给分为七大类：内设机构、机构对接、纳入定点、家庭医生签约、流动上门、建设嵌入型小微机构和毗邻建设[⑥]。马彦等基于对苏州市医养结合服务的考察，认为长期照护服务体系建设的关键在于资源整合，主要是统筹机构、社区、居家三个不同层次的养老模式，实现医养资源的有

① 荆涛，杨舒，谢桃方. 政策性长期护理保险定价研究：以北京市为例. 保险研究，2016（9）：74-88.
② 蒋承，顾大男，柳玉芝，等. 中国老年人照料成本研究：多状态生命表方法. 人口研究，2009（3）：81-88.
③ 黄方超，王玉环，张宏英. 社区：居家式老年人长期护理的服务内容. 中国老年学杂志，2011（6）：2055-2057.
④ 林艳. 为什么要在中国构建长期照护服务体系？. 人口与发展，2009（4）：52-64.
⑤ 同③.
⑥ 李志宏. 医养结合：问题缘起、实践偏差与破解之路. 老龄科学研究，2018（12）：3-12.

效整合①。与此同时，不少学者也以案例研究的形式，对大城市长期照护服务的实践探索展开了系统研究。例如，张航空研究发现，北京市人民政府为应对人口老龄化危机，大力推动养老机构建设、社区适老化改造、养老驿站推广等一系列老龄事业建设，已形成独具特色的"9064"养老服务格局和"三边四级"居家社区养老服务体系②。所谓"三边四级"养老服务体系，指在市政府主导下，通过构建"市级指导、区级统筹、街乡落实、社区参与"的四级居家养老服务网络，实现老年人在其"周边、身边和床边"就近享受居家养老服务的政策设计③。

　　大城市长期照护服务体系的制度创新是全面综合的，趋势之一是日益重视居家社区养老服务，通过发展居家社区养老最大限度地实现"在地养老"，提升老年失能照护质量。上海市依托长期照护服务资源分布与需求测算评估，创新社区嵌入式医养结合模式。其主要特点表现在以下三个方面：一是在全市范围内统一失能照护需求评估标准，确保资源供给的科学性与公平性；二是统筹机构、社区和居家三种不同层次养老模式的资源，按需分类、精准对接（社区卫生服务中心可根据不同失能等级、不同失能类型老年人的需求，直接提供或以购买服务方式委托其他专业机构提供老年人所需卫生服务）；三是大力发展社区专业养老服务供给，打造社区嵌入式"长者照护之家"，用以收住照护等级为3～4级的老年人，不仅为高龄老人提供失能失智预防教育，还为轻度、中度失能老人提供专业照护④。同样，北京市也围绕失能照护服务体系建设进行了一系列探索，其中包括实施健康北京战略，以及大范围改善老年人医疗环境，同时通过各类举措提升老年人健康管理水平，重点提升医养结合水平。另外，北京市还试点推

---

① 马彦，徐凤亮．医养融合养老服务体系探析：以苏州市为例．老龄科学研究，2016（4）：72－80．

② 张航空．大城市居家养老服务制度的成效与展望：以北京的实践为例．现代经济探讨，2016（4）：59－62．

③ "三边四级"养老服务体系．（2018－01－27）［2022－03－15］．http：//www．beijing．gov．cn/zhengce/zwmc/201906/t20190621_98966．html．

④ 李长远．医养结合养老服务的实践探索与推进策略：基于3个典型试点地区的观察．西南金融，2022（2）：67－78．

行"互联网＋护理服务"等试点工作。值得一提的是，北京市尝试启动了长护保险试点工作，这对于北京市回应老龄化、高龄化问题以及满足与之对应的日益膨胀的照护需求，都是非常重要的[①]。重庆市依托都市功能核心区大力支持居家社区长期照护服务发展，并推动医养结合服务逐步向社区和家庭下沉。现阶段，重庆市成功打造"15分钟居家社区养老服务网络"，社区卫生服务中心进入居民小区，为居家社区养老老年人提供健康教育、免费体检、建档签约和慢性病管理等医养服务[②]。

有学者以实证研究的方式对大城市长期照护服务体系建设进行了评估。王常颖等基于对上海市长宁、青浦、嘉定三区1 046位失能老年人的问卷调查，采用引力法模型测算了照护服务资源供需情况。研究表明，上海市失能照护床位供给量仅为需求量的38.8％，且照护资源呈现"市区少、郊区多"的分布状况，可及性由市区到郊区逐渐降低[③]。罗月等对重庆市214位选择居家/社区照护的失能老年人进行了调研，他们按照照护模式的不同，将其分为托老科入住老人和社区居家老人两组进行实证研究，结果表明，托老科入住老人享受的整合式照护服务水平显著高于社区居家老人，但照护资源整合能力有待进一步提升[④]。戴卫东等基于对上海市徐汇、普陀和金山三个区的调研发现，失能老年人对长护保险试点情况总体比较满意，但对隐私类护理服务的满意度较低，提出长期照护服务的建设需加强受助者隐私保护[⑤]。

---

① 北京市老龄工作委员会办公室，等.北京市老龄事业发展报告（2019）.（2021－03－16）[2021－09－12].http://wjw.beijing.gov.cn/wjwhzl/lnrjkzclnfzbg/202103/P0202103164041 16182147.pdf.

② 李长远.医养结合养老服务的实践探索与推进策略：基于3个典型试点地区的观察.西南金融，2022（2）：67－78.

③ 王常颖，邱易彤，谢亦涵，等.上海市认知障碍老年人照护服务需求与资源分布调查.医学与社会，2022（6）：75－80，85.

④ 罗月，徐霞，杨强，等.重庆市社区养老方式中整合照料理念体现程度分析.护理学杂志，2019（14）：81－84.

⑤ 戴卫东，金素怡.上海市失能老人长期护理服务的满意度及其影响因素.残疾人研究，2019（3）：30－38.

（三）筹资侧：长护保险制度探索与实践

长期以来，不论是我国养老服务体系的建设，还是长期照护服务的筹资都主要依靠家庭投入、政府财政补贴等，然而，面临日益增长的长期照护服务需求，传统筹资模式必然难以为继。因此，在借鉴国际经验的基础上，学界认为长护保险制度将是未来我国长期照护服务筹资侧的主要制度安排。其中，支付能力是长护保险制度相关研究的重要课题，长护保险基金的支付能力是长护保险制度持续的关键，而且，支付能力与参保人经济能力、受益公平性等问题密切关联，对于制度建设而言至关重要。但是，我国长护保险制度的试点仍处于探索阶段，相关研究仍不够充分。我国长护保险制度的覆盖范围、保障对象等制度安排尚未定型，试点地区对哪些人应该参保、哪些人应该享受待遇的回答各异，缺乏定论，在学术讨论上也存在一定分歧，这也对长护保险基金的支付产生了影响。所以，对于如何提升长护保险制度的可持续性，特别是长护保险基金来源能否保持稳定、如何保持稳定等相关议题，学者也持不同的意见。

从试点地区的经验来看，有学者认为我国长护保险总体上坚持低水平、保基本的原则，具有良好的可持续性[1]。有学者基于 2015 年 CHARLS 数据，构建总体仿真模型，测算了中国 2000—2050 年 17 个长护保险试点方案财政负担情况，认为除上海方案外，其他试点方案的财政负担皆具备可持续性，并推定当前是我国推行长护保险的最佳时期[2]。北京市海淀区商业性长护保险试点工作和石景山区社会性长护保险试点工作都取得了一定成效，制度体系日益完善，政策实践进展平稳。以海淀区商业性长护保险为例，政府进一步加大了对海淀区商业性长护保险的支持力度，个人投保的政府补贴比例从20%提高到了30%，强化了商业性长护保险基金的稳健投资，年收益率进一步得到保障，当前年收益率可达 2.5% 左右，这有利于增强基金的可持

① 陈璐，时晓爽. 中国长期护理保险基金需求规模预测. 中国人口科学，2021（6）：54-67，127.

② 李佳. 中国长期护理保险制度财政负担可持续性研究：基于 17 种试点方案测算. 社会保障评论，2020（4）：53-71.

续性；此外，海淀区商业性长护保险还优化了后台支持管理系统，提升了经办和服务能力①。北京市石景山区社会性长护保险体系自建立以来，整体进展较为平稳，制度内部相关的体系建设日益完善，相应的政策得以建立并逐步落实，与此同时，商业性保险机构参与长护保险的运营，提升了经办服务效率。北京市社会性长护保险还进入了国家新一批的扩大试点，将在实践探索和经验积累的基础上，逐步为北京市长护保险制度定型奠定经验基础，为下一步北京市全市铺开长护保险准备条件。孙凌雪等基于青岛市 2012—2018 年长护保险运行数据，构建基金支出精算模型，对未来基金收支进行了预测和政策仿真。结果表明，2018 年在低失能率方案下，护理总费用为 5.2 亿元，占地区生产总值的 0.04％；在高失能率方案下，护理总费用则为12.94 亿元，占地区生产总值的 0.11％。相比之下，2017 年经济合作与发展组织（OECD）国家平均长护保险支出占 GDP 的比重为1.7％。这表明青岛市长护保险基金支出依然处于较低水平，预计到2050 年可接近 OECD 国家平均水平②。

然而，也有学者对我国现阶段建立长护保险制度的设想持保留意见。李珍认为，我国目前的人均 GDP 只是处于中等偏上水平，在城乡二元结构和减税降费的社会背景下，建立社会性长护保险制度是对经济承受能力的巨大挑战，因此当前不宜另立险种，长护保险的可持续性是存在很大问题的③。李萌从覆盖范围、给付条件、筹资渠道、筹资标准、保险待遇等方面，对北京、上海、青岛、南通四个试点城市的长护保险制度进行了比较分析，认为长护保险在制度建设比如独立化、统一化、专业化等方面，均存在一定程度的不足，同时在制度未来发展模式、责任主体、具体设计等方面还有一定改进空间④。孙

① 北京市老龄工作委员会办公室，等. 北京市老龄事业发展报告（2019）.（2021-03-16）［2021-09-12］. http://wjw.beijing.gov.cn/wjwhzl/lnrjkzclnfzbg/202103/P020210316404116182147.pdf.

② 孙凌雪，冯广刚，米红. 我国长期护理保险基金支出可持续性研究：以青岛市为例. 东岳论丛，2020（5）：52-62.

③ 李珍. 关于完善老年服务和长期护理制度的思考与建议. 中国卫生政策研究，2018（8）：1-7.

④ 李萌. 我国长期护理保险制度实施的反思与未来选择：基于北京、上海、青岛、南通四个试点城市分析. 劳动保障世界，2020（12）：39-40.

洁等基于北京石景山的试点经验，提出目前制度在运行机制、失能等级评估、护理服务、照护人员、制度衔接、数据共享六个方面存在瓶颈，建议由政府主导，加强顶层设计，充分利用商业保险公司专业化、市场化运作机制，实现公共服务管理体制机制创新，促进政府治理体系的现代化①。张盈华通过对试点城市的跟踪调研，对不同受益面下的长护保险支出规模进行了预测，认为 2015 年最小和最大支出规模分别为地区生产总值的 0.08％和 1.90％，到 2055 年这一比例将分别升至 0.28％和 5.90％②。与此相对应，维持基金平衡的最低缴费率也会大幅提升，长护保险基金可持续性面临一定压力。由此可见，关于长护保险支付能力和可持续性的探讨目前还没有定论，未来需要根据试点地区的实践经验和严格的精算模型进行预测，给出更合理的方案。

学界关于长护保险制度的研究重点还包括参保范围、筹资机制两方面。长护保险的参保范围无统一标准，应基于地区经济发展水平、失能老人数量及其需求等因素进行科学测算后决定。在发达国家的实践中，德国明确规定各类医保的参保人都要参加长护保险；日本则限定 40 岁以上的医保参保国民参与长护保险；韩国的长护保险覆盖范围更广，强制要求 20 岁以上医保参保国民参加。有鉴于此，戴卫东认为我国同样应遵循"跟从医疗保险"的原则，要求 18 岁至 65 岁医保参保国民参与长护保险③。与之类似，林宝认为我国应将 16 周岁或 20 周岁以上医保参保者纳入长护保险范围，但同时，政府也应对低收入家庭、无业人员等特殊群体予以倾斜支持，例如提高参保年龄或以政府财政补贴形式代其缴费④。

关于长护保险基金具体的筹集模式，有学者认为主要包括两类。一是独立缴费，即由雇主、雇员缴费和财政补助共同构成，进而以精算方式确定长护保险的缴费费率。二是基金划拨，即长护保险基

---

① 孙洁，孙跃跃.长期护理保险扩大试点的瓶颈与政策建议：基于北京石景山的试点经验.卫生经济研究，2020（5）：35-38.

② 张盈华.中国长期护理保险制度的可持续评价与趋势分析.人口学刊，2020（2）：80-89.

③ 戴卫东.长期护理保险制度理论与模式构建.人民论坛，2011（29）：31-34.

④ 林宝.对中国长期护理保险制度模式的初步思考.老龄科学研究，2015（5）：13-21.

金依托现有医保基金、养老保险基金等，通过直接划拨方式筹集资金。在我国长护保险制度试点过程中，各地采取优化职工医保统账结构、划转职工医保、调剂职工医保费率等途径筹集资金。这些高度依赖医保基金的筹资方式也会带来一系列弊端，长期中可能给医保基金带来较大压力，导致医保基金入不敷出。此外，划拨医保基金也必将影响医疗保险的给付水平，而医保基金的稳定性下降（如穿底风险）也必然会影响长护保险基金筹资的稳定性[1]。因此，何文炯认为，应尽快将长护保险从医疗保险中剥离出来，使之成为独立的社会保险险种，单独筹资[2]。陈红结合北京市人口结构、家庭结构等因素的变化，认为家庭照护能力随着家庭结构和居住方式的变化而减弱，发展商业性质的长护保险极为必要，而且，北京市商业性长护保险发展应当坚持特有路径[3]。桂世勋提出了长护保险的统账结合模式，主张将个人筹资一半存入个人账户中，在参保者跨省流动时，应保证个人缴费的另一半和原单位缴费的60%能够迁入流入地的统筹基金[4]。

从学术界的讨论中可以看出，我国长护保险制度的可持续性主要取决于未来我国长期照护服务所面临的成本负担。我国老龄化、高龄化程度不断加深，未来长期照护服务需求不断膨胀，对应的长护保险制度所承担的支付压力必然日益增大。然而，从我国现阶段经济发展状况、国民平均收入水平等来看，长护保险的筹资方式限制了支付能力的提升，未来我国长护保险制度由试点到定型的过程中，需要遵循低起步、保基本的原则，以应对筹资压力和需求压力，逐步完善福利性、统一性和强制性的制度建设[5]。

---

① 文太林. 中国长期照护筹资相关研究述评. 四川理工学院学报（社会科学版），2018（1）：18-32.

② 何文炯. 长期照护保障制度建设若干问题. 中共浙江省委党校学报，2017（3）：2，5-11.

③ 陈红. 北京发展商业长期护理保险的必要性及途径. 人口与经济，2012（6）：82-87.

④ 桂世勋. 非本地户籍职工纳入长期护理保险试点参保范围的制度设计. 社会建设，2017（1）：4-9.

⑤ 钟仁耀，宋雪程. 中国长期基本照护保险制度框架设计研究. 新疆师范大学学报（哲学社会科学版），2017（1）：99-107.

二、研究述评

（一）文献研究结论分析

国内外学者关于长期照护服务和长护保险制度的研究已取得一定进展，在照护需求评估、费用精算、服务内容建设等方面有了较好基础。总体而言，已有文献研究的主要结论包括以下几个方面：

第一，关于照护服务的需求形式和需求内容。虽然学者们的研究视角和分类方法各异，但是既有研究覆盖了上述问题的各个方面，形成了对关于照护服务的内容议题的全面覆盖。照护服务按专业程度可以划分为正式照护和非正式照护，按照护场所可以划分为居家照护、社区照护和机构照护，按照护内容可以划分为基本生活照料、康复护理、精神慰藉、临终关怀等日常性、专业性和精神性的服务。从既有研究文献来看，不同国家和地区在具体的项目安排上存在一定差异，当然，既有研究和实践也为更为全面、客观地评估照护服务需求奠定了基础、准备了条件。其中有关失能照护服务需求的研究成果也为北京市进行失能照护服务需求评估奠定了基础、准备了条件。

第二，关于照护服务供给体系建设。学界对照护服务制度体系建设的研究，大多采取综述或者案例研究的形式，对国内外长期照护服务制度建设中的亮点做法予以梳理总结，并基于国内大城市的照护服务探索实践，总结我国长期照护服务发展的经验和存在的问题。学界对养老服务和失能照护服务的分析研究，深化了对服务体系、服务网络、服务支撑、服务效果等方面的认知，结合数据分析和典型案例分析，对如何将理论与政策相结合推动养老服务和失能照护服务发展，有重要的启示作用。既有研究也在一定程度上区分了养老服务需要和失能照护服务需要。从主体内容来看，除了一般性的日常生活照料外，失能长期照护服务还包括非治愈性的医疗照护服务（或称为与医疗有关的非治愈性照护服务）。

第三，关于长护保险制度设计。在长期照护费用测算方法上，国内外学者也进行了一系列研究，主要包括宏观模拟预测法和微观模拟预测法两种。学者们大多采用多状态生命表、马尔科夫模型等不同方法来预测老年人口失能规模和所需要的长期照护服务费用。西方学者对长期照护费用进行了测算，得出了一系列相关结论。从负担占比来看，OECD国家长期照护费用支出占本国GDP的比重基本在0.5%至2%之间。既有研究对长护保险进行了深入的梳理，对长护保险制度建立的可能性、必要性和条件进行了充分的考察，对长护保险的制度内容、筹资方式、待遇给付、失能评估等具体细节进行了深入的分析。另外，国内学界关于长护保险的覆盖范围和支付方式与水平的研究不断深入，已经由最初的家庭照护负担状况延伸到家庭支付能力范围和长护保险资金支付的可持续性，为长护保险的制度设计和健康发展奠定了重要基础。

（二）当前研究不足分析

虽然既有研究取得了重要成果，为相关研究的深入和拓展奠定了重要基础，但是关于大城市老年失能照护相关问题的研究还存在以下不足，亟待开展相关研究予以补充。

第一，关于大城市老年失能照护需求方面（需求侧）的评估还存在不足。虽然既有研究围绕大城市老年人的养老问题和失能问题开展了较为全面、深入的研究，在案例分析、需求评估预测、成本负担估计等方面打下了良好的研究基础，但是围绕单一大城市案例的相关需求研究仍然相对不足，部分研究在方法的科学性、研究的体系性方面还存在不足，包括对大城市老年人对失能照护服务的需求内容、需求特征还需要开展进一步的系统分析，特别是要结合具体的案例城市开展全面、深入的评估和预测。

第二，大城市失能照护服务体系建设、发展（供给侧）的相关研究还存在不足。虽然现有文献对我国养老服务体系的分析较为深入，对影响整个养老服务体系发展的要素和环境方面的制约因素都有较为详细而深入的研究，但是，对大城市的失能照护服务的研究还不够深入。一方面，既有研究较为偏重整个养老服务体系，特别是一般性的日常照料服务和相应的服务网络建设，而对失能照护服务关注不足；另一方面，失能照护服务相对较为专业，这限制了对有关失能照护服务内容展开深入研究，特别是使得对非治愈性的医疗照护服务关注不足。另外，由于数据和方法的局限，部分研究在大城市老年失能照护服务体系方面所进行的分析的科学性、严谨性还有待进一步提高。关于大城市养老服务体系的不均衡不充分问题，既有研究还有待进一步加强，特别是对如何平衡大城市内部不同群体之间、不同阶层之间、不同区位之间的养老服务水平，要进一步加强研究与分析。

第三，关于大城市以长护保险为核心的筹资侧的相关研究还存在不足。既有研究既关注了长护保险产生的背景以及国际经验，也对中国长护保险的试点给予了重点关注，在很大程度上推动了中国长护保险制度相关研究的深入。但是既有研究往往基于全国数据，以全国层面的失能失智需求和长护保险发展测算为研究核心，对特定的大城市长护保险的评估、预测研究较为有限。另外，关于大城市长护保险制度设计的科学性的分析以及风险防控分析，既有研究所涉及的还是较为有限，有必要进一步加强。

正是基于上述背景，本研究将在充分梳理国内外相关理论和大城市失能照护服务制度实践的基础上，以北京市为典型城市，从大城市老年人对养老照护服务的需求出发，深入分析大城市养老照护服务供给体系的现状，研判养老照护服务供需失衡的症结，进而从服务供给侧和筹资侧两方面提出关于中国大城市应对老年失能照护风险的综合治理方案。

第二章
大城市老年失能照护面临的挑战与机遇分析

本章旨在全面分析我国大城市老年失能照护面临的挑战与机遇，为后文展开分析奠定基础。本章将分别介绍我国大城市老年失能照护的现状，分析相应的治理挑战，以及治理大城市老年失能照护风险的现实条件、关键制度安排。

需要强调的是，本研究的后续章节在对失能照护服务需求侧、供给侧、筹资侧的分析中均以北京市的数据为基础，因此，为了保持研究的一致性，本章也将使用北京市的实际数据作为重要资料来源，当然，也会包括我国其他大城市的数据资料。

第一节 大城市老年失能照护的现实状况

一、中国大城市老龄化及失能状况

首先，中国大城市老龄化形势更为严峻。自 2005 年以来，我国人口老龄化程度（60 岁及以上人口数）以年均超过 5.5％的速率增长，远超过我国总人口的增长率①。截至 2023 年末，我国 60 岁及以上人口规模 2.97 亿人，占总人口比例为 21.1％，其中，65 岁及以上人口规模为 2.17 亿人，占总人口比例为 15.4％②，预计到 2050 年，我国 60 岁及以上老年人口将增至 4.8 亿人，老龄化率将从 17.9％提

① 根据国家统计局公布的人口数据计算所得。
② 国家统计局. 中华人民共和国 2023 年国民经济和社会发展统计公报. (2024 - 02 - 29) [2024 - 04 - 18]. https：//www. stats. gov. cn/sj/zxfb/202402/t20240228 _ 1947915. html.

高到 36.0%。从大城市的情况来看，大城市老龄化速度及程度远高于全国平均水平。例如，有学者认为上海市于 1979 年便已步入老龄化社会，比全国早 21 年。截至 2021 年，上海市 60 岁及以上老年人口占比达到 23.4%，高于全国平均水平 4.7 个百分点。从户籍人口数据来看，2000 年，上海市 60 岁及以上户籍老年人口已占总人口的 20%，进入重度老龄化阶段。2015 年，上海市户籍老龄人口占总人口的比重首次突破 30%①。截至 2022 年底，上海市户籍人口中，60 岁及以上老年人口占比为 36.8%，65 岁及以上老年人口占比为 28.2%②。从老年人口抚养比数据来看，张航空等对北京市、上海市、广州市、重庆市四个城市的老年人口抚养比进行比较分析（见表 2-1）后，发现 2017 年四个城市的养老负担均高于全国平均水平，其中，北京市的老年人口抚养比仅低于上海市，相当于全国平均水平的 1.51 倍③。

表 2-1　四市老年人口抚养比分析

年份	北京市	上海市	广州市	重庆市	全国水平
2010	15.91	19.75	12.36	26.56	19.02
2015	22.28	28.04	16.59	31.45	23.99
2017	39.70	58.80	27.61	32.69	26.32

资料来源：张航空，等. 北京市养老服务发展报告（2019）. 北京：社会科学文献出版社，2019.

其次，中国大城市老年人失能现象更为普遍。高龄和慢性病是致使老年人失能失智的主要因素。截至 2018 年底，我国患有慢性病的老年人达 1.5 亿人，占老年人口总数的 65%，失能半失能老年人为 4 000 万左右④。从人均寿命来看，随着我国生活和医疗保障水平的不断提高，我国人均寿命已超过 77 岁。老年人口中，人均健康预期

---

① 《大城养老》编委会. 大城养老：上海的实践样本. 上海：上海人民出版社，2017.
② 上海市老龄工作委员会办公室. 2022 年上海市老年人口和老龄事业监测统计信息.（2023-04-12）[2024-03-25]. https://wsjkw.sh.gov.cn/cmsres/f3/f3f44a902de2471f8928518a6609cda6/475616f197a5d60b700e20494a5648ed.pdf.
③ 张航空，等. 北京养老服务发展报告（2019）. 北京：社会科学文献出版社，2019.
④ 关于开展"互联网＋护理服务"试点工作的政策解读.（2019-02-12）[2020-04-23]. http://www.nhc.gov.cn/yzygj/s3586q/201902/d0c4a15f86eb4a47a4ec96db298d3207.shtml.

寿命为 68.7 岁。这就意味着平均每位老人有 8 年多时间带病生存。由于资源分布不均，大城市人均寿命显著长于中小城市和农村。以北京、上海两个城市为例，2020 年两市人均预期寿命已达到发达国家水平。这意味着大城市老年人高龄、患慢性病的周期更长、人数更多，失能现象也更为突出。

最后，大城市老年家庭系统性风险增大。长期以来，受产业集聚、新型城镇化和家庭观念转变的影响，我国流动人口规模持续扩大。与之相伴，我国家庭结构日趋小型化，加之大城市生育政策贯彻落实力度无疑高于中小城市和农村地区，这使得"4－2－1"的家庭结构在大城市已经普遍形成，流动人口两地分离，普通家庭内部无力承担失能半失能成员的生活照料责任，大大加重了子女为失能老年人提供照护服务的经济负担和精神负担。此外，2015 年我国空巢老人数量突破 1 亿人，超过老年人口总数的 50%，此类老年家庭可能成为存在一定风险的老年家庭，风险老年家庭数量的增长将增大社会风险、扩大养老需求。

总之，我国大城市老龄化问题更为突出，老年失能问题更为严重。如何应对老年失能照护风险，是大城市普遍要考虑的重要社会议题，也是我国大城市民生与社会保障领域的关键问题。

二、中国大城市失能照护需求状况

大城市失能老年人及其家庭的受教育水平相对较高、经济条件相对较好，其对失能照护的需求相对更高，且具有多层次特征。吴芳琴等采用多阶段抽样方法选取北京地区 1 158 位老年人展开调查，结果显示，北京市失能老年人对照护服务的需求分为四个层次：一是生活照护服务需求，包括家务助理、代购和陪同；二是身体照护服务需求，包括上下楼梯、洗澡和室内活动；三是护理服务需求，包括口腔护理、吸氧等；四是其他照护需求，包括紧急救护、康复治疗、精神慰藉等[1]。其中，失能老年人对身体照护和生活照护的需求较高，而对护理服务和其他服务的需求相对较低。

---

① 吴芳琴，范环，肖树芹，等. 北京市社区失能老年人的照护需求及其影响因素. 中华护理杂志，2018（7）：841－845.

　　首先，生活照护方面。失能半失能老年人生活自理能力严重不足，日常生活中需要子女提供生活方面的照料，例如洗衣做饭、上门打扫卫生、陪同购物、代购商品、代付水电费等①。其次，身体照护服务方面。不同失能程度的老年人对失能照护服务的需求也有所不同。随着失能障碍日趋严重，失能老年人可能连基本的室内行走、上下楼梯、大小便等也难以自理，从而对身体照护服务有了更高的需求。中国老龄科学研究中心的调研显示，由慢性病引发的慢性疼痛是困扰失能老年人的最大问题（57.73%的失能老年人均存在该问题），慢性疼痛往往伴随身体机能的衰退，使得失能老年人出现步行能力下降、睡眠障碍、社交活动减少和负面情绪加重（焦虑、抑郁、无力感）等诸多问题，继而严重影响老年人的日常生活②。最后，居家护理服务方面。有学者研究发现，所有失能老年人均患有一种以上慢性病。失能老年人所患慢性病种类越多，身体及心理健康状况越差，失能程度越高，对居家护理服务的需求越强烈③。因此，对慢性病采取居家护理和定期诊疗"双管齐下"的方式，有利于对慢性病的早期预防和控制，能有效应对大城市老年人因病失能、因病失智的风险。

　　目前，我国大城市老年人失能照护需求并未得到有效满足。从机构养老体系来看，机构数量及其分布存在结构性供需失衡。机构养老主要面向家庭经济条件较好、失能程度较高的老年人，为其提供专业的日常照料和康复护理服务，机构除了需要具备能满足失能老年人需求的生活起居、康复训练和医疗保健等方面的设施设备以外，还需要拥有大量掌握专业技能和知识的服务人员，二者缺一不可。然而，高水平的长期照护机构建设和运转需要投入较大资金，投资回报周期较长，且运营成本和风险居高不下，这导致我国养老机构大多仅具备日常照料和文体娱乐功能，难以满足失能老年人的长期照护服务需求。从居家社区养老服务体系来看，我国居家社区养老服务专业性亟待提高。失能失智老年人普遍存在视力、听力、肢体和智力等方面的身体

　　① 莫荣. 中国家政服务业发展报告. 北京：中国劳动社会保障出版社，2018：191.
　　② 中国老龄科学研究中心课题组. 全国城乡失能老年人状况研究. 残疾人研究，2011（2）：11-16.
　　③ 吴芳琴，范环，肖树芹，等. 北京市社区失能老年人的照护需求及其影响因素. 中华护理杂志，2018（7）：841-845.

障碍，生活难以自理，需要通过获得照护服务来维持机体功能和生活质量。有学者调查研究发现，89.1％的失能老年人对专业康复训练有极强的需求，需要通过康复训练等方式来改善健康状况，但绝大多数家庭和社区对失能老年人的照护也仅限于一般的生活照料，专业护理人才、社会工作者极其匮乏，部分护理员缺乏专业或基本的康复护理知识，甚至可能出现因照护不当而加速失能老年人病情恶化的情况①。

三、中国大城市失能照护供给状况

养老服务的内容非常广泛，在现实中大城市的失能照护服务和养老服务往往交织在一起。考虑到养老服务内容的广泛性，本研究在介绍老年失能照护服务供给时，将以大城市为例。

（一）机构老年失能照护服务供给状况

与养老服务体系的架构和内容相同，从服务场域来进行分类，失能老年人照护服务同样依托机构养老、居家社区养老两大模式。需要强调的是，由于居家养老和社区养老无法严格区分，现实中，居家养老和社区养老往往被合并在一起分析，学界也将其视为一个完整的养老模式，与机构养老模式相对应。从机构养老实践来看，我国大城市床位供给能力持续增强，养老床位的供给持续增加，机构养老服务供给能力持续增强。截至 2022 年末，全国共有各类养老机构和设施38.7 万个，养老床位合计 829.4 万张。其中，注册登记的养老机构4.1 万个，比上年增长 1.6％，床位 518.3 万张，比上年增长 2.9％；社区养老服务机构和设施 34.7 万个，床位 311.1 万张；其中，城市社区养老服务机构和设施 11.5 万个，农村社区养老服务机构和设施23.2 万个②。虽然我国机构养老服务发展迅猛，养老床位供给快速增加，但是从供需结构来看，机构养老"床位闲置"与"一床难求"现象并存，存在典型的结构性矛盾，并且在一些城市表现得较为突出。以北京为例，北京郊区的养老机构入住率平均大约 50％（甚至不足

① 孙建娥，王慧. 城市失能老人长期照护服务问题研究：以长沙市为例. 湖南师范大学社会科学学报，2013（6）：69-75.
② 民政部. 2022 年度国家老龄事业发展公报.（2023-12-24）［2024-02-15］. https：//www.mca.gov.cn/n152/n165/c1662004999979996614/attr/315138.pdf.

50％），但在中心城区，却"一床难求"，特别是护理型床位极其缺乏、供给有限，需求与供给出现严重的结构性失衡。除了区域性的结构失衡之外，不同性质养老机构在床位需求与供给之间也存在结构性的失衡。公办养老院由于信誉高、收费低等特质使得不少老人排队入住，民办养老机构则由于收费高、地理位置偏僻等因素使得入住率较低，导致涉老企业投资回报率低、投资回收周期长，养老服务市场活力不足。这一定程度上制约了我国机构养老服务市场的健康发展。2021 年，就全国而言，近 4 万家养老院、800 多万张床位，只有 200 多万老人入住，意味着全国养老机构平均入住率只有 25％，四分之三的床位处于空置状态；从北京的情况看，真正"一床难求"、入住率 100％的养老机构只有 49 家，只占 10％[①]。与此同时，从养老服务的床位来看，具有护理功能的床位供给较为有限，而常规性的养老床位供给则相对过剩，这也是造成结构性失衡和部分养老机构入住率低的根本原因之一。从机构养老服务来看，养老床位的总量不足和结构性过剩并存，优化机构养老服务的供给结构是机构养老服务健康发展的关键。

（二）居家社区老年失能照护服务供给状况

居家社区养老模式是我国养老和失能照护的主要方式。关于如何合理地规划不同形式的养老服务格局，中央和地方一直在倡导一个引导性的比例结构，比如"9064""9073"等提法。上述提法是基于对经验的概括，是一个意向性、引导性的目标，对很多城市而言，并不是刚性的规划目标。北京市、武汉市、上海市等地陆续提出"9064""9073"的养老服务格局，规划本市 90％的老年人采取居家养老服务模式，而 6％或 7％的老人采取社区养老服务模式、4％或 3％的老人采取机构养老服务模式。对比机构养老服务，居家社区养老服务能够贴近老年人的居住环境，最大限度地实现在地养老，能够满足老年人情感照料需求，设施等方面的成本会有所降低，绝大多数老年人的养老服务需求都应当在居家和社区环境中得到满足。我国高度重视居家社区养老服务体系建设，它更加符合我国当前的国情，是一个实施成

---

① 孙智慧. 中国养老产业投资的商业模式研究. 成都：电子科技大学出版社, 2018.

本更低且能够发挥家庭和社区优势的养老模式。但是，我国居家社区养老服务模式的发展还存在很多不足之处，特别是养老服务内容和质量仍然滞后于需求，大多数地区的居家社区养老服务仍然主要偏向基本的生活照料和家政服务类项目，而鲜有涉及康复训练和诊疗护理等专业化服务，尤其是精神康复类项目，相应的服务供给则更加匮乏。当然，这也说明专业化的机构养老服务向居家社区延伸不足。在未来，发展居家、社区与机构相结合的养老服务，促进医养、康养相融合，是社区养老服务的重要发展方向。

概括来说，当前我国绝大部分地区的社区养老服务体系已经初具框架，政府主导的一些养老服务设施和养老服务机制初步建立，政府主导的从上至下的社会性养老服务网络基本覆盖了绝大部分区域，特别是一些服务机构和服务组织可以将服务延伸至社区或家庭之中，为老年人提供居家社区照护服务。基于社区的"喘息服务"、托老服务、服务上门等为居住在社区内的老年人提供了必要的服务供给。同时，养老机构、家政服务的充分发展，也让市场购买服务和服务上门成为大城市老年人获得必要的养老服务的重要渠道。从目前服务供给的内容和结构来看，在居家社区养老服务模式中，日常性的公共服务和一般性的老年照料服务供给相对较为充足，但是专业性的失能照护服务供给还是较为有限的。一些地方开始探索基于家庭的养老护理床位制度设计，致力于推动机构养老服务延伸至家庭，为机构养老服务嵌入居家社区养老模式提供条件，让养老专业机构发挥更好的专业支撑作用。

当然，在居家社区养老服务中，与医疗有关的服务供给是失能照护服务的关键内容，照料服务和医疗服务往往不能分开，医养结合也就成为失能照护的重要内容。当然，医养结合的现实政策推动，特别是基层社区的实践推动，往往与医疗卫生密切相关，包括家庭签约、老年健康管理等具体制度安排，而且，很多地方的基层失能照护中，照护服务往往得到医疗服务和管理体系的支撑。面向失能老人的照护服务需求（特别是与医疗有关的照护服务），提供必要的健康管理服务是极为必要的，包括来自医疗部门的相关服务。大城市居家社区养老主要采取家庭医生签约模式，例如上海市创新"1＋1＋1"家庭医生签约服务，即"1个社区卫生服务中心＋1家区级医院＋1家市级医院"，这种新模式旨在通过预约门诊、长期跟踪等服务形式，让家庭医生真正成为签约社区居民的健康守门人，实现医疗资源向社区、家庭下沉。身患慢性病的失能半失能老年人可以更便捷地享受各类医疗卫生服务。截至 2022 年底，上海市老年医疗机构（老年医院、老年护理院）共计 96 所，老年护理院床位数 2.66 万张，比上年增加 9.7%；上海市共建家庭病床 5.80 万张，65 岁及以上老年人口健康管理人数 299.44 万人，占同年龄组人口的比重达 70.6%；上海市内部设立医疗机构数共计 366 家，与医疗机构签约数 729 家[①]。与之类似，截至 2020 年底，北京市组建家庭医生团队 5 170 个，65 岁及以上老年人签约 213.49 万人，签约率 89.86%，为老年人提供上门出诊 9.34 万人次，为老年人上门服务 121.52 万人次；提供长处方 332.71 万人次，提供老年健康管理服务 167.79 万人，管理率达 70.63%；建立健康档案 218.83 万人。全市设立医疗卫生机构的养老机构 175 家，提供嵌入式医疗卫生服务的养老机构 16 家，与医疗机构签约的养老机构 353 家，养老机构医疗覆盖率 100%[②]。

第二节　大城市老年失能照护面临的挑战分析

虽然我国大城市的老年失能照护体系已经初步建立，并且收到了一定成效，但是综观我国整体情况，我国大城市在老年失能照护方面仍然面临很多挑战，值得深入分析。

一、需求方面的挑战

（一）大城市人口老龄化、高龄化程度较高

我国人口老龄化、高龄化现象在大城市尤为突出。第四次中国城乡老年人生活状况抽样调查数据显示，2015 年底，我国失能半失能老

---

① 上海市老龄工作委员会办公室. 2022 年上海市老年人口和老龄事业监测统计信息. (2023 - 04 - 12) [2024 - 03 - 25]. https://wsjkw.sh.gov.cn/cmsres/f3/f3f44a902de2471f8928518a6609cda6/475616f197a5d60b700e20494a5648ed.pdf.

② 北京市统计局. 北京统计年鉴 2021. [2022 - 09 - 08]. http://nj.tjj.beijing.gov.cn/nj/main/2021 - tjnj/zk/indexch.htm.

年人达 4 063 万人，高龄老年人达 3 100 万人。高龄失能老年人比例
上升是人口老龄化必然会带来的问题，将给我国宏观经济带来系统性
风险。从大城市情况来看，北京市第七次全国人口普查数据显示，截
至 2020 年，北京市常住人口中，60 岁及以上人口为 429.9 万人，65
岁及以上人口为 291.2 万人，分别占全市总人口的 19.6% 和 13.3%，
其中，60 岁及以上人口占比高于全国平均水平（18.7%）[①]。然而，
大城市人口老龄化、高龄化在中心城区更加明显。以北京市的 16 个
区为例，截至 2020 年底，北京市老龄化程度排名前三位的区分别为
东城区（26.4%）、西城区（26.0%）和石景山区（24.3%），其中，
常住人口老龄化率高于 20% 的还有朝阳、门头沟、丰台、平谷、密云
和延庆。此外，也有学者测算，北京、上海等大城市中心城区的老龄
化率接近甚至超过 30%，远超全国平均水平（18.7%）[②]。

　　大城市老年人口高龄化趋势明显，人均预期寿命显著高于全国平
均水平。2020 年全国人均预期寿命为 77.3 岁，据测算，到 2050 年，
我国人均预期寿命将超过 85 岁。大城市由于饮食、医疗、保障等各
方面条件较好，故人口预期寿命更长，高龄老年人口比重也更高。以
北京、上海两个城市为例，2020 年，两市人均预期寿命分别达到
82.2 岁和 83.6 岁，分别超过全国平均水平 4.9 岁和 6.3 岁，达到发
达国家水平。大城市由于家庭规模普遍偏小，老年人口受教育程度、
收入水平普遍较高，因此，其对政府、市场或社会力量提供的养老、
失能照护等服务有更加旺盛且多元化的需求，如养生保健、精神慰
藉、人际交往等。随着人口老龄化和高龄化进程加速，大城市老年失
能照护风险日益严峻，正成为我国大城市备受关注的普遍公共治理
难题。

（二）失能照护服务的品质及专业化水平要求更高

　　相较而言，城市失能老年人对长期照护服务需求的数量、品质及专
业化水平都有更高要求，特别是高龄、重度失能老年人，其所需的照护

---

　　① 北京市统计局. 北京市第七次全国人口普查公报（第三号）.（2021 - 05 - 19）
[2021 - 08 - 18]. http://tjj. beijing. gov. cn/tjsj_31433/tjgb_31445/rpgb_31449/2021
05/P020210519338449145731.pdf.

　　② 杨震. 加强人口老龄化研究推进破解大城市养老难. 人口与社会，2020（1）：14 - 18.

服务更具有专业化特征。研究发现，一些经济和社会因素会对老年人购买养老服务的意愿产生重要影响。有学者基于 2018 年的 CLASS 数据研究发现：受教育程度、子女经济支持和照料支持等因素对老年人购买养老服务的意愿具有显著的正向影响，相对于中小城市和农村老年人而言，大城市老年人受教育水平更高，经济状况更好，养老照护服务的购买意愿和购买能力也更强，城市老年人中愿意购买养老服务的老年人占比为 23.44%，远高于同期农村老年人（8.02%）①。

从失能老年人的个体特征来看，几乎所有失能半失能老年人都患有一种以上慢性病，普遍存在智力、听力、视力或肢体等身体层面的障碍，生活难以自理，对专业化服务需求更为强烈。有学者以长沙市为例进行调查研究后发现，城市中 89.1% 的失能老年人都对专业化的康复训练有强烈需求，希望能够通过康复训练改善身体机能和健康状况。然而，目前城市中大多数失能照护服务仅限于一般的生活照料，传统居家养老、社区养老的形式也由于缺乏专业的医疗康复训练及相关护理知识无法供给高质量的失能照护服务②。具有医养结合性质、服务专业化的失能照护服务的供给在大城市仍然相对不足（在中小城市或农村地区则更为缺乏）。这是当前大城市老年人失能照护服务供给现状的重要特征。

（三）服务价格高导致购买能力不足问题更明显

一般而言，失能老年人所需要的专业化照护服务十分昂贵（相对于购买能力）。这种现象在大城市中更为凸显，使得失能老年人及其家庭对失能照护服务的购买能力与失能照护服务价格之间始终存在张力，养老机构的收费标准通常远超大多数老年人的经济承受能力。截至 2022 年底，全国企业退休人员养老金约为 3 500 元/月，城乡居民养老金约为 205 元/月③。北京、上海等城市企业退休人员养老金约为

① 陶涛，袁典琪，刘雯莉. 子女支持对城乡老年人养老服务购买意愿的影响：基于 2018 年中国老年社会追踪调查的分析. 人口学刊，2021（1）：78-95.

② 孙建娥，王慧. 城市失能老人长期照护服务问题研究：以长沙市为例. 湖南师范大学社会科学学报，2013（6）：69-75.

③ 人力资源和社会保障部. 2022 年度人力资源和社会保障事业发展统计公报.（2023-06-20）[2024-01-25]. http://www.mohrss.gov.cn/SYrlzyhshbzb/zwgk/szrs/tjgb/202306/W020230630516037377667.pdf.

5 000元/月，远超全国城乡平均水平。然而，对于失能失智、高龄空巢老年人而言，月收入远远不足以满足养老需求，难以形成有效的购买力。以北京市为例，若老年人具备自理能力，则大概可以以5 000元/月的费用排队入住一家普通的公办养老院，但对于失能失智老年人，相关费用则可能上涨至1万元/月。按照此标准，北京市占比达70％的月收入在5 000元以下的老年人不具备进入养老机构的可能①。退休老年人养老金水平远低于机构养老服务价格，这在中国是一个普遍的社会现象，大量老年人无力购买专业的失能照护服务，一定程度上影响了晚年生活质量。

失能照护尤其是长期照护，在某种意义上是对家庭经济财力的持续消耗。近年来，我国经济发展水平和国民生活水平稳步提高，但平均到每个家庭，收入水平依然不足、收入差距仍旧较大，绝大多数家庭的经济能力难以承担失能老年人的长期照护服务。巨额的医疗成本和护理费用支出不仅会在很大程度上消耗失能老年人在生命周期内积累的财富总量，还会造成其购买力下降，降低整个家庭的生活质量。可见，失能老年人长期照护服务需求刚性增长与实际支付能力限制之间的矛盾导致市场有效需求严重不足。此外，长期以来，我国老年人抱有"重积蓄、轻消费""重子女、轻自身"的观念，并非市场上消费的主力军，老年人普遍缺乏足够的财富积累和养老准备，这导致老年人缺乏足够的经济资源来支撑个人的体面生活，包括获取相应的失能照护服务。这种思维在大城市中同样普遍，老年人尤其是失能老年人对养老服务、失能照护服务往往秉持"能省则省"的态度，拒绝为失能照护服务买单。特别是在失能照护服务价格不断攀升的大背景下，普通老年人的服务购买能力更加有限。

（四）家庭小型化及互助服务网络普遍缺失

近年来，我国家庭规模不断缩小，结构趋于简化，传统家庭对于失能老年人的保障能力正在加速弱化。受计划生育和人口迁移等因素影响，我国家庭户数增速明显高于人口增速（见表2-2）。1982年的第三次全国人口普查数据显示，我国5人及以上家庭户的比重近半，

---

① 福卡智库．中国养老问题有多严峻？．（2022-01-12）［2022-08-18］．http：//www. forecast. org. cn/page. aspx？ node＝35＆id＝1832.

但 1990 年以来 1 至 3 人户的比重迅速上升，至 2010 年已达 64.89%。2020 年第七次全国人口普查数据显示，我国家庭户平均规模仅为 2.62 人，相较 1982 年（4.41 人）减少了 1.79 人。

表 2-2　我国家庭户规模变动状况

年份	户数（万）	户均规模（人）	1人户（%）	2人户（%）	3人户（%）	4人户（%）	5人户（%）	6人及以上户（%）
2020	49 415.7	2.62	—	—	—	—	—	—
2010	40 151.7	3.09	13.66	24.37	26.86	17.56	10.03	6.63
2000	34 049.1	3.44	8.30	17.04	29.95	22.97	13.62	8.11
1990	28 830.0	3.96	6.27	11.05	23.73	25.82	17.75	15.38
1982	22 537.9	4.41	7.92	10.08	16.05	19.54	18.35	28.00

资料来源：根据中国经济与社会发展统计数据库数据计算所得。

大城市中，家庭小型化现象更加突出，多子女多代共同生活的家庭日益减少。例如，北京市第七次全国人口普查数据显示，2020 年北京市调查家庭总户数 823 万户，其中 1 人户、2 人户、3 人户、4 人户、5 人及以上户分别占比为 29.9%、33.1%、21.7%、9.0%、6.3%①。由此可见，大城市家庭小型化速度远高于全国平均水平，这直接导致家庭照护资源减少，甚至面临枯竭。此外，作为家庭子女的城市青年往往面临更大的经济压力、工作压力和社会压力，难以完全承担对失能老年人的长期照护。作为老年服务供给的最基本单元，家庭所能承担的失能照护服务供给日益下降，家庭越来越不能为老年人提供失能照护服务及体面与尊严，因此，失能照护服务必然溢出家庭，国家、市场和社会要进行适度的干预，弥补家庭失能照护服务供给的不足。

二、供给方面的挑战

（一）失能照护服务专业化不足

相较国外养老产业，我国失能照护、养老服务存在发展模式单

---

① 北京市统计局．北京统计年鉴 2021．［2022-09-08］．http：//nj.tjj.beijing.gov.cn/nj/main/2021-tjnj/zk/indexch.htm.

一、总体水平不足、供给质量参差不齐等问题，服务质量和专业化程度还相对较低。

现阶段，失能照护服务体系还不够完善，我国大城市失能照护服务主要依托两种养老服务模式：一是与居家养老配套的老年家政服务；二是传统的机构养老服务。正如前文所述，这两类养老照护服务都在一定程度上存在服务质量相对较低、服务专业化程度不足等问题。在居家社区照护服务方面，多数上门服务并不是由专门的照护服务机构提供，而是由部分家政机构提供。在家政服务方面，市场上绝大多数家政服务公司面向老年人提供的服务仅限于生活照料和简单的家庭护理，服务内容单一、收费较高、专业化水平有限，难以为失能老年人提供个性化、专业化的服务，特别是很多家政服务工作人员并没有受过专业的照护服务训练，无法提供与失能和失智有关的专业照护服务。此外，基于社区的一些涉老服务总体供给有限，如托老服务、"喘息服务"等在很多城市都是名存实无，难以实质上发挥供给照护服务的作用。在传统的机构养老方面，近年来，中央及地方政府为扩大养老市场规模、满足老年人多层次的养老需求出台了大量政策措施，的确在很大程度上增强了民营资本进入养老服务领域的信心，也促进了养老服务领域投入多元化格局的形成。但是，相对于很多领域的投资回报率而言，机构养老领域的投资回报率相对较低，这也导致很多资本在很长时间都很难收回本金，民间和社会资本进入养老领域的热情正在减退，之前在政策激励和红利判断指引下进入养老领域投资的企业，很多也是艰难度日，处于生存维持状态，社会资本对养老服务领域的热情趋冷。虽然在我国有很多高端的养老机构，可以提供较高质量的养老照料和生活服务，但是绝大部分养老机构和养老服务网络所能提供的失能照护服务都是非常有限的，相应的服务质量都是相对较低的。这一问题在基层养老机构中比较明显。至于农村乡镇养老机构和农村互助养老机构（设施），其相应的规范化水平和服务能力都非常有限，既不能提供正式规范的照护服务，也不能进行服务的辐射和扩散。很多机构并未精准瞄向失能老年人，服务内容以传统的"吃饭""居住"为主，很多乡镇敬老机构只能提供最为基本的吃饭和居住服务，根本无力提供任何专业的照护服务，也没有相应的工作人员。整体来看，我国的养老机构普遍难以提供覆盖全生命周期的照护服务，整合式失能照护服务严重匮乏。

总体而言，我国养老服务供给水平有待提升，高质量的专业养老服务供给总体不足，公办养老机构服务质量和供给效率相对较低。尽管政府及市场高度重视养老产业甚至超前布局，但我国养老服务产业发展依然处于初级阶段，养老市场发展规范性不足，养老产业可持续性面临挑战。当前，我国持续创新养老金融，医养结合等理念被大力推广，以房养老等多种养老模式纷纷涌现，但是，很多内容依然停留在"营销概念"的层面，难以真正惠及老年群体。例如，一些所谓"养老金融理财产品"，几乎与一般的"低风险、低收益"理财产品一样，区别在于略微提高老年客户的投资回报率，并附加法律、健康咨询等服务。这种产品定位无疑难以满足失能老年人的需求，而仅仅被作为各大商业银行的一项辅助业务，旨在吸引老年人储蓄和投资。此外，也有少数具有欺骗性的养老金融产品在市场上流通，甚至给老年群体带来了较大损失。

失能照护服务供给水平参差不齐，是我国大城市养老事业的突出特征。一方面，公办及一般性养老机构普遍难以满足失能老年人的照护需求，例如，养老机构在硬件上缺乏康复训练器械设备、公寓未安装无障碍硬件配套设施等。特别是，相当多的兜底性养老机构主要还是面向健康老年人，仅提供衣食住服务，缺乏提供专业照护服务的条件和能力，照护能力低和入住健康老年人比例偏高两个问题内生互促，使得基层养老机构长期处于低水平、低质量的服务供给状态。另一方面，高端养老服务机构门槛过高，仅面向收入极高的老年客户，对满足社会性的老年失能照护服务需求帮助有限，大多数失能老年人难以通过高端养老机构获得必要的照护服务。以泰康养老为例，老年客户入住有两种方式：一是缴纳 140 万元至 300 万元不等的押金；二是购买泰康公司保险，且累计保费超过 200 万元。在获得入住资格以后，老年客户还需根据户型等条件，每月缴纳金额不等的房费、物业费以及保洁费等费用。如此高昂的费用，普通的老年人根本无法承受，泰康养老只能将服务对象限定为规模极小的高收入人群。此外，我国"医养结合"模式发展滞后。"医"和"养"长期处于分离状态，大多数养老机构仅能满足老年人一般性生活及护理需求，医疗机构则主要负责门诊及住院治疗，这无法满足失能老年人因慢性病等产生的长期照护及医疗服务需求。虽然近些年我国大力推动医养结合，推动医疗服务和养老服务充分融合，在社区层面提倡发展整合性照护服务，也取得了一定成效，但总体上，我国医养结合服务发展水平仍然相对滞后，特别是在一些价格相对较低的养老机构中，医养结合仍然非常不充分。这些机构仅能提供最基本的养老照料服务，根本无力提供相应的医疗和专业护理服务。以上种种都加重了我国养老服务领域的供需不均衡问题。

（二）失能照护服务供求失衡

现阶段，传统的居家养老模式仍是大城市老年人的主要选择。社区养老模式则是居家养老模式的延伸，它以家庭为核心，以社区为依托，引入专业化养老护理机构，采取上门服务或社区日托的形式，为老年人提供生活照料、家庭服务、日常护理和精神慰藉等服务。北京、上海、武汉等大城市陆续提出"9064""9073"等养老服务格局，即90％的老年人居家养老，6％或7％的老年人采取社区养老模式，另有4％或3％的老年人入住养老机构进行集中养老。然而，不少城市的实践表明，居家养老或社区养老模式难以满足老年人的养老服务需求，尤其是失能照护需求。多数老年人居住在大城市的老旧城区，家庭居住环境相对较差，社区建设的"适老化"水平严重不足，老年人独立生活、出行、社交往往受到客观条件的限制。此外，由于专业化程度有限，我国现阶段的社区养老多偏重文体娱乐功能，对于失能老年人而言，日常助浴、助听、助看、助行、慢性病监护以及康复训练等特殊服务则存在结构性缺失。以上所述的失能照护服务内容方面的结构性失衡，本质上反映的是专业化服务供给不足的问题。

养老机构服务结构性过剩主要指养老床位"一床难求"与"床位闲置"现象并存。我国养老机构根据其供给主体的不同可分为三类，即公办养老机构、公办民营养老机构和民办养老机构。政府对养老服务的财政补贴及各类优惠政策优先支持公办养老机构。公办养老机构往往能够享受土地、房屋、床位方面的政策支持，这使得公办养老机构能够以较低价格实现养老服务的高质量供给，但服务供给有限，导致供不应求，甚至会滋生腐败、寻租等行为。民办养老机构在机构建设、服务供给方面则需要投入大量人力物力，只能通过提高养老服务价格弥补运营成本、实现盈利，这也导致民办养老机构要么高质量、高价格并存，要么低质量、低价格并存。价格差的存在，导致部分公办养老机构"一床难求"和部分民办养老机构"床位闲置"现象并存。以上反映的是机构养老服务领域的公办机构、民办机构发展失衡。当然，公办民营等运营机制改革，一定程度上避免了经营方式差异导致的效率损失，有利于保障养老服务资源得到高效使用，但是也面临资产流失、身份权责边界不清等治理改革难题。

此外，养老机构服务的结构性过剩还表现为常规性养老机构供给过剩而照护型养老机构供给不足。长期以来，政府在激励养老机构发展的过程中，忽视了医护型、护理型养老设施的建设以及长期照护服务专业人员的培养，这必然导致失能老年人的机构养老需求难以得到满足。在现有的机构养老领域，能够提供护理型服务的机构和相应的床位数量相对偏少，这是当前我国专业性机构养老服务发展面临的重要挑战。在实践中，这种照护服务供给与需求的错位也表现在不同地区养老机构的入住率上。大城市核心城区由于医疗护理等公共服务资源丰富，其普惠型养老机构的床位往往供不应求，而其郊区或非核心城区的养老机构则供过于求，床位闲置现象十分普遍。概括来说，当前机构养老服务的供需失衡主要体现在地理位置和服务内容两个方面：第一，在地理位置方面，中心城区和郊区的养老床位供给存在结构性失衡；第二，在服务专业化水平方面，提供护理服务的床位"一床难求"，而低质量的普通养老床位则供大于求。

（三）失能照护服务要素供给受限

从要素供给的角度来看，失能照护服务所需的要素中，最为缺乏的就是人力资源、土地资源和资本。其中，土地成为紧缺的要素资源，地方政府在土地资源配置过程中，往往寻求更高的资源回报率，对于养老服务领域的土地资源配置热情不高，这也导致了在养老机构发展过程中，大量机构养老床位布局有向郊县迁移的趋势。此外，养老领域资金回报率相对较低，这在一定程度上也抑制了社会资本向养老领域流入，在政策的影响下，社会资本流入养老领域出现波动性变化。但总的来看，养老领域对社会资本的吸引力并不算高，而且在政策的激励影响之下，不少地方社会资本出现逃离或者退出养老领域的倾向。

相比土地和资本，人才供给不足和低质量是整体性困扰和制约养老服务领域发展的根本原因；缺乏高素质、专业化的人才队伍在很大程度上制约了机构养老和居家养老领域专业化社会服务的充分发展。我们在此重点关注养老照护服务领域的人才供给，围绕人才供给要素论述养老服务供给所面临的重要挑战。

失能照护和长期护理服务具有较强的专业性（不同于一般性的生活照料服务），结构合理的长期护理人才队伍应由注册护士、营养师、康复师、社会工作者及心理咨询师等专业人员组成。然而，长期以来，我国失能照护和长期护理服务人员高龄化、非专业化特征明显，护理人才队伍建设落后。当前，我国大城市长期照护服务人员大多是来自农村地区的中高龄妇女，绝大多数从业人员鲜有经过专业培训的，专业能力严重不足。例如，2021 年上海市养老护理员为 8.3 万人，而 2020 年末上海全市 60 岁及以上户籍老年人口为 533.49 万人，每万名老年人拥有的养老护理员人数是 156 人，即每 1.56 位养老护理员要看护 100 位老年人。上海市养老护理员中男性占比为 6.68%，女性占比为 93.32%[①]。

从养老服务从业人员的专业能力来看，虽然部分养老机构会对护理人员进行上岗培训，但是一般情况下，绝大部分养老机构的护理服务人员仅具备简单的护理常识，难以满足失能照护服务的专业化需求。以京津冀地区养老机构从业人员为例，其呈现出明显的受教育程度低、以高龄女性为主等特征。截至 2015 年，京津冀地区养老机构女性职工均超过一半，北京、天津和河北女性职工占比分别为 63.2%、70.22%、58.5%。在学历方面，北京、天津和河北养老机构从业人员中，大专及以上学历从业人员分别占 30.9%、30.5% 和 24.5%。在年龄方面，北京、天津、河北养老机构中 46 岁及以上从

---

① 2020 年上海市老年人口和老龄事业监测统计信息．［2022－07－17］．https：//wsjkw. sh. gov. cn/cmsres/78/783845a354ae4b69a6fb076f932960ac/e316f0cf068719ae4b0e46b4520001c4. pdf.

业人员占比分别为 40.8％、41.2％和 27.6％[①]。养老机构护理服务人员专业性不足、缺乏护理服务资质，是影响养老服务和失能照护行业发展的长期因素。

与此同时，我国长期护理、失能照护从业队伍流动性强，岗位对年轻人吸引力较弱。现阶段，我国养老护理产业发展尚不充分，老年群体消费能力有待激活，外加缺乏国家政策及国家认证机制等引导，导致养老护理行业从业人员存在薪资待遇低、工作繁重、社会声望低等种种问题，职业生涯发展的通道也受到很多限制。例如，高职高专院校护理专业学生在就业时往往优先选择公立医院、按摩机构等单位，或从事与本专业无关的行业，鲜有年轻人选择到养老院从事护理工作。这导致养老机构专业照护服务人员紧缺，难以提供专业护理服务。这种低工资、低技能和高流失率的"怪圈"在短时期内难以被打破。

三、治理方面的挑战

（一）治理体系方面的挑战

首先，涉老服务制度体系建设滞后。近年来，我国相继出台了《中华人民共和国老年人权益保障法》等法律法规，以应对人口老龄化带来的挑战。然而，各部门出台的政策文件纷繁复杂，一些内容分散在不同部门的文件之中，比如，失能照护的相关政策常常分散在养老、医疗、保险政策文件中，且大多是以"通知""规划""决定""意见"等形式下发的。政策文件数量庞大、纷繁复杂，使得我国大城市涉老政策体系的稳定性、系统性和前瞻性不足，在执行中也常伴有效力不足等问题。这导致我国老年失能照护服务发展不仅远远落后于发达国家，而且严重滞后于我国人口老龄化失能化的进程[②]。同时，负责失能老年人长期照护服务的有关部门条块分割、各行其是，容易造成责任缺位，形成"三不管"地带。实践中，部分行政人员缺乏责任心，敷衍了事，导致行政办公程序效率低下。总的来看，提升养老失能照护领域的法治化水平是当务之急，也是加强养老服务体系和失

---

① 张航空，等. 北京养老服务发展报告（2019）. 北京：社会科学文献出版社，2019：70.

② 罗小华. 我国城市失能老人长期照护问题研究. 北京：中国工人出版社，2016.

能照护服务体系建设的必然之举。

其次，多元治理参与不足。当前，我国老年失能照护、长期护理服务专业化水平不高、功能不健全。受有效需求限制，加之治理不完善，养老市场长期缺乏有效激励，而且现有的市场机理存在一定的扭曲，政府所主导的公益性质的养老服务体系没有发挥良好的引导作用，反而在一定程度上破坏了公平的市场竞争。这些问题的存在，在一定程度上制约了市场、社会力量对养老服务供给侧的积极参与。一是社会资本和民间力量参与不足。支持政策在不同性质的养老机构之间存在显著差异，公办性质的养老机构获得了更多的政府支持和补贴，而民办养老机构所获得的支持则相对较为有限。这是一个普遍现象。政府对养老服务业的财政支持和优惠政策主要集中在公办养老机构，而民营类和慈善类养老机构则较少享受相应政策，导致建设、运营和管理成本较高，难以与公办养老机构展开竞争，公平的市场竞争秩序一定程度上遭到了破坏和扭曲。同时，现阶段我国社会力量发育不足，导致我国养老服务供给侧中社会力量参与不足，服务供给能力有限。二是居家社区养老服务规范化、专业化水平不足。传统的居家养老、社区养老依然是我国大城市养老服务、失能照护服务事业的主要形式。然而，社区和家庭作为养老照护主体，其筹资能力有限，设施设备、专业人才等资源较为匮乏，尤其是面对失能老年人对康复训练、医疗护理等服务的需求，居家社区养老难以满足，专业服务供给水平不足，服务供给总量和质量较低[1]。三是养老服务市场潜力尚未被有效开发。我国养老服务、养老产业的发展尚处于起步阶段，良性的市场秩序和管理规范尚待建立，大城市老年人及其家庭的消费能力依然相对不足，这导致需求侧潜力难以激活，缺乏需求侧强力牵引的养老照护服务体系发展乏力。此外，现有影响老年人收入和购买能力的补充金融机制发育不足，也一定程度上影响了市场对养老服务行业发展的信心[2]。

---

① 唐钧．长期照护保险：国际经验和模式选择．国家行政学院学报，2016（5）：42-48，142.

② 邓大松，李玉娇．失能老人长照服务体系构建与政策精准整合．西北大学学报（哲学社会科学版），2017（6）：55-62.

最后，养老服务监管和应急管理体系有待健全。养老服务领域的监管面临天然的难题，特别是消费者的服务评价能力、自我权益主张能力有限，部分失能、失智老年人无法参与到对服务的实际评价中。尤其是养老产业鱼龙混杂，政府在支持养老产业发展中政策执行易偏离目标，在土地、金融、财政和技术等政策支持方面缺乏明确的实施细则，特别是在一些基层，相应要素资源配置规范性相对不足，养老领域必要资源配置的规范性和充分性都面临挑战。这也在一定程度上导致监管不力，失能、失智老年人的权益容易受到侵害。同时，我国失能老年人认定标准和服务机构的资格审查制度尚未实现全国统一，失能老年人缺乏畅通的利益表达渠道与投诉机制，"自下而上"的监督严重缺失。此外，养老机构的应急管理能力薄弱也是养老服务发展中的突出问题。从目前各大城市养老服务发展实践来看，由于老年人自身抵抗力低，慢病、多病问题较为严重，传染病和公共卫生危机仍然是养老机构面临的重大威胁。但是，绝大多数养老机构在规划过程中，通常只注重经济性、宜居性和舒适性等方面建设，而缺乏防疫专用的隔离收治空间和配套基础设施，部分公用设施配置不足，甚至存在交叉感染的风险，这在一定程度上削弱了养老服务机构应急管理能力的发展。

（二）治理能力方面的挑战

尽管相对于中小城市和农村地区，大城市在老年失能照护风险治理方面拥有更强的能力和更好的经验，但事实上，我国大城市在老年失能照护风险治理方面仍然存在不少问题，面临诸多挑战。

首先，部门间协同治理能力不足，资源分散现象突出。专业化、分散化的权力格局，必然导致更为专业化和分散化的政策设计、资源配置。在面对需要整体治理或整合应对的风险时，部门协同、政策衔接、资源整合是重要出路。老年失能照护涉及卫生健康、人力资源和社会保障、民政、老龄办及残联等多个政府部门，部门利益错综复杂，工作统筹协调难度大，难以形成制度合力，导致养老服务治理能力不足。例如，大城市社区养老服务中，其医疗卫生服务由卫生健康委归口管理，而养老服务则主要由民政部门管理，医疗保险的管理职责归属医保局。老年失能照护的整体性、连续性、全人性要求有效整合各类政策和资源，地方提供整体性治理极为必要。虽然我国已建立各个层级的部门联动协调机制，但是这并没有从根本上解决政策、资源碎片化的问题，在现实政策执行过程中，部门分割和资源分散的问题并没有得到根本解决，协同与协调机制仍然面临严峻挑战。从政策执行角度来看，条块分割的管理体系使得基层执行人员更多地注重上级指令的执行，而缺乏养老服务供给的主观能动性，容易忽视老年人的真正需求，陷入"一收就死、一放就乱"的困境。

其次，政府养老服务治理理念有待改进。财政补贴是政府干预养老产业最重要的财政政策。长期以来，我国养老服务补贴政策侧重"补机构、补供方"，"补人头、补需方"的政策则明显匮乏。这种单纯的供方补贴政策有利于提高养老产业市场的供给总量，但会衍生道德风险、资源分配不公、歧视性入住等一系列问题[1]。例如，过去北京、上海等大城市对部分养老机构进行床位补贴，短期内养老机构床位数量大幅增加，然而，同一时期的需求侧并未能大幅释放，导致大批床位闲置。"补机构、补供方"的治理理念并未有效刺激需求侧，一定程度上造成资源浪费，甚至加大了寻租和腐败发生的风险。对养老院的调查研究显示，经济条件好、社会地位高、健康状况良好的老年人在公共养老资源的竞争中更容易胜出，而最需要财政补贴、财政倾斜的低收入失能半失能老年人难以入住公办养老机构，且由于消费能力不足难以享受市场化的养老资源[2]。

最后，基层服务递送能力不足。城市老人失能照护服务的供给需要养老机构和医疗机构相互协同。然而，城市医疗机构本就业务繁重，自顾不暇，缺乏向养老服务业务方面拓展的动力和精力。养老机构则由于资金紧张、护理人才及设备匮乏、支持政策缺位而难以向失能老年人提供专业照护服务，导致失能老年人的照护服务供给结构性不足。国外失能照护服务发展实践表明，社区是失能照护服务供给最有效的单元，但现阶段我国社区缺乏专业递送力量和服务评估机制，

① 张翔，林腾．补"砖头"、补"床头"还是补"人头"：基于浙江省某县养老机构的个案调查．社会保障研究，2012（4）：39-48；穆光宗．我国机构养老发展的困境与对策．华中师范大学学报（人文社会科学版），2012（2）：31-38．

② 张翔，林腾．补"砖头"、补"床头"还是补"人头"：基于浙江省某县养老机构的个案调查．社会保障研究，2012（4）：39-48．

难以实现失能照护服务的有效供给，而且难以提供医养结合等高质量失能照护服务。此外，北京、上海等大城市虽然出台了地方性的老年人失能评估标准，但是部门之间在失能评估标准上存在分歧，很多地方未能达成各部门共同支持的统一的失能评估标准，失能评估标准的落地面临现实挑战①。

第三节 大城市老年失能照护治理的现实条件

我们分析了我国大城市应对失能照护风险的现实情况和治理挑战，从中可以看出加强大城市老年失能治理体系建设的必要性和迫切性。相对于中小城市和农村地区，大城市有更好的现实条件，能够为应对老年失能照护风险提供更多的治理可能。下文将集中论述我国大城市在治理老年失能照护风险方面的时代机遇、经济条件和治理基础。

一、应对大城市老年失能照护风险的时代机遇

（一）积极老龄化等国家战略实施

2002 年，世界卫生组织在第二次老龄问题世界大会正式提出"积极老龄化"概念，特指提高老年人口生活质量、创造健康、参与和保障最佳机会的过程②。邬沧萍认为，中国的积极老龄化既包括群体，也包括个人，老人健康、参与和保障"三位一体"制度建设是其关键③。2016 年，习近平总书记对老龄工作的指示强调，有效应对中国人口老龄化，事关国家发展全局，事关亿万百姓福祉，要立足当前、科学应对、综合应对。至此，积极老龄化成为中国老龄事业发展的本质要求和核心战略。2021 年，习近平总书记进一步指出，贯彻落实积极应对人口老龄化国家战略，要把积极老龄观、健康老龄化理念融入

---

① 武玉，张航空 . 我国大城市医养结合的实践模式及发展路径 . 中州学刊，2021（4）：78 - 84.

② 林宝 . 积极应对人口老龄化：内涵、目标和任务 . 中国人口科学，2021（3）：42 - 55，127.

③ 邬沧萍 . 积极应对人口老龄化理论诠释 . 老龄科学研究，2013（1）：4 - 13.

经济社会发展全过程，要统筹制度创新、政策供给、财政投入和老龄工作体系建设等诸多方面，其最终目的，是让老年人共享改革发展成果、安享幸福晚年。积极应对人口老龄化国家战略，为我国所有城市应对老年失能照护风险提供了战略支撑。

大城市在践行积极老龄化国家战略过程中，既有优势，也有挑战。相对于中小城市和农村地区，大城市有更多、更好的条件来实现积极老龄化战略，但同时，其人口老龄化严重，失能照护风险集中，相应的挑战可能更多、更为严峻。大城市养老是积极老龄化战略的重中之重，大城市有条件率先实现养老事业、养老产业的融合发展，为失能老年人提供多层次养老服务体系，在兜紧兜牢民生底线的同时，满足高收入老年人的高品质养老服务需求。对此，习近平总书记曾多次做出重要指示，要求完善养老护理体系，努力解决大城市养老难问题；加快教育、育幼、养老、医疗、文化、旅游等服务业发展，改善消费环境；等等。为深化改革和加快发展养老服务产业，国家密集出台了多项规划和政策，为养老服务产业的发展提供了指导和支撑。特别是近三年，国家为了完善养老服务体系，提出要区分类别和层次推动养老服务产业发展以及创新养老产业发展，将现代医疗技术与养老产业充分结合，探索养老服务产业转变的新出路；基于新的养老模式和养老概念，出台了关于智慧养老的政策。2017 年国家卫生计生委等多部委联合发布了《"十三五"健康老龄化规划》，"十四五"规划提出要积极开发老龄人力资源，发展银发经济。这些规划和政策的出台既对养老产业发展提供了指导建议，又为养老服务产业的发展创新提供了新的思路。

总之，良好的经济社会发展条件为大城市应对老年失能照护风险提供了现实基础，大城市在积极应对人口老龄化战略过程中应发挥引领作用。当然，积极应对人口老龄化战略的实施，也为大城市在应对老年失能照护社会风险中发挥引领作用提供了政策环境和战略支持。

（二）经济发展新动能的内在要求

人口老龄化给经济社会发展带来了重大的压力和挑战，但也为经济社会发展提供了潜在的新契机，特别是在适应人口老龄化发展的背景下，如何将人口老龄化转变成经济增长的新动力，促进经济结构转型和激发经济新动能，是当前中国经济社会发展面临的重要议题。在经济结构转型、打造发展新引擎、增强发展新动力的背景下，养老照护产业作为银发经济的核心板块，将成为未来我国最大的潜在市场之一。与此同时，互联网、大数据等新兴技术的加速渗透，也将催生智慧医疗、智慧养老、可穿戴设备等一系列新产业新业态，或将是实现养老照护服务"低成本、高质量"供给的关键抓手。京东大数据研究院发布的《聚焦银发经济——2019 年中老年线上消费趋势报告》认为：在互联网向中高龄人群持续渗透的大背景下，线上中老年消费市场面临巨大发展机遇；2017—2019 年，老年适用商品以年均 39％的速度增长，但老年用品品类分布不均衡[①]。此外，根据全国老龄工作委员会的数据，预计到 2030 年，中国养老产业市场规模将超过 20 万亿元；到 2050 年，老年人口的消费潜力将增长至 106 万亿元左右，在中国 GDP 中的占比将达到 33％[②]。这些数据表明，当前中国银发经济还具有很大的发展潜力，老年消费市场将有望成为未来中国经济的重要组成部分。

发展老年失能照护产业，也为服务业进一步转型升级，特别是吸纳大量劳动力就业创造了条件。大城市养老照护产业的发展，与全国深入推进大众创业、万众创新等发展契机契合，这将在政策、平台、资金和技术等多方面为养老照护服务的发展创造机遇和条件，特别是在经济下行的背景下，推动养老领域的大众创业、万众创新，可能成为经济增长的重要引擎。相对于其他行业，老年失能照护服务行业是典型的服务性产业，对劳动力的需求量较大，可以容纳大量非高受教育水平的劳动力就业，这对于促进我国劳动力就业具有重要意义。

（三）当前仍然是重要战略窗口期

按照我国人口老龄化速度及趋势，2020 年至 2035 年是建立健全我国失能照护治理体系的重要战略窗口期。第七次全国人口普查数据显示，2020 年中国 65 岁及以上老年人口占总人口的比重为 13.5％，

---

① 京东大数据研究院．聚焦银发经济：2019 中老年线上消费趋势报告．（2020 - 01 - 07）［2021 - 03 - 25］．https：//research.jd.com/content/contentDetail/toDetail? contentCode=126.

② 我国老龄消费潜力将超百万亿．（2014 - 10 - 08）［2021 - 09 - 10］．http：//politics.people.com.cn/n/2014/1008/c70731 - 25784639.html.

距离中度老龄化社会（65 岁及以上人口比重达 14％）仅咫尺之遥①。2021 年，我国快速进入中度老龄化社会，65 岁及以上老年人口占总人口的比重超过 14％。与全国老龄化平均趋势不同，我国大城市老龄化、高龄化程度普遍高于全国平均水平，相当数量的大城市已经进入中度老龄化社会，并向重度老龄化阶段发展。

从人口结构来看，"十三五""十四五"时期我国老年人口增速短暂放缓，形成"U"形的老龄社会发展态势。有学者根据我国人口年龄结构认为，现阶段我国老龄化水平尚处于低位，2020 年，我国适龄劳动人口依然能够维持在 9 亿人左右，老年人口抚养比为 1.9，按照我国现行社会保障制度，即全国平均每 5.5 位适龄劳动人口供养 1 位退休老人②。然而，从人口发展来看，20 世纪 60 年代是我国人口出生的高峰时期，70 年代则逐步施行计划生育政策，这导致我国老年人口抚养比将在未来较长一段时间内持续上升。有学者测算，"十四五"时期我国 60～64 岁低龄老年人口总数将达到 1 亿人的规模，2035 年之前将进入重度老龄化阶段③。20 世纪 60 年代是我国的人口出生高峰，是新中国成立以来第二次人口出生高峰，这一时期也被称为婴儿潮。这一时期出生的人口，大约在 2020 年陆续进入 60 岁退休年龄，大约在 2030 年陆续进入 70 岁年龄。考虑到 70 岁之后老年人逐步进入慢性病高发期，失能失智风险开始显现甚至并发，整个社会的失能照护服务需求会快速攀升，对整个社会的政策体系和服务体系将带来严重冲击。因此，很多学者认为，在 2030 年之前，我国具有一个重要的政策建设战略窗口期，应利用好这一战略窗口期，将老年失能照护政策以及服务体系建设齐全，从而更好地应对突然加速的老年失能照护风险的冲击，从而最大限度地避免出现社会危机。

因此，"十四五""十五五"时期将是我国应对人口老龄化、高龄化的重要战略机遇期，政府需统筹出台延迟退休、完善养老服务体

① 国家统计局.第七次全国人口普查公报（第五号）.（2021-06-28）［2021-09-10］.http：//www.stats.gov.cn/tjsj/tjgb/rkpcgb/qgrkpcgb/202106/t20210628_1818824.html.

② 李培林，陈光金，王春光，等.社会蓝皮书：2021 年中国社会形势分析与预测.北京：社会科学文献出版社，2017.

③ 关博，朱小玉.中国长期护理保险制度：试点评估与全面建制.宏观经济研究，2019（10）：103-111，156.

系、发展养老产业、开发老年人力资源、完善长护保险等一揽子政策举措，推动政策体系、服务体系和产业体系协同发展，为应对老年失能照护风险奠定坚实的基础。

二、大城市应对老年失能照护风险的经济条件

大城市不仅有良好的时代机遇和政策基础，同时还拥有相对更好的经济条件，为应对老年失能照护风险奠定了较为扎实的经济基础。

（一）养老服务市场发展态势稳步向好

养老服务市场的充分发展是孕育长期照护服务市场的前提。近年来，财政部、国家税务总局密集出台政策支持养老事业和养老产业发展，鼓励政府部门、企事业单位、社会团体及个人等投资兴办福利性、营利性老年服务机构，综合采取税收优惠、财政补贴，对养老机构在土地、建设、设备、运营及人才培养等多方面给予支持。例如，近年来，北京市深化"放管服"改革，优化养老服务市场主体登记注册等环节。2016年至2020年底，北京市级财政面向养老服务领域累计投入63.53亿元。2020年底，北京市登记注册的养老服务企业达到1 000多家，养老服务社会组织达900多家①。通过上述政策和资金支持，北京市逐渐涌现出慈爱嘉、爱侬和龙振等一系列具备较高知名度的养老服务企业，养老服务领域初现品牌化、连锁化和规模化发展趋势。

长期以来，我国养老服务产业主要聚焦衣食住行方面。随着近年来老年人需求的多元化发展，养老服务产业逐渐涵盖送餐、家庭洗浴、家庭护理、临时寄养和老年培训等多方面。展望未来，我国养老服务产业的系列产品也将进一步完善，并逐渐开发拓展养老照护、养老保健、养老理财、养老地产和养老保险等一系列实质服务和金融服务，逐渐提高养老服务产业在市场中的竞争力。在此基础上，不断推动养老市场向失能照护、长期照护市场扩张，为老年人提供更加丰

---

① 北京市老龄工作委员会，等．北京市老龄事业发展报告（2020）．（2021 - 10 - 14）［2021 - 11 - 27］．http：//wjw．beijing．gov．cn/xwzx _ 20031/wnxw/202110/P0202110143393422238728．pdf．

富、更加专业、更加高质量的养老服务产品。养老服务产业的快速发展，为大城市应对老年失能照护风险创造了条件，增强了大城市养老失能照护服务能力。

（二）老年人支付能力日益增强

老年人及其家庭的消费能力是影响失能照护服务行业发展的关键因素。购买和支付能力不仅可以释放需求，而且可以拉动供给侧发展。在养老服务领域也是如此，老年人的支付能力事实上是影响整个养老服务市场需求与供给最关键的因素。在大城市，老年人的支付能力日益增强，特别是中国社会保障体系在大城市的率先完善，为老年人释放购买力奠定了坚实的制度基础，也为养老服务市场的发展奠定了基础。虽然相对于日益攀升的机构养老服务价格而言，大城市老年人的收入增长速度和支付能力仍然普遍不足，但是日益提高的老年人支付能力有助于养老服务行业的整体发展，这是养老服务行业健康发展的根本动力。

目前，大城市老年人及其家庭收入稳步提高，消费能力显著高于中小城市及农村地区，为老年失能照护服务市场的发展奠定了经济基础。以北京市为例，2023 年，北京市全市居民人均可支配收入 81 752 元，比上年增长 5.6%，扣除价格因素实际增长 5.2%；全市居民人均消费支出 47 586 元，比上年增长 11.5%[①]。在"十三五"时期，北京市企业退休人员基本养老金待遇比"十二五"末增长超过 30%，城乡居民基础养老金由每月人均 510 元增加到 830 元，增长 62.7%；福利养老金由每月人均 425 元增加到 745 元，增长 75.3%[②]。同时，大城市各类社会保险覆盖率显著更高，有效兜紧兜牢了民生底线。2022 年，全市参加职工基本养老保险单位 83.17 万户，同比增加 5.01 万户，增长 6.41%；参保人员 1 867.83 万人，同比增加 41.07 万人，增长 2.25%，其中享受待遇人员 328.2 万人，同比增加 9.19 万人，增

①　北京市统计局，国家统计局北京调查总队．北京市 2023 年国民经济和社会发展统计公报．（2024 - 03 - 21）［2024 - 04 - 18］．https：//tjj. beijing. gov. cn/tjsj＿31433/tjgb＿31445/ndgb＿31446/202403/t20240321＿3595860. html.

②　北京市老龄工作委员会办公室，等．北京市老龄事业发展报告（2020）．（2021 - 10 - 14）［2021 - 11 - 27］．http：//wjw. beijing. gov. cn/xwzx＿20031/wnxw/202110/P020211014339342238728. pdf.

长 2.88%①。此外，长护保险制度试点范围不断扩大，制度日益成熟，也将大大提升老年人的支付能力，为失能照护服务的高质量发展创造条件和机遇。

虽然大城市老年贫困问题依然是严重的社会问题，在大城市还存在老年人之间的贫富差距日益扩大的问题，而且老年人整体收入还并不算高，但总的来看，绝大多数老年人的生存保障和生活保障都有了一定的提升和改善，老年人的购买能力和支付能力总体上不断增强，这为养老服务市场的发展创造了根本条件。

（三）财政投入能力相对更强

老年人进入失能照护时期后将会花费大量的财富积累，失能照护时期是人生当中财富花费最为集中的时期。失能照护服务以人力服务为基础，而且具有专业性、长期性等特点。失能照护服务支出必然成为老年人家庭的重要财务支出，甚至会造成家庭灾难性的财务支出风险。部分家庭不能为老年成员提供失能照护服务（家庭无力提供，同时无力购买），此时，相应的失能照护需求就溢出家庭，需要在家庭之外得到支持和满足。当此类家庭的需求越来越多地释放到社会中时，就逐步汇聚成为社会性风险，此时，国家和社会要承担相应的责任，为这部分弱势家庭提供必要的服务支撑或财务支持。当选择通过社会福利或者救助等方案购买失能照护服务，或者由政府主导构建社会性长护保险制度时，政府必然要增加更多投入，这就必然形成财政压力，特别是地方政府的财政压力。因此，稳定的财政投入是大城市老年失能照护服务供给高质量发展的基础。在地方债务危机日益严重的当下，大城市稳定的财政收入和财政盈余将是养老服务、失能照护服务发展的重要基石，特别是大城市有更大的可能投入更多财力支持长期照护服务发展。例如，2020 年上海市一般公共预算收入 7 046.30 亿元，一般公共预算支出 8 102.11 亿元，其中社会保障和就业、卫生与健康支出分别为 981.12 亿元、544.50 亿元②。同年，北京市一般

---

① 北京市老龄工作委员会办公室，等. 北京市老龄事业发展报告（2022）. （2024 - 02 - 29）［2024 - 04 - 18］. https：//wjw. beijing. gov. cn/wjwh/ztzl/lnr/lljkzc/lllnfzbg/202310/P020231023507927451629. pdf.

② 上海市统计局. 2021 年上海统计年鉴. ［2022 - 09 - 11］. http：//tjj. sh. gov. cn/tjnj/nj21. htm? d1＝2021tjnj/C0404. htm.

性公共预算收入为 5 483.89 亿元，其中税收收入为 4 643.87 亿元，一般性公共预算支出为 7 116.18 亿元，其中，社会保障和就业、卫生与健康支出分别为 1 055.86 亿元、605.64 亿元①。与此同时，老年人养老服务补贴制度逐渐完善。例如 2019 年《北京市老年人养老服务补贴津贴管理实施办法》将过去分散在各个部门碎片化的老年社会福利政策统一整合，建立了困难老年人生活补贴、重度失能护理补贴和高龄津贴制度。截至 2020 年底，全市有约 78 万名老年人受益。2020年，北京市向困难、失能、高龄老年人全年累计发放养老服务补贴津贴 21.49 亿元，月均发放 76 万人次，提升了其购买养老服务的支付能力，有效推动了基本养老公共服务均等化。其中，困难老年人 4.61万人全年累计发放 0.99 亿元，重度失能老年人 19.4 万人累计发放9.91 亿元，高龄老年人 63.99 万人累计发放 10.59 亿元②。

在大城市，地方政府有更大可能投入更多财力来解决老年失能照护问题，这是大城市应对老年失能照护风险最有力的物质条件。事实上，正是由于大城市的巨量财政投入和强有力的政策支持，长护保险、照护服务体系在大城市得到了长足发展，部分大城市已经为全国解决老年失能照护问题提供了模式范本和先进经验，发挥了积极的引领作用。

三、应对大城市老年失能照护风险的治理基础

事实上，大城市要妥善解决老年失能照护问题，除了要有良好的物质基础之外，还需要有较好的治理体系和较强的治理能力。良好的治理基础是大城市应对老年失能照护风险的重要支撑。

（一）涉老服务体系建设日益完善

（1）大城市已初步形成居家社区机构相协调、医养康养相结合的社会养老服务体系。第一，居家养老服务网络已经形成。大城市家政服务产业相对发达，在老年人及其家庭经济基础较好的情况下，在家便能享受生活照料、家政服务、康复训练及医疗保障等各项服务，这

---

① 北京市统计局．北京统计年鉴 2021．［2022－09－08］．http：//nj. tjj. beijing. gov. cn/nj/main/2021－tjnj/zk/indexch. htm．

② 北京市老龄工作委员会办公室，等．北京市老龄事业发展报告（2020）．（2021－10－14）［2021－11－27］．http：//wjw. beijing. gov. cn/xwzx＿20031/wnxw/202110/P020211014339342238728. pdf．

为失能老年人的居家照护服务体系的建立奠定了主要基础①。相对发达的养老照护事业和产业为居家养老服务奠定了坚实的基础，很多养老服务可以由专业机构递送到家庭，老年人在家庭中可以实现在地养老，提高了老年人的养老和照护服务质量。第二，社区养老服务发展迅速。大城市中社区养老服务体系相对完善，日间居家无人照料的失能老年人依托社区也可获得基本照护服务。而且，在托老服务和"喘息服务"等方面，很多地方已经摸索出了切实可行的经验；部分地区的合作养老和互助养老服务快速发展，基于"时间银行"的互助养老服务模式在全国快速试点探索并推广。这些都为社区养老服务发挥更大作用创造了现实条件。另外，在医养结合方面，基于社区的卫生服务网络也为社区养老服务快速发展提供了专业支撑。截至 2021 年底，我国累计建成基层医疗卫生机构 97.7 万个，其中社区卫生服务中心（站）3.6 万个②，且主要集中于大城市社区。这些都为大城市失能老年人逐步依托社区获得长期照护、失能照护创造了硬件条件。第三，养老机构床位供给充分。截至 2020 年底，我国共有各类养老机构和设施 32.9 万个，养老床位累计 821.0 万张，其中，社区养老服务机构和设施 29.1 万个，共有床位 332.8 万张③。2021 年，国务院印发的《"十四五"国家老龄事业发展和养老服务体系规划》提出，2025 年我国养老机构的护理型床位占比应达到 55%，并且要加大现有公办养老机构改造力度，提升失能老年人照护能力，在满足政策保障对象入住需求的基础上优先安排失能老年人入住④。第四，医养结合的实践为老年失能长期照护服务体系的建立提供了有益借鉴。截至 2021 年末，全国共有两证齐全（具备医疗卫生机构资质，并进行养老机构备案）的医养结合机构 6 492 家，比上年增长 10.8%，机构床位总数

---

① 张红凤，孙敬华. 居家养老服务供给模式比较分析及优化策略：以山东省为例. 山东财经大学学报，2015（5）：61－69.

② 国家统计局. 中华人民共和国 2021 年国民经济和社会发展统计公报.（2022－02－27）[2022－03－10]. http：//www.stats.gov.cn/tjsj/zxfb/202202/t20220227_1827960.html.

③ 民政部. 2020 年民政事业发展统计公报.（2021－09－10）[2022－02－25]. http：//images3.mca.gov.cn/www2017/file/202109/1631265147970.pdf.

④ 国务院关于印发"十四五"国家老龄事业发展和养老服务体系规划的通知.（2022－02－21）[2022－03－15]. http：//www.gov.cn/zhengce/content/2022－02/21/content_5674844.html.

为 175 万张，比上年增长 10.4％；医疗卫生机构与养老服务机构建立签约合作关系达 7.87 万对，比上年增长 9.3％[1]。2019 年，国家卫生健康委等部门联合颁布《关于深入推进医养结合发展的若干意见》，明确了将医养结合延伸至社区乃至农村的发展方向，鼓励有条件的基层医疗卫生机构设置康复、养老和护理病床。这些都为建立覆盖城乡失能老年人的长期照护服务体系提供了有益探索[2]。

（2）大城市基本社会保险体系实现"应保尽保"，为长护保险的出台奠定了制度基础。以养老保险为主体的收入保障制度，以及以医疗保险为主体的医疗财务风险分散制度，是我国老年保障制度的核心制度安排，目前已经基本实现了全面覆盖，而且在一些大城市相应的保障水平还比较高。长期以来，我国基本医疗保险覆盖率保持在 95％以上，截至 2021 年，基本医疗保险覆盖人口达 13.6 亿人，基本养老保险覆盖人口达 10.2 亿人，建成了世界最大规模的社会保障体系[3]。其中，我国职工基本医疗保险和居民基本医疗保险政策内报销比例分别稳定在 80％和 70％以上，且基金财务状况总体稳健。虽然医疗保险也面临严峻的财务风险（特别是城乡居民医疗保险制度），但是随着医改治理的逐步完善，特别是医疗保险战略购买作用的发挥和支付制度的变化，医疗保险的整个支付环境和财务环境也在逐步改善。2021 年，我国基本医疗保险基金收入 28 710.28 亿元，支出 24 011.09 亿元，年末基本医疗保险（含生育保险）累计结存 36 121.54 亿元[4]。这意味着我国基本医疗保险基金仍处于收大于支的积累"红利期"，具备较强抗风险能力，可以为长护保险制度的建立提供稳定筹资。与此同时，我国基本养老保险基本实现"应保尽保"且替代率稳定，使个人具备一定的自付能力。大城市老年人失能照护服务的基础在于老年人及其家庭有稳定的经济收入，基

① 国家卫生健康委老龄健康司 . 2021 年度国家老龄事业发展公报 .（2022－10－24）［2023－05－18］. http：//www.nhc.gov.cn/lljks/pqt/202210/e09f046ab8f14967b19c3cb5c1d934b5.shtml.

② 曲顺兰，王雪薇 . 乡村振兴战略背景下农村养老服务研究新趋势 . 经济与管理评论，2020（2）：26－35.

③ 中共中央关于党的百年奋斗重大成就和历史经验的决议 .（2021－11－17）［2021－12－08］. http：//jhsjk.people.cn/article/32284363.

④ 国家医疗保障局 . 2021 年医疗保障事业发展统计公报 .（2022－03－04）［2022－07－11］. http：//www.nhsa.gov.cn/art/2022/3/4/art_7_7927.html.

本养老保险则是老年人收入的主要来源。因此，随着我国大城市基本养老保险覆盖人数增加及保障水平不断提高，城市高龄失能老年人基本生活支出具备稳定的保障机制，也为失能照护服务的发展奠定了经济基础和治理基础[①]。

（3）政府对养老服务的支持正在从"补机构、补供方"转向"补人头、补需方"。在养老服务领域，财政投入的方向正在逐步优化，越来越倾向于提供护理型床位补贴，以及瞄准具有失能照护需求的需方主体。有学者研究表明，供方补贴有利于养老产业的早期发展，政府以"床位数"等为标准补贴养老服务机构，可有效调动市场、社会力量进入养老产业，提升养老服务的供给总量，激发市场活力[②]。然而，由于绝大多数老年人及其家庭的经济条件不足以承担购买养老服务的负担，养老机构提供的服务质量（特别是医养结合）不足，我国养老产业中出现了大量的"床位闲置"现象。因此，现阶段政府补贴模式由"补机构"转向"补人头"，即将原先政府给予各养老机构的设施补贴、日常运行补贴减少，或直接补贴入住养老机构的老年人，尤其是失能老年人，实现由过去的供方补贴转向需方补贴[③]。学者研究表明，需方补贴能够显著增强老年人的消费能力，扩大社会养老服务总需求，对于释放养老产业存量、激活养老产业发展内在驱动力具有重要作用[④]。重塑财政在老年失能照护相关领域的补贴方向和补贴体系，对于释放老年人服务需求、拉动养老服务体系发展具有重要意义。

（二）大城市整体治理水平为失能照护治理奠定基础

大城市在中国老年失能照护服务领域应当发挥引领作用，一个重要的原因就是大城市有更高的治理水平，包括服务能力。大城市的治理体系和治理能力为大城市应对老年失能照护风险提供了坚实基础，

---

① 关博，朱小玉．中国长期护理保险制度：试点评估与全面建制．宏观经济研究，2019（10）：103－111，156.

② 冯华，邱雨如，黄宇，等．养老服务补贴研究：补需方比补供方更好吗？．中国管理科学，2022（5）：1－18.

③ 胡宪．支持我国养老服务业发展的财税政策分析．湖南社会科学，2017（4）：143－148.

④ 胡宪．支持我国养老服务业发展的财税政策分析．湖南社会科学，2017（4）：143－148；钟慧澜．中国社会养老服务体系建设的理论逻辑与现实因应．学术界，2017（6）：65－77，322－323.

大城市在治理体系和治理能力领域的优势，也将转变为在老年失能照护领域的引领性优势，将为中小城市和农村地区提供更多有益的治理经验和借鉴参考。

（1）大城市多元主体协同共治格局初步形成。毋庸置疑，大城市市场、社会力量的发育水平远高于中小城市和农村地区。截至 2020年底，北京市共有社会工作专业人才 7.5 万名、持证社工 3.6 万名、887 家社工机构①；各类社会组织达 13 016 个，其中，社会团体组织、基金会组织和民办非企业单位分别为 4 572 个、796 个、7 648 个②。这表明，北京等大城市最有条件实现老年失能照护、长期护理等养老服务的"多元共治"。也只有在大城市中，政府之外的其他主体，特别是社会主体和市场主体才能得到充分的发展。因此，大城市才有真正的多元治理能力（或者才有能力推动多个主体合作），多元共治才能变成治理现实，整个治理效率也才能够提升。

养老服务的治理涉及多层级、多部门间的协同协作，但长期以来，"条块分割"是我国行政管理体系最为突出的问题，也是制约部门协同、资源整合的体制性障碍。大城市在体制机制方面的创新水平显著高于中小城市和农村地区。不少大城市充分发挥各级党委、政府的统一指挥、协调和监督功能，有效整合各职能部门的信息资源、执法力量，逐步建立起常态化的行政执法联动机制。大城市建立起来的横向府际协同治理机制、纵向不同层级政府协作体系，为整个养老服务失能治理体系的健康发展奠定了良好的治理基础。例如，上海市闵行区政府创新"联动联勤"机制，在"块"上，以街道作为"中枢平台"，整合小区物业、社区保安、房屋协管、楼组长等城市基础综合管理的各类主体，组建社区网格巡管队，开展违法违规基础信息采集、隐患排查和信息上报等工作，形成多元主体联动参与的治理模式③。多元主体参与、联动联勤的治理

---

① 北京社工达 7.5 万名 各街道（乡镇）将全部建设社会工作站．（2021 - 03 - 16）[2022 - 04 - 15]．https：//www. sohu. com/a/455871049 _ 123753.

② 二〇二〇年北京市社会建设和民政事业发展统计公报．（2021 - 07 - 21）[2022 - 05 - 18]．http：//mzj. beijing. gov. cn/art/2021/7/21/art _ 659 _ 608658. html.

③ 董幼鸿．大城市基层综合治理机制创新的路径选择：以上海城市网格化管理和联动联勤机制建设为例．上海行政学院学报，2015（6）：31 - 37.

格局有利于大城市养老服务的高质量发展，包括服务需求的主动发现、信息的动态更新、服务供给支撑等方面。例如，上海市以社区为依托，率先探索打造分层分级的失能照护体系，统筹民政、卫生健康、财政、发展改革、城建、人力资源和社会保障、交通、银行等多部门涉老政策、涉老业务，形成促进养老服务业发展的新合力①。长期医疗护理保险由医疗、保险等部门直接负责，还涉及财政、卫生健康、民政、老龄、残联、工会等相关部门，部门间的横向衔接与协同成为重要的治理议题。

（2）数字化转型为城市社会治理创新奠定技术基础。近年来，智慧治理的理念不断由城及乡、自上而下渗透普及，数字技术为城市社会治理和公共服务升级带来重大机遇。有研究表明，数字技术对于公共服务治理变革的影响主要包括三方面：一是优化资源配置。大数据通过分析挖掘一定区域内"人的需求"，创新公共服务的供给模式和内容，使公共服务资源得到科学配置②。二是均等服务标准。信息化手段打破公共服务供给的区域壁垒、行政壁垒，使城市优质服务向基层和农村下沉。三是降低财政成本。数字化公共服务供给具有明显的规模效应，尽管其前期投资运营成本较高，但消费者群体达到一定规模后，数字化公共服务能够显著降低政府财政支出③。

在智慧城市建设方面，大城市始终走在全国前列。2011年，上海市政府颁布《上海市推进"智慧城市"建设2011—2013年行动计划》；2013年，进一步围绕信息基础设施、智能应用、信息产业和信息安全四大体系全面开展数字城市建设。北京市也于2012年发布《智慧北京行动纲要》。这些大城市的数字化建设和探索，实际上起到了引领国内城市治理现代化、数字化的示范作用。例如，杭州市制定的《杭州市"十二五"信息化发展规划》，首次提出智慧杭州的建设目标，之后又相继颁发《杭州市智慧城市建设总体规划》和《"数字杭州"发展规划》，对杭州的智慧城市建设做出了全面部署④。2018

---

① 张航空，等．北京养老服务发展报告（2019）．北京：社会科学文献出版社，2019：129.

② 李雪松．大数据推进城市公共服务精细化的逻辑解构．电子政务，2018（5）：93-100.

③ 王志刚．财政数字化转型与政府公共服务能力建设．财政研究，2020（10）：19-30.

④ 国家统计局城市社会经济调查司．中国城市统计年鉴（2020）．北京：中国统计出版社，2020.

年，杭州市被《中国新型智慧城市白皮书》评选为"中国最智慧的城市"。城市的数字化治理，有效实现了区、街道、居村委三级网络的"无缝"串联，为城市养老服务、失能照护奠定了良好的数字化基础。例如，上海市打造"长者照护之家"，依托社区数字化平台实现养老服务的智慧治理，采用智能床垫等设备记录老人夜间心跳、呼吸、翻身次数、离床时间等信息，动态掌握老人的睡眠和健康状况。

"互联网＋养老""智慧养老""大数据＋养老"等概念，已经开始深刻影响中国的老年服务事业和老年产业，数字化和人工智能对养老服务领域实现了巨大的赋能，推动了养老失能照护领域在服务质量和专业化方面的大幅改进。未来，在养老失能照护领域相应的技术赋能必然会更好地助力解决人力资源不足等问题，并且，基于数字技术的专业技术和工具能够更有效地帮助照护服务人员即时提供更加专业化、个性化的高质量失能照护服务。

（3）网格化管理促进城市社会治理重心不断下沉。我国社会性的养老服务供给，特别是基层的社会性养老失能照护服务供给，往往与基层社会治理密切相关。在很多地方，基层社会治理是基层互助养老服务稳健和持续运行的关键力量。基层社会治理为老年失能照护服务供给提供了强大的治理体系支撑，特别是有助于基层弱势老年人的失能照护问题的解决。

养老服务治理的重心在基层，难点也在基层。近年来，党建引领的社会治理重心下移、网格化管理等社会治理理念的提出和落实，有效调动了基层干部队伍的积极性，破除了基层治理的部门壁垒，实现了治理资源的高度整合。例如上海市松江区以网格化管理为手段，在各镇建立起责任区、工作站等，将派出所、城管中心、工商所执法队及村居委会等基层治理单元全部分层分级纳入网格管理体系，实现街道和社区治理的无缝衔接。北京市政府则于2019年创新"接诉即办"工作模式，以满足民生需求为落脚点进行基层治理改革。具体而言，北京市的12345政务热线系统将群众诉求进行属地分类，直接转派给诉求归属管辖的街乡镇，再由区政府负责督促乡镇在规定时间内办结，以促进基层社会治理的敏捷化、便捷化和精准化①。基层养老服务的供给高度依赖基层社会治理能力，特别是党建引领的基层社会组织治理，对于开展老年巡护服务、互助养老服务等能发挥根本性支撑作用。这些经验与做法，都为大城市社区养老服务的发展提供了良好的治理格局，奠定了良好的治理基础。

第四节　治理关键：以长护保险为核心的筹资制度

正如前文所强调的，在养老服务供求关系中，需求对于引导服务供给具有决定性作用，老年人购买失能照护服务的能力对整个养老服务供求关系具有根本的导向作用，是影响养老服务事业和产业发展的根本，是当前我国老年失能照护体系建设的关键议题。只有增强老年人的支付能力和购买能力，进而释放老年人在养老失能照护服务领域的潜在需要，使之转化为具有购买能力的服务需求，才能促进中国养老失能照护走上正轨，实现稳步持续发展。

在整个养老失能照护发展过程中，筹资制度应当被作为一揽子制度建设的核心，只有把养老失能照护筹资制度体系建立起来并使之有序、持续运行，才能从根本上解决老年人购买失能照护服务所需的资金问题，整个养老服务市场才能真正蓬勃发展。而在整个养老失能照护筹资体系中，长护保险制度居于核心地位，因为长护保险制度是具有更广泛的筹资来源的保险机制，是通过社会力量化解社会风险的重要方式。而且，与政府直接承担财政责任的照护福利津贴和照护救助（比如地方建立的贫困老年人失能护理补贴等制度）不同，长护保险通过保险形式化解社会性失能风险诱发的社会性财务风险，能在很大程度上减轻政府承担的直接财政负担，使整个筹资制度具有更强的韧性和可持续性。

但是，必须强调的是，当前长护保险还不能全面承担化解失能照

① 孟天广，黄种滨，张小劲. 政务热线驱动的超大城市社会治理创新：以北京市"接诉即办"改革为例. 公共管理学报，2021（2）：1-12，164.

护社会性财务风险的使命；在这一阶段，具有选择性的救助或福利津贴制度却能够更好地优先保障脆弱群体的失能照护服务需要，在长护保险尚不能全面推广（特别是覆盖城乡居民）的背景下，具有选择性的救助和福利津贴制度反而具有制度上的优先实施性。第一，长护保险制度全面覆盖还需时日。从我国长护保险的试点推广来看，长护保险全面覆盖还需一定时间。目前，很多地区并不具备试点推行长护保险的条件，不论是在筹资层面还是在服务供给层面。特别是在经济下行的大背景下，很多地方的医疗保险制度面临穿底风险，根本无力再抽调资金支持长护保险发展，长护保险制度建立的资金基础面临挑战，这是很多地方未试点推行长护保险的根本原因之一。第二，当前长护保险试点大多没有覆盖城乡居民。从目前各地长护保险的试点经验来看，只有极少数的地区将城乡居民作为覆盖对象，绝大部分试点地区长护保险没有覆盖城乡居民。这必然会影响长护保险的公平性，不利于建立共建共享的社会保障制度体系。过度依赖医疗保险资金，必然导致长护保险制度也衍生出与医疗保险制度类似的公平性问题和制度可持续性问题，影响长护保险制度的长期存续与发展。第三，长护保险的推进应当坚持差异化和因地制宜的策略，在大城市应当加快推动长护保险和照护救助体系协同建设。对于大多数城市和农村地区，短期内应着重发挥失能照护救助（津补贴）的积极作用，因为其在短期内并不具备建立全面覆盖的长护保险的条件，但是在中长期，应将长护保险制度作为应对长期照护风险的核心制度工具，因为只有依赖社会性的长护保险制度，才能够更好地应对社会性的失能照护风险。当然，对于大城市而言，应尽快建立长护保险制度和照护救助制度体系的协同制度安排。德国和日本的制度建设经验表明，在长护保险快速发展的同时，针对脆弱人群的照护救助制度安排的重要性进一步凸显，照护救助制度可以很好地弥补长护保险制度所衍生的潜在灾难性家庭支出风险，对脆弱家庭和支出困难型家庭给予一定程度的保护。通过加快推动长护保险制度和照护救助制度协同发展，尽快形成完整的长期照护保障制度体系。

一、治理核心：一揽子关键制度建设

应对大城市老年失能照护风险，需要一揽子关键制度建设，需要综合性、体系性的治理方案，下文将对可能的一揽子制度进行简要介绍。

（一）失能照护风险治理及其核心内容

在老龄社会治理视域下，国家治理体系和治理能力现代化是应对人口老龄化危机的制度基础。党的十九届四中全会专门就推进国家治理体系和治理能力现代化进行了系统化的制度设计，其中，专门就人口老龄化治理提出了明确要求，即"积极应对人口老龄化，加快建设居家社区机构相协调、医养康养相结合的养老服务体系"。党的十九届五中全会进一步提出"实施积极应对人口老龄化国家战略"。上述会议精神都凸显了制度体系建设在我国老龄社会治理现代化中的极端重要性。

创新大城市失能照护社会治理模式，关键在于构建政府主导下的养老服务体系多元共治模式。在政府层面，一方面，要厘清政府与市场、社会力量的边界，优化政府在制度建设、政策制定、标准规范、政策执行和监督管理等方面的职责，做到政府不缺位、不越位、不错位，科学、合理地承担责任；另一方面，建立健全常态化的老龄事业发展统筹机制，从体制机制上整合民政、卫生健康、医疗保险、人力资源和社会保障等部门的相关职能和资源，为统筹应对人口老龄化提供重要的组织保障和资金保障，为新形势下的大城市老年失能照护治理奠定科学、健康、可持续的制度基础。在市场层面，推动老龄产业市场深度开放，充分发挥市场在涉老资源配置中的决定性作用，鼓励市场主体对老龄服务、老龄制造、老龄金融、老龄宜居等分领域老龄产业的发展进行理论和实践探索，充分挖掘巨大的潜在长寿红利，为老龄社会经济社会发展提供新动能。在社会层面，重塑社会力量介入城市老年群体社会治理的自由空间，增强社会力量参与提供社会化服务和志愿性服务的能力，营造爱老尊老孝老的社会氛围，引领社会养老新风尚，同时加大对老年失能照护领域的事业建设投入和产业发展投入。在家庭层面，发挥家庭在养老服务中的支持性作用，构建家庭支持体系，重视家庭建设，支持家庭承担赡养老人的责任和义务，提倡家庭照护的积极作用，出台支持共同居住、照料假期等专项政策，引导和强化子女承担赡养、照料老年父母的责任，进一步强化家庭养老功能。

(二) 大城市老年人长期照护服务保障

在应对老年失能照护风险的治理方案中，关键内容之一是建立完整的长期照护保障体系。从老年人失能照护需求出发，大城市老年失能照护治理体系建设至少应包含基本生活照料、居住保障、健康保障、照护保障和精神慰藉五个方面，它们共同构成一揽子老年失能照护服务或者长期照护服务体系。就我国目前的情况来看，长期照护服务体系中的基本生活照料、居住保障和健康保障三个项目的框架已基本建立，且北京市、上海市、重庆市等地贡献了一系列优秀治理经验，例如"长者照护之家"、"三边四级"养老服务体系等。但照护保障和精神慰藉服务项目则仍旧薄弱，且各个项目之间的衔接机制较为模糊，缺乏全人性、连续性的服务供给，服务供给质量和连续性有待提升。

长期照护服务体系建设的关键在于以老年人的需求为导向，厘清上述项目之间的功能与资源配置关系。参照和借鉴日本、德国、美国等制度保障相对完备的国家的经验，并结合我国在实践长期照护的制度保障方面的经验，长期照护服务制度建设应至少注重以下方面：第一，在覆盖项目方面，需要构建覆盖所有人群的照护制度安排。既要包括日常照料、医疗护理等失能老年人所需的基本项目，也要包括健康监测、日常训练等失能预防措施，做好医养结合，融合医养康护，并将健康老龄化理念融入政策体系建设与实践中。与此同时，长期照护服务体系应通过衔接和转介机制，处理好医疗护理和长期照护服务之间的衔接，依据老年人生命过程中健康水平和能力的变化为其提供及时、专业、可负担的支持，做到延缓失能失智、有效保障功能实现、维持生活质量，尽可能延长老年人尤其是高龄老人的健康期。第二，理顺长期照护服务体系内部的制度衔接、项目衔接机制。长期以来，我国养老服务、长期照护服务等相关民生政策存在显著的碎片化、部门化问题。未来长期照护服务体系建设尤其要注重民政和卫生领域政策的一致性、连续性，有效整合照护服务。第三，长期照护服务体系需注重医和养的整合。在我国养老照护服务体系中，医和养长期处于割裂状态，未来要加以改变，应注重以老年人为中心的综合关怀体系建设，通过加强卫生保洁、疾病预防、社区与家庭医疗来补齐医疗、康复等专业性照护的缺口，为老年人尤其是处于失能半失能状态的老年人提供就近可及的、连续的、可负担的照护服务。第四，不能脱离其他制度而单纯发展长期照护，只有覆盖养老保障、医疗保障、福利保障、公共服务保障的整体推进才能为整个照护体系提供坚实基础。从制度矩阵的视角来看，长期照护保障制度体系与其他制度体系共同构成了我国与养老有关的制度体系矩阵，这些制度体系之间的协同性、互适性和内嵌性，不仅影响单一制度体系本身的实施效应，还会影响整个制度矩阵体系的综合运行效应。长期照护保障制度体系要尽快建立并稳定发挥作用，也有赖于其他的制度体系的建设状况，特别是与之密切相关的养老保险、医疗保险和养老服务体系的建设状况。

二、制度核心：长护保险制度试点推广

在失能照护风险的治理体系之中，关键制度建设尤为重要，特别是与老年失能照护密切相关的长护保险制度，它被视为整个老年失能照护服务体系的核心制度安排之一，应当给予高度重视。

（一）筹资侧制度建设是重中之重

稳定、持续的资金支持是老年失能照护服务体系健康发展的重要保障。制度化、多元化、公平合理的资金保障体系，是老年照护服务顺利生产和持续供给的前提。有效稳定的资金支持不仅可提高服务质量和供给效率，还可进一步激发养老服务市场的活力，推动老年服务体系的创新和发展。现阶段，我国大城市长期照护需求日益释放，公共财政加大了对养老服务业的投入，但是，如何让养老服务体系获得稳定、充分的资金支持仍然是重要挑战，建立社会性的资金筹集机制和财务分担机制非常关键。

财政资金在投向老年失能照护服务体系时往往会出现一些偏差，主要表现在以下几个方面：一是重供方轻需方。在养老服务供给不足时，政府直接投资兴办养老机构或通过财税政策吸引社会资本提供养老服务，可以迅速增加养老服务的供给，而且还可以同步带动社会投资、资产建设，这有助于推动地区生产总值快速增长。但是，政府财

政资金投入养老机构建设，只有入住养老机构的老年人才能享受到政府的补贴，而并未惠及大多数居家养老的老年人，这在一定程度上会造成不公平问题。另外，短时间、高强度的地方财政支持，一定程度上也会导致地方在养老服务发展格局方面出现不均衡。养老机构和床位数量快速增长，特别是养老床位在城市郊县快速增长，不仅影响了机构养老服务的空间均衡分布，还一定程度上带来了入住率低、运营效果差等问题，部分地区甚至造成了较为严重的资源浪费。因此，这种补贴方式公平性差、效率低。"补砖头"的供给侧发展取向，虽然在短期内促进了我国机构养老服务体系快速发展，甚至短期内带动投资和地区生产总值增长，但也一定程度上造成了我国养老服务体系不均衡的局面，甚至造成了巨大的社会资源浪费。二是重机构养老轻居家养老。居家社区养老是养老服务体系的重要组成部分，虽然政府也出台了相关政策推动居家养老服务发展，但进展缓慢，这与居家社区养老服务大多利润率低、服务能力差、服务难度大有一定关系。三是缺乏对家庭照顾者的支持。失能老年人的照顾服务多数是由家庭成员提供的，照顾老年人一定程度上给照护者带来较大的身心压力，会导致劳动年龄照顾者不能正常工作，面临经济和精神上的多重压力。当前公共政策缺乏对家庭照顾者的关注，针对失能老年人的照护者的支持政策不足、支持力度有限。

综合来看，政府财政资金在投入老年失能照护服务体系建设方面存在很多不足，投入规模、结构和方向等都在不断调适之中。从化解风险的规模和范围来看，基于政府财政资金的照护保障体系更倾向于选择性的制度安排，主要服务于特困、低保等特殊（失能）人群，而且主要采取护理服务补贴或基于特困供养服务的形式。这种具有选择性的政府财政资金投入，无法应对老龄化、高龄化背景下的社会性失能风险，而长护保险作为可以在更大范围内实现互助共济的保险制度，则可以适时发挥更大作用。

（二）长护保险是关键筹资工具

长护保险是完善大城市失能照护服务筹资侧建设的核心制度。我国在"未备先老""未富先老"的背景下进入老龄社会，养老服务筹资侧建设长期处于滞后状态。借鉴 OECD 国家经验，我国逐步出台试点长护保险制度。2016 年，人力资源和社会保障部发布《关于开展长期护理保险制度试点的指导意见》，选取青岛等 15 个试点城市，对长护保险的筹资机制、给付水平等关键制度设计展开探索，初步勾勒了我国长护保险制度的基本轮廓。截至 2018 年，15 个试点城市的实践经验表明，长护保险制度对于失能照护服务的发展具有明显促进效果。第一，大幅降低了失能老年人及其家庭的经济负担，参保人得到了实惠。已经有超过 5 万失能老年人享受到了长护保险待遇，基金支付比例超过 70％。第二，有效缓解了失能老年人"社会性住院问题"，引导失能人员合理利用医疗资源，缓解了大医院"占床"压力，盘活了"闲置"的社区医院等床位资源，提高了医疗保险基金使用效率。第三，促进了养老服务业和家庭服务业的发展①。2020 年，国家医疗保障局和财政部联合颁布《关于扩大长期护理保险制度试点的指导意见》，将长护保险试点城市扩大至 49 个。随着试点范围不断扩大，长护保险的筹资渠道、评估标准、服务供给体系逐渐完善，中国正在从"未备先老"走向"边备边老"。

长护保险制度的本质是通过社会共济，将失能老年人的长期照护费用有效分担至参保人，从而降低服务使用者的支付负担，提升失能老年人的服务购买能力。这将极大促进失能照护需求的满足，带动养老服务业繁荣发展，对于应对人口老龄化和推动服务业发展具有积极的意义。2018 年，15 个试点城市覆盖群体达到 6 360 万人，共 25.5 万参保人员享受长护保险待遇，人均基金支付 9 200 多元②。

随着长护保险制度的试点推行，长护保险制度的问题逐渐暴露，制度逻辑和制度持续性方面的风险日益显现，直接影响了长护保险制度试点推广的进度，也再次引起了学术界和政策实践领域的讨论。在试点城市的实践中，长护保险跟随医疗保险这一做法被广泛采用，绝大部分试点城市的长护保险资金来源于医疗保险基金，医疗保险基金

---

① 国家卫生健康委. 对十三届全国人大一次会议第 3110 号建议的答复. (2018 - 12 - 28) [2022 - 03 - 18]. http：//www. nhc. gov. cn/wjw/jiany/201812/e598036ff8a043b480c5cb02e822753e. shtml.

② 国家卫生健康委. 关于政协十三届全国委员会第二次会议第 3698 号（社会管理类283 号）提案答复的函. （2021 - 09 - 21） ［2022 - 01 - 05］. http：//www. nhc. gov. cn/wjw/tia/202009/4219ef464bd94343a2066585 8dcffce7. shtml.

的稳定性直接关乎长护保险制度的可持续性。特别是城乡居民医疗保险基金的可持续性对长护保险未来的全面覆盖影响深远。当前，城乡居民医疗保险有相当多的统筹地区出现基金穿底风险，城乡居民医疗保险基金的可持续性面临普遍挑战，这导致依赖医疗保险基金的长护保险制度在很多地方的试点过程之中根本无法覆盖城乡居民，建立一个全面覆盖的长护保险制度面临挑战①。很多学者呼吁长护保险应当独立建制，建立一个独立的长护保险制度，但是一个独立的长护保险制度首先应当有相对独立的筹资基础。如果没有良好的筹资能力，保险的独立性和可持续性都将面临挑战。

综合上述分析，本书认为，当前长护保险制度的发展应当主要集中在大城市，在大城市进行制度实验和改进，在制度定型之后，再进一步辐射和推广到中小城市乃至农村地区。大城市在应对老年失能照护风险、建立老年失能照护风险治理体系的过程中，应高度重视利用好长护保险这一制度工具，将这一制度安排作为长期照护保障制度体系建设的核心，通过长护保险制度的定型与发展释放老年人失能照护服务需求，进而推进我国老年失能照护事业和产业的共同发展。

---

① 阶段性适当降低企业住房公积金缴存比例政策期限延长两年．（2018－04－09）［2022－07－17］．http：//www.gov.cn/xinwen/2018－04/09/content_5280905.html.

第三章

需求侧：北京市失能人口
与照护服务需求分析

　　讨论老年失能照护治理的一个重要前提，就是客观评估和预测老年失能照护服务需求。这是建立长护保险制度、推动老年失能照护服务体系建设的重要基础。老年失能照护服务的需求侧、供给侧和筹资侧紧密相关、互相协调，科学评估需求侧是发展供给侧、设计筹资侧的前提。

　　本书选择北京市作为大城市的代表，基于对北京市需求侧、供给侧和筹资侧的分析来全面呈现大城市老年失能照护治理的现状和面临的挑战，以及可能的治理改进方案。本书接下来各章将讨论老年失能照护治理中的三个关键议题，即需求侧（老年失能照护需求评估预测）、供给侧（老年失能照护服务体系建设）、筹资侧（以长护保险制度为核心的筹资体系）。本章将以北京市为典型案例，论述北京市老年失能照护服务需求侧的评估预测，为后文供给侧和筹资侧分析奠定基础。

　　失能人口的预测，是实行长护保险的数据基础。只有先对失能人口的规模进行预测，并在此基础上预测长期照护服务的需求规模，才能为养老服务体系建设和筹资体系建设提供数据参考，促进需求、供给、筹资协调发展。本章首先对北京市失能人口规模和结构进行预测，并在此基础上，分别从人员与设备费用着手，分析未来北京市失能人口所需的失能照护费用，并基于长护保险的筹资原则，对满足失能照护需求条件下的个人筹资费用进行预测。具体而言，本章人口预测的主要思路是：第一，基于北京市 2014 年人口基数，通过基于2015 年人口 1% 抽样所得的死亡率数据，以及 CLHLS 调查数据（全国数据）库中老年人死亡数据，对北京市人口的存活变化情况进行年龄移算，以求得未来北京市存活人口变化趋势；第二，基于人口预测结果，设定北京市失能人口相关参数，结合 CLHLS 数据库中老年人失能水平，对北京市处于健康、功能障碍以及重度失能等状态的人口的变化趋势进行预测；第三，基于对失能人口的预测结果，对北京市存在长期照护需求的人数和费用进行预测，并结合预测结果进而对未来北京市长护保险的筹资压力进行相应预测。

需要强调的是，虽然本书关注老年失能照护需求，但是考虑到非老年人也可能有失能照护需求（如残疾人），而且长护保险筹资制度也将覆盖老年人之外的其他人群，因此，本书在探讨需求侧时，分析人群为地方常住人口，而并非仅仅是老年人口。这样的测算设计更加符合政策实践，也有利于提升预测和分析的客观性、科学性。当然，本书也汇报了老年失能照护的相关预测结果。

第一节　数据基础与参数介绍

目前，进行人口预测以及失能人口测算的方法多种多样，本节将对现阶段人口预测和失能人口测算的相应方法进行简要介绍，并说明本书所使用方法、数据，为本书进行人口预测提供方法基础。下面将重点介绍本书所使用的数据，以及可能使用到的参数，为后续测算分析奠定数据基础。

一、数据介绍

（一）人口基本数据

本书将基于北京市人口数据，结合相应的人口预测参数，对北京市人口规模、结构进行预测，特别是为失能人口测算做好数据准备。具体而言，本书将首先介绍测算基年的人口分布情况，本书使用的数据为北京市 2014 年的人口分布结构数据。基于这一数据，本书将结合人口预测相关参数构建预测模型，并对截至 2050 年的人口变化进行预测。根据《北京统计年鉴 2015》的数据，使用 2014 年度户籍人口和常住人口进行计算，其年龄分布见表3-1。

表3-1　2014年北京市常住人口年龄分布情况

	常住人口数（万人）	常住人口年龄比重（%）	户籍人口（万人）	占人口比重（%）
合计	2 151.6	100.0	1 333.4	100.0
0~4岁	90.6	4.2	64.4	4.8
5~9岁	71.4	3.3	46.8	3.5
10~14岁	51.0	2.4	34.2	2.6
15~19岁	84.6	3.9	48.2	3.6
20~24岁	223.7	10.4	80.6	6.0
25~29岁	243.6	11.3	115.5	8.7
30~34岁	229.7	10.7	118.4	8.9
35~39岁	168.2	7.8	84.4	6.3
40~44岁	183.6	8.5	99.0	7.4
45~49岁	170.8	7.9	101.7	7.6
50~54岁	161.5	7.5	125.9	9.4
55~59岁	151.3	7.0	113.4	8.5
60~64岁	109.3	5.1	96.7	7.2
65~69岁	71.5	3.3	59.3	4.4
70~74岁	49.5	2.3	43.5	3.3
75~79岁	45.6	2.1	45.5	3.4
80~84岁	29.3	1.4	32.4	2.4
85岁及以上	16.4	0.8	23.6	1.8

资料来源：北京市统计局．北京统计年鉴2015．北京：中国统计出版社，2015.

（二）CLHLS数据（2014—2018年）

对老年人失能转移概率的预测，依赖关于老年人健康状态的调查数据。失能转移概率需要微观的人口追踪数据，特别是数据还应当纵向追踪个体的健康状况，因此计算失能转移概率需要的数据条件要求较高。考虑到当前缺乏北京市相关人口的健康状态追踪数据，本研究只能选择替代性数据来获取北京市老年人失能转移概率的计算数据。由于个体老化和失能具有客观性，个体的健康状况随着年龄变动有一定的规律性，所以，本研究假定北京市老年人失能转移概率和全国老年人失能转移概率相同，即使北京市老年人健康状况分布和全国老年人的健康状况分布不同，也并不影响健康状态之间转移概率的客观性。也就是说，不论是北京的老年人还是甘肃的老年人，轻度失能后，失能状态转为重度失能或康复的可能性的差异是较小的，远远小于同一年龄的北京老年人和甘肃老年人的健康状态分布的差异。正是基于上述原因，本研究最终选择使用全国大型微观追踪调查数据来估算老年人失能转移概率，并假定北京市老年人的失能转移概率与这一概率一致。

本研究对老年人失能转移概率的预测使用的数据取自北京大学健康老龄与发展研究中心组织和管理的"中国老年人健康长寿影响因素调查"（CLHLS）数据库。该数据库是研究中国老龄化和老年健康最为重要的数据库之一，相关数据来自北京大学开放研究数据平台网站。该数据源自由北京大学健康老龄与发展研究中心、国家发展研究院组织的老年人追踪调查，调查范围覆盖全国 23 个省（区、市），调查对象为 65 岁及以上老年人和 35～64 岁成年子女，调查问卷分为存活被访者问卷和死亡老人家属问卷两种。存活被访者问卷的调查内容包括老人及其家庭基本状况、社会经济背景及家庭结构、经济来源和经济状况、健康和生活质量自评、认知功能、性格心理特征、日常活动能力、生活方式、生活照料、疾病治疗和医疗费承担情况；死亡老人家属问卷的调查内容包括老人死亡时间、死因等内容。该调查项目在 1998 年进行基线调查后分别于 2000 年、2002 年、2005 年、2008—2009 年、2011—2012 年、2014 年和 2017—2018 年进行了跟踪调查，最近的一次跟踪调查是 2017—2018 年[①]。本研究将采用 2011—2012 年、2014—2015 年的全国调查样本数据作为测算的基础。

需要说明的是，本研究测算失能转移概率需要大型、微观、追踪数据，从目前可以获取的数据来说，同时具有代表性、追踪性，规模大且有满足失能状态测算要求的各类指标和其他相关变量（控制变量），可供选择和使用的数据是非常有限的，CLHLS 数据是非常匹配的一个数据来源选择，而且是国内外开展相关研究的主要数据选择。当然，鉴于数据的可得性，目前本研究只能至多使用到 2018 年的数

---

① 北京大学健康老龄与发展研究中心. 中国老年健康影响因素跟踪调查.［2022－01－13］. https：//opendata. pku. edu. cn/dataverse/CHADS.

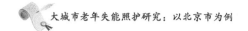

据，没有更新的数据。由于本研究需要测算失能转移概率，所以需要有间隔的两期数据，本研究根据数据实际情况做出了前述使用选择。

二、预测参数

在研究过程中，本研究将使用到的具体参数包括人口规模预测使用参数（生育率、死亡率、迁移率）、失能人口预测使用参数（失能率、失能标准界定、老年人失能转移概率），此外，本研究还将使用来自北京市的部分实地调查数据。

（一）人口规模预测使用参数

1. 生育率

生育率是人口规模、结构预测中的重要参数，在人口评估和预测中具有重要的基础性作用，而且在特定时段内，生育率会呈现相对稳定的变动趋势。我国自 20 世纪 70 年代开始实行计划生育政策，对限制人口的过快增长起到了显著的作用。近年来，随着人口老龄化趋势的日益加剧，我国逐步放宽生育政策。这一人口政策的转变对我国生育率产生了一定的影响。北京作为我国首都，更是计划生育政策的先行者与榜样，因此，国家的计划生育政策在北京将会有更加明确的体现。目前，与未来生育情况最为接近的具有代表性的统计数据来源于《北京市 2019 年国民经济和社会发展统计公报》，它具有较强的实用性与可靠性，本研究也将使用这一数据。根据《北京市 2019 年国民经济和社会发展统计公报》的数据，北京市常住人口的出生率为 8.12‰，对此，本研究假定其保持不变。虽然我国在 2021 年实施了全面放开三孩的生育政策，但是，考虑到整个社会对全面放开二孩政策的反应，初步判断全面放开三孩政策对人口总和生育率的影响较为有限，生育释放效应会在短时期内充分释放，之后就会很快恢复正常。特别是对于北京市这样的大城市，全面放开三孩政策可能的影响力会更为有限。所以，本研究认为从中长期来看，不必考虑全面放开三孩政策对北京市生育率的影响，北京市的生育率总体保持稳定是可信的，具有一定科学性。

2. 死亡率

死亡率是人口规模和结构预测中的关键参数，指某一群体中在一定时期内因各种原因导致的死亡人数与同期平均群体人数之比，通常以每千人的死亡人数来表示。本研究基于《2015 年全国 1‰人口抽样调查资料》，对北京市人口的死亡率进行设定。其中，对 65 岁及以上老人的死亡率，本研究则会基于其健康状态变化，根据转移概率进行设定。《2015 年全国 1‰人口抽样调查资料》中分年龄人口死亡率见表 3-2。

表 3-2　分年龄人口死亡率（‰）

	合计	男	女
总计	4.84	5.56	4.07
0～4 岁	0.82	0.88	0.75
5～9 岁	0.20	0.24	0.15
10～14 岁	0.20	0.26	0.14
15～19 岁	0.32	0.45	0.18
20～24 岁	0.31	0.45	0.17
25～29 岁	0.40	0.58	0.21
30～34 岁	0.55	0.79	0.31
35～39 岁	0.85	1.16	0.52
40～44 岁	1.30	1.78	0.80
45～49 岁	1.98	2.68	1.25
50～54 岁	2.89	3.97	1.78
55～59 岁	5.08	6.78	3.31
60～64 岁	7.52	9.98	5.06
65～69 岁	12.37	15.93	8.80
70～74 岁	21.20	26.77	15.81
75～79 岁	36.26	43.60	29.55
80～84 岁	61.94	74.28	52.08
85～89 岁	93.59	109.72	82.63
90 岁及以上	616.16	618.16	610.20

资料来源：国家统计局人口和就业统计司. 2015 年全国 1‰人口抽样调查资料. 北京：中国统计出版社，2016.

3. 迁移率

在封闭的社会中，不需要考虑人口迁移问题，但是，在开放的社会中，进行区域人口预测时，就需要考虑人口迁移问题了。人口迁移强调的是人长期或永久性居住地点的变动。在本研究中，对于迁移人口，将其设定为两部分，分别为人口流入和人口流出。由于北京市人口以流入为主，因此多数情况下可以暂不考虑人口流出，这在大多数情况下是可行的。在本研究中，考虑到长护保险未来的需求和支付，流出的人口也需要进行考虑计算，因为虽然老年人可能存在去外地养老的问题，但是其也处于长护保险的保障范围，因此，在测算长护保险参保群体的规模、需求和负担时，需要将所有人口均包含进来。

同时，由于北京市流入人口中，老年人占比极少，因此，假定北京市流入人口均为 15～64 岁劳动年龄人口，流入人口年龄结构利用《北京统计年鉴 2015》中常住人口数量与户籍人口数量之差来进行推算，并假定流动人口年龄结构不变。

关于流入人口数量，由于近年来北京市流入人口数量保持稳定，因此，基于 2014—2019 年北京统计年鉴流入人口数据，取均值作为预测期间年均流入人口数量，并假定流入速度保持不变。

需要强调的是，本研究的人口迁移预测是建立在人口迁移速度保持平稳的基础上的。现实中，对这一假定影响最大的是北京人口迁移政策的变化，以及雄安城市建设可能带来的北京部分产业、人口外迁。研究团队专门围绕这一假定进行了多方求证、讨论，其中包括人口学领域的部分专家，以及北京市相关部门的工作人员。汇总各方观点并进行综合分析后，我们认为：一方面，北京人口迁入政策收紧和雄安城市建设的确会在一定时段内对北京市人口迁移产生影响，这种影响是现实、客观存在的；但是，另一方面，从全球和全国人口迁移趋势来看，人口向大城市迁移是长期趋势，不会因为政策干预而产生根本、持久性的变化。北京市人口向外迁移（疏解）可能会在短期内减少在京常住的户籍人口，虽然这部分"外迁"或"疏解"的人口会去雄安或其他地方常住，但其户籍很可能依然留在北京市，北京市的一些政策（包括长护保险政策）可能会对其持续产生影响。同时，更为重要的是，根据相关理论和现实的人口集聚事实，北京作为人口吸引力极强的重要中心，会有更多的"外地人"来北京常住，即使北京市人口迁入政策收紧（很可能是以户籍政策收紧为主），从长期看，这也可能并不会削弱北京市吸引常住人口流入的根本趋势。所以，本研究认为，鉴于人口向中心城市集聚的全球事实，即使上述两类政策导致人口迁移发生短期波动，也一定不会影响北京作为区域乃至全国中心城市的人口流入趋势。也正是基于上述理由，本研究认为北京市人口迁移政策长期内具有稳定性，人口总的迁移状态保持稳定。当然，这并不是说，这一假设不存在风险或不足，本研究认为政策的力度和覆盖范围依然是不确定因素，这也是本研究的潜在不足之一。

（二）失能人口预测使用参数

失能是一个基于综合评估的概念，表示个人在自理能力方面存在局限，需依赖他人完成基本的日常生活活动，满足日常生活照护需要。本研究将结合既有关于失能的评估标准和体系，综合使用残疾人分类和分级标准，同时结合利用老年人微观数据库所计算的失能率，形成一个完整时间跨度的失能率，综合测算各个年龄人群的失能率，为对北京市失能人群进行相关测算奠定基础。

1. 失能率

考虑到不同年龄阶段人口的失能率存在较大区别，本研究以 65 岁为界限，将样本划分为 65 岁以下中青年人口和 65 岁及以上老年人口进行测算。其中，65 岁及以上人口的失能率利用微观数据库 CLHLS 中的数据计算获得。

而对于 65 岁以下人口，目前我国并没有较为权威的相关数据，计算其失能率较为困难。因此，本研究采用 2006 年第二次全国残疾人抽样调查主要数据公报的抽样结果作为参考。对于失能水平，目前我国的评定标准多数来源于《残疾人残疾分类和分级》（GB/T 26341—2010）。各类残疾按程度可分为四级，即残疾一级、残疾二级、残疾三级和残疾四级。其中，残疾一级为极重度，残疾二级为重度，残疾三级为中度，残疾四级为轻度。调查结果显示，北京市残疾人占总人口的比例为 6.49%。而全国残疾人数据方面，0～14 岁的残疾人口占 4.66%；15～59 岁的残疾人口占 42.10%。按残疾等级来划分，残疾等级为一、二级的极重度和重度残疾人占 29.62%；残疾等级为三、四级的中度和轻度残疾人占 70.38%[①]。本研究假定北京市

①　国家统计局．第二次全国残疾人抽样调查领导小组．第二次全国残疾人抽样调查主要数据公报．（2021-02-20）［2023-09-11］．https://www.cdpf.org.cn/zwgk/zccx/cjrgk/93a052e1b3d342ed8a059357cabf09ca_mobile.htm.

残疾人内部残疾结构比例与全国平均水平一致，综合北京市残疾人总体残疾率和全国残疾等级划分及比例结构，得到一个新的综合性的残疾比例结构，将其作为北京市残疾人口残疾等级划分和残疾率计算的数据基础。

因此，基于以上数据，假定残疾率保持不变，那么 $0 \sim 14$ 岁人口中，功能障碍（残疾等级为三、四级的中度和轻度残疾）占比 $70.38\% \times 4.66\% \times 6.49\% = 0.21\%$，重度残疾占比为 $29.62\% \times 4.66\% \times 6.49\% = 0.09\%$，而 $15 \sim 59$ 岁人口中，功能障碍（残疾等级为三、四级的中度和轻度残疾）占比 $70.38\% \times 42.10\% \times 6.49\% = 1.92\%$，重度残疾占比 $29.62\% \times 42.10\% \times 6.49\% = 0.81\%$。

2. 失能标准界定

下文将介绍老年人失能率的计算，其中包括失能率的测算和失能转移概率的测算。对于老年人口的失能情况，本研究采用 CLHLS 微观数据进行测量。当前，国际上测量失能的工具日益丰富，但是，得到学术界和大多数国家认可的操作标准依然是基于日常生活活动能力测算的失能状态和失能等级。基于日常活动能力的等级划分，常常将失能状态划分为健康、功能障碍、重度失能和死亡四种。

本研究进行失能状态划分时，统一将老年人的健康状态分为四种，即健康、功能障碍、重度失能和死亡，每种状态都对应着某些日常生活活动能力或器械性活动能力失能。具体分类标准见表3-3。

表3-3　失能状态界定标准

状态	状态描述
健康	无任何日常活动障碍
功能障碍	有1～4项日常生活活动能力失能
重度失能	有4项及以上日常生活活动能力失能
死亡	死亡状态

资料来源：胡宏伟，李延宇. 中国农村失能老年人照护需求与成本压力研究. 中国人口科学，2021（3）：98-111.

3. 老年人失能转移概率

基于两期 CLHLS 数据综合测算老年人失能转移概率，本研究仍然采取分年龄段测算的方法，按照十岁一档的设定方法，计算各年龄组失能转移概率，计算结果见表3-4。

表 3-4　老年人失能转移概率（％）

		健康	轻微失能	重度失能	死亡
65～74岁	健康	0.736	0.118	0.045	0.100
	轻微失能	0.576	0.117	0.047	0.261
	重度失能	0.338	0.011	0.004	0.647
75～84岁	健康	0.614	0.165	0.032	0.188
	轻微失能	0.270	0.231	0.074	0.424
	重度失能	0.060	0.100	0.057	0.783
85～94岁	健康	0.383	0.151	0.054	0.411
	轻微失能	0.115	0.121	0.079	0.684
	重度失能	0.054	0.038	0.020	0.888
95岁以上	健康	0.212	0.130	0.054	0.604
	轻微失能	0.040	0.063	0.058	0.839
	重度失能	0.009	0.015	0.015	0.961

资料来源：胡宏伟，李延宇. 中国农村失能老年人照护需求与成本压力研究. 中国人口科学，2021（3）：98-111.

注：失能转移概率的设定中，60～64岁人群与65～74岁人群保持一致。

第二节　北京市失能人口预测

基于上文提及的数据和参数设定，本研究将进行北京市失能人口的预测，具体将分为北京市人口预测和北京市失能人口预测两个步骤。北京市失能人口预测将采取分步预测的方法：首先，以既有户籍人口为基础，假定户籍人口封闭增长，预测北京市户籍人口；其次，重点对迁移人口进行预测；最后，通过整合户籍人口和迁移人口，形成北京市常住人口的预测结果。

一、北京市人口预测结果

（一）户籍人口预测结果

基于上文人口模型的相关设定，以北京市户籍人口规模、结构数据为基础，对北京市户籍人口的变化趋势进行预测，结果见表3-5。

结果显示，北京市户籍人口将在2022年后持续上升，并在2034

年达到峰值，约为 1 444 万人，随后开始下降；老年人口数量不断增加，在全部人口中的占比不断提升。其中，60 岁及以上老年人将从 2022 年的 505 万人增长到 2030 年的 623 万人，到 2050 年将进一步增长到 649 万人。而高龄老年人（80 岁及以上）的规模也将同步快速扩大，2030 年高龄老年人规模将达到 195 万人，而这一数字到 2050 年将达到 298 万人。北京市的老年人规模不断扩大，特别是高龄老年人的同步快速增长，必然导致失能照护风险和负担不断凸显，成为影响所有人及其家庭的社会问题。

表 3-5　北京市户籍人口预测结果　　　　单位：万人

	2022	2026	2030	2034	2038	2042	2046	2050
0~4 岁	56	57	58	58	59	58	57	55
5~9 岁	54	56	57	58	58	59	58	57
10~14 岁	64	54	56	57	58	58	59	58
15~19 岁	47	64	54	56	57	58	58	59
20~24 岁	34	47	64	54	56	57	58	58
25~29 岁	48	34	47	64	54	56	57	58
30~34 岁	81	48	34	47	64	54	56	57
35~39 岁	115	81	48	34	47	64	54	56
40~44 岁	118	115	80	48	34	47	64	54
45~49 岁	84	118	115	80	48	34	47	64
50~54 岁	99	84	118	115	80	48	34	46
55~59 岁	101	98	84	118	115	80	48	34
60~64 岁	125	101	98	83	117	114	80	48
65~69 岁	112	124	100	97	83	116	113	79
70~74 岁	95	111	122	99	96	82	115	112
75~79 岁	57	93	108	120	97	94	80	112
80~84 岁	41	55	89	104	115	93	90	77
85~89 岁	41	39	52	84	98	108	87	85
90 岁及以上	34	50	54	68	102	128	147	136
总计	1 407	1 429	1 439	1 444	1 437	1 408	1 362	1 305

注：人口预测结果呈现的时点与失能转换概率的时点保持一致，本研究并非汇报平滑后的结果，而是呈现估算时点结果。由于四舍五入的原因，计算结果可能会存在差异。下同。

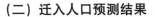

（二）迁入人口预测结果

基于上文人口模型的相关设定，本研究进一步对北京市迁入人口的变化趋势进行预测，结果见表3-6。结果显示，北京市迁入人口在预测期间始终保持上升趋势，但迁入人口中，老年人比重也在持续上升，这一现象也在不断加剧北京市总体的老龄化趋势。

表3-6　北京市迁入人口预测结果　　　　单位：万人

	2022	2026	2030	2034	2038	2042	2046	2050
0～4 岁	39	41	42	44	45	47	48	49
5～9 岁	36	39	40	42	44	45	47	48
10～14 岁	29	36	39	40	42	44	45	47
15～19 岁	26	28	36	39	40	42	44	45
20～24 岁	19	26	28	36	39	40	42	44
25～29 岁	43	19	26	28	36	39	40	42
30～34 岁	150	43	19	26	28	36	39	40
35～39 岁	135	150	43	19	26	28	36	39
40～44 岁	117	135	150	43	19	26	28	36
45～49 岁	89	117	135	150	42	19	26	28
50～54 岁	90	89	116	135	150	42	19	26
55～59 岁	74	89	89	116	134	149	42	19
60～64 岁	40	73	89	88	115	134	149	42
65～69 岁	41	40	73	88	88	115	133	147
70～74 岁	13	40	39	72	87	87	113	131
75～79 岁	0	13	40	38	70	85	85	111
80～84 岁	0	0	12	38	37	68	82	82
85 岁及以上	0	0	0	11	46	77	133	198
总计	940	979	1 017	1 055	1 090	1 122	1 151	1 173

注：由于本研究使用的是北京市2014年的人口数据，所以，计算起始点是2014年，在2014年迁入北京的60岁以下的人口（55～59岁组），到了2022年已经进入了65～69岁组。

（三）常住人口预测结果

将北京市户籍人口的预测结果与北京市迁入人口的预测结果加以整合，进而获得北京市常住人口的最终预测结果。这一预测结果是考虑长护保险政策覆盖范围调整后的结果。我们假定老年人即使去异地养老，也可能会被北京市长护保险制度覆盖，所以，本研究将这部分老年人也纳入了分析范围。事实上，北京市在加强养老基本服务建设的同时，也鼓励老年人去北京周边养老。推动京津冀养老服务协同发展主要就是要推动老年人在三地间自由选择养老地点时依然可以享受相关政策（政策跟随人走）。所以，这一人群未来的规模也会逐步增大。预测结果见表3-7和图3-1。从表中可以发现，北京市常住人口在2022年后不断上升，直至2042年达到人口峰值，约为2 530万人，随后开始缓慢下降。从人口结构上看，老龄化、高龄化趋势不断加剧，未来北京市对养老服务、照护服务等将会存在巨大需求。

表3-7　北京市常住人口预测结果　　　　　单位：万人

	2022	2026	2030	2034	2038	2042	2046	2050
0～4 岁	95	98	100	102	104	105	105	104
5～9 岁	90	95	98	100	102	104	105	105
10～14 岁	93	90	95	98	100	102	104	105
15～19 岁	73	93	90	95	98	100	102	104
20～24 岁	53	73	93	90	95	97	100	102
25～29 岁	91	53	73	93	90	95	97	100
30～34 岁	231	91	53	73	93	90	95	97
35～39 岁	251	231	91	53	73	93	90	95
40～44 岁	235	250	231	91	53	73	93	89
45～49 岁	173	235	250	230	90	53	73	92
50～54 岁	188	173	234	250	230	90	53	73
55～59 岁	175	188	173	233	249	229	90	53
60～64 岁	165	174	187	172	232	248	228	90
65～69 岁	153	164	173	185	170	231	246	226
70～74 岁	108	151	162	171	183	168	228	243
75～79 岁	57	105	148	158	167	179	165	223
80～84 岁	41	55	102	143	153	161	173	159
85 岁及以上	75	89	106	163	246	313	368	418
总计	2 347	2 407	2 456	2 499	2 527	2 530	2 512	2 478

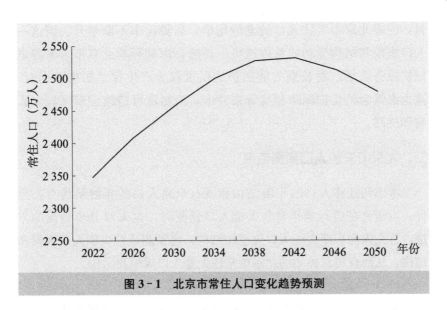

图 3-1 北京市常住人口变化趋势预测

计算对应的老年人口占比和高龄人口占比可以发现：在 2022 年，北京市常住人口中老年人口占比约为 25.52%，这一比例到 2030 年将上升到大约 35.75%，并将在此后继续攀升，到 2050 年将超过 50%。这表明北京市常住人口的老龄化程度将不断加深，老龄化的社会性风险不断增大。同时，高龄人口占比也呈现同样的趋势。2022 年，高龄人口占比大约为 4.94%，这一比例将快速攀升，到 2030 年左右将达到约 8.47%，此后，高龄化人口比例一路攀升，到 2050 年将超过 20%。这表明北京市常住人口高龄化趋势加剧，而考虑到高龄化与失能问题的高度相关性，可以判断在 2030 年之后的 20 年间，北京市将进入失能照护需求的井喷时期，整个长期照护制度的压力非常大，制度收支平衡可能面临服务需求激增的冲击。

总体来看，北京市未来的老龄化问题比较严重，而造成老龄化率、高龄化率飙升的原因较多，本研究主要阐释两个方面。第一，北京市人口流入规模不断扩大，流入的年轻人口也在不断衰老，到 2030 年之后（特别是在 2040 年后），早年流入的部分年轻人已然进入老年期，这必然会增大进入老年期的人口规模，进而推高整个老年人口占比，老龄化率就此攀升。第二，北京市老年人存量日益增大，同时，总体上流入的年轻人规模则保持稳定，并没有与老年人规模同步增长，这也导致流入的年轻人规模难以稀释北京市老年人的存量，使得北京市常住人口的老龄化率、高龄化率不断攀升。而这一人口规模和结构变动的总体趋势，必然会深刻影响北京市未来养老照护服务市场，对长期失能照护的供求双方产生深远影响，同时，这也必然会给长护保险制度带来冲击，给制度可持续性带来较大影响和挑战。

二、北京市失能人口预测结果

考虑到迁移人口的年龄结构和既有户籍人口的年龄结构存在差异，本研究在进行老年常住失能人口预测时，也采取分步预测的方法，首先预测户籍失能人口规模和结构，再预测迁移失能人口规模和结构，从而获得总体上的北京市常住失能人口规模和结构。

（一）户籍人口预测结果

基于以上人口预测结果，本研究进一步结合失能转移概率和失能率，预测北京市户籍人口中不同健康状态人口的变化趋势。其中，北京市户籍健康人口预测结果见表3-8。从结果中可以发现，尽管整体上北京市户籍人口中，老年人规模呈现上升趋势，但是健康人口规模与健康老年人规模则变化较小，在预测期间呈现波动变化趋势，总体上比较稳定。

表3-8　北京市户籍健康人口预测结果　　　　单位：万人

	2022	2026	2030	2034	2038	2042	2046	2050
0～4 岁	56	57	58	58	58	58	57	55
5～9 岁	54	56	57	58	58	58	58	57
10～14 岁	64	54	56	57	58	58	58	58
15～19 岁	45	63	53	54	55	56	57	57
20～24 岁	33	45	63	53	54	55	56	57
25～29 岁	47	33	45	63	53	54	55	56
30～34 岁	78	47	33	45	62	53	54	55
35～39 岁	112	78	47	33	45	62	53	54
40～44 岁	115	112	78	47	33	45	62	52
45～49 岁	82	115	112	78	47	33	45	62

续表

	2022	2026	2030	2034	2038	2042	2046	2050
50～54 岁	96	82	115	112	78	47	33	45
55～59 岁	98	96	82	114	111	78	46	33
60～64 岁	121	98	95	81	114	111	77	46
65～69 岁	83	91	73	71	61	85	83	58
70～74 岁	54	62	68	55	54	47	64	62
75～79 岁	40	49	56	59	49	46	44	57
80～84 岁	21	26	32	37	39	32	31	29
85～89 岁	18	15	18	23	26	27	23	22
90 岁及以上	10	11	10	11	13	15	17	15
总计健康人口	1 227	1 189	1 151	1 109	1 069	1 023	974	931
老年健康人口	225	254	258	256	242	253	261	242

北京市户籍功能障碍人口预测结果见表 3-9。从结果中可以发现，北京市户籍人口中，存在功能障碍的居民将持续增加，至 2034 年达到峰值，约为 70.10 万人，随后开始波动下降。但是，老年人中存在功能障碍的人口规模变化则有所不同，在 2022 年后，大体呈现持续扩大趋势，直至 2046 年达到最大值，约为 57.69 万人，随后开始缩小。但是，老年功能障碍人口占总计功能障碍人口的比例大，表明了这一问题的严重性。

表 3-9　北京市户籍功能障碍人口预测结果　　　　单位：万人

	2022	2026	2030	2034	2038	2042	2046	2050
0～4 岁	0.12	0.12	0.12	0.12	0.12	0.12	0.12	0.12
5～9 岁	0.12	0.12	0.12	0.12	0.12	0.12	0.12	0.12
10～14 岁	0.14	0.12	0.12	0.12	0.12	0.12	0.12	0.12
15～19 岁	0.90	1.24	1.04	1.07	1.10	1.11	1.12	1.13
20～24 岁	0.66	0.90	1.24	1.04	1.07	1.10	1.11	1.12
25～29 岁	0.93	0.66	0.90	1.24	1.04	1.07	1.10	1.11
30～34 岁	1.55	0.93	0.66	0.90	1.24	1.04	1.07	1.10

续表

	2022	2026	2030	2034	2038	2042	2046	2050
35～39 岁	2.22	1.55	0.93	0.66	0.90	1.23	1.04	1.07
40～44 岁	2.27	2.22	1.55	0.92	0.66	0.90	1.23	1.04
45～49 岁	1.62	2.27	2.21	1.54	0.92	0.65	0.90	1.23
50～54 岁	1.90	1.62	2.27	2.21	1.54	0.92	0.65	0.89
55～59 岁	1.95	1.89	1.61	2.26	2.20	1.54	0.92	0.65
60～64 岁	2.40	1.94	1.88	1.60	2.25	2.19	1.53	0.91
65～69 岁	13.24	14.65	11.81	11.48	9.78	13.71	13.37	9.33
70～74 岁	9.73	11.35	12.50	10.10	9.80	8.43	11.74	11.39
75～79 岁	5.92	7.52	8.76	9.58	7.77	7.52	6.54	9.02
80～84 岁	6.61	8.15	10.10	11.68	12.27	10.18	9.69	9.06
85～89 岁	6.29	5.14	6.38	7.89	9.11	9.53	7.93	7.53
90 岁及以上	4.75	5.50	5.06	5.56	6.64	7.76	8.43	7.77
总计功能障碍人口	63.30	67.87	69.26	70.10	68.65	69.25	68.74	64.72
老年功能障碍人口	46.54	52.31	54.62	56.29	55.37	57.12	57.69	54.11

　　北京市户籍重度失能人口预测结果见表 3－10。与功能障碍人口相同，北京市户籍人口中，老年重度失能人口不断增加，且占总计重度失能人口的比例较大。老年重度失能人口是长期照护的主要对象，老年重度失能人口长期照护服务具有成本高、内容复杂等特征。

表 3－10　北京市户籍重度失能人口预测结果　　　单位：万人

	2022	2026	2030	2034	2038	2042	2046	2050
0～4 岁	0.05	0.05	0.05	0.05	0.05	0.05	0.05	0.05
5～9 岁	0.05	0.05	0.05	0.05	0.05	0.05	0.05	0.05
10～14 岁	0.06	0.05	0.05	0.05	0.05	0.05	0.05	0.05
15～19 岁	0.38	0.52	0.44	0.45	0.46	0.47	0.47	0.47
20～24 岁	0.28	0.38	0.52	0.44	0.45	0.46	0.47	0.47
25～29 岁	0.39	0.28	0.38	0.52	0.44	0.45	0.46	0.47

续表

	2022	2026	2030	2034	2038	2042	2046	2050
30～34 岁	0.65	0.39	0.28	0.38	0.52	0.44	0.45	0.46
35～39 岁	0.93	0.65	0.39	0.28	0.38	0.52	0.44	0.45
40～44 岁	0.96	0.93	0.65	0.39	0.28	0.38	0.52	0.44
45～49 岁	0.68	0.96	0.93	0.65	0.39	0.28	0.38	0.52
50～54 岁	0.80	0.68	0.95	0.93	0.65	0.39	0.27	0.38
55～59 岁	0.82	0.80	0.68	0.95	0.93	0.65	0.39	0.27
60～64 岁	1.01	0.81	0.79	0.67	0.95	0.92	0.64	0.38
65～69 岁	5.08	5.62	4.53	4.41	3.75	5.26	5.13	3.58
70～74 岁	3.75	4.38	4.82	3.90	3.78	3.25	4.53	4.40
75～79 岁	2.28	2.90	3.38	3.70	3.00	2.90	2.53	3.48
80～84 岁	1.51	1.85	2.30	2.66	2.81	2.32	2.22	2.05
85～89 岁	1.51	1.25	1.55	1.92	2.21	2.32	1.93	1.83
90 岁及以上	2.00	2.34	2.16	2.37	2.83	3.30	3.59	3.31
总计重度失能人口	23.19	24.88	24.90	24.76	23.97	24.46	24.56	23.12
老年重度失能人口	16.14	18.34	18.74	18.94	18.38	19.36	19.92	18.65

考察北京市户籍人口的变化趋势，可以发现，健康人口规模呈持续下降趋势，而功能障碍人口规模、重度失能人口规模呈微弱的先升后降趋势，但总体规模基本较为稳定（见图3-2）。

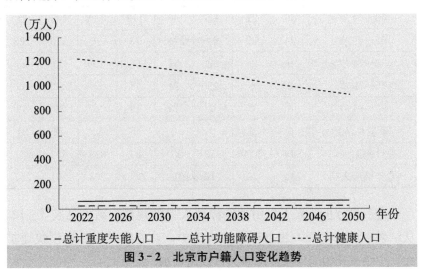

图 3-2 北京市户籍人口变化趋势

（二）迁入人口预测结果

基于前文迁移人口预测结果，本研究结合失能转移概率和失能率，进一步预测北京市迁入人口中不同健康状态人口的变化趋势。其中，北京市迁入健康人口预测结果见表3-11。从结果中可以发现，尽管整体上北京市迁入人口不断增加，但是健康人口的规模却在缩小，这也说明了迁入人口的身体健康状况同样需要关注。

表3-11 北京市迁入健康人口预测结果　　　单位：万人

	2022	2026	2030	2034	2038	2042	2046	2050
0～4岁	39	40	42	44	45	46	48	49
5～9岁	36	39	40	42	43	45	46	48
10～14岁	28	36	39	40	42	43	45	46
15～19岁	26	28	35	38	39	41	42	44
20～24岁	19	26	28	35	38	39	41	42
25～29岁	41	19	26	28	35	38	39	41
30～34岁	146	41	19	26	28	35	38	39
35～39岁	131	146	41	19	26	28	35	38
40～44岁	113	131	146	41	19	26	28	35
45～49岁	87	113	131	146	41	19	25	28
50～54岁	87	87	113	131	146	41	19	25
55～59岁	72	87	86	113	131	145	41	19
60～64岁	39	71	87	86	112	130	145	41
65～69岁	34	33	61	74	73	95	110	123
70～74岁	9	29	28	51	62	61	80	93
75～79岁	0	8	25	24	44	53	53	69
80～84岁	0	0	6	18	18	32	39	39
85岁及以上	0	0	0	3	9	11	18	24
总计健康人口	908	934	952	957	950	929	893	842
老年健康人口	43	70	119	169	206	253	301	347

进一步分析迁入人口中功能障碍人口的规模，结果见表3-12。从结果中可以发现，北京市迁入人口中，功能障碍人口规模快速扩大，主要表现为老年功能障碍人口快速增加。

表 3-12 北京市迁入功能障碍人口预测结果　　单位：万人

	2022	2026	2030	2034	2038	2042	2046	2050
0～4 岁	0.08	0.09	0.09	0.09	0.10	0.10	0.10	0.10
5～9 岁	0.08	0.08	0.09	0.09	0.09	0.10	0.10	0.10
10～14 岁	0.06	0.08	0.08	0.09	0.09	0.09	0.10	0.10
15～19 岁	0.51	0.55	0.68	0.75	0.78	0.81	0.84	0.87
20～24 岁	0.37	0.51	0.55	0.68	0.75	0.78	0.81	0.84
25～29 岁	0.82	0.37	0.51	0.55	0.68	0.75	0.78	0.81
30～34 岁	2.89	0.82	0.37	0.51	0.55	0.68	0.75	0.78
35～39 岁	2.60	2.89	0.82	0.37	0.50	0.55	0.68	0.75
40～44 岁	2.24	2.60	2.89	0.82	0.37	0.50	0.55	0.68
45～49 岁	1.72	2.24	2.59	2.89	0.82	0.37	0.50	0.55
50～54 岁	1.73	1.71	2.24	2.59	2.88	0.81	0.37	0.50
55～59 岁	1.42	1.72	1.71	2.23	2.58	2.87	0.81	0.37
60～64 岁	0.77	1.41	1.71	1.70	2.22	2.57	2.86	0.81
65～69 岁	4.97	4.82	8.85	10.72	10.65	13.90	16.09	17.90
70～74 岁	1.74	5.44	5.28	9.69	11.73	11.65	15.21	17.61
75～79 岁	0.00	3.34	10.44	10.13	18.59	22.52	22.35	29.19
80～84 岁	0.00	0.00	3.54	11.05	10.72	19.67	23.82	23.65
85 岁及以上	0.00	0.00	0.00	1.26	4.45	5.61	9.18	12.11
总计功能障碍人口	22.00	28.67	42.44	56.19	68.54	84.32	95.91	107.71
老年功能障碍人口	6.72	13.61	28.11	42.85	56.13	73.34	86.66	100.46

　　对北京市迁入人口中重度失能人口的变化趋势进行分析，结果见表 3-13。从结果中可以发现，北京市迁入人口中重度失能人口的规模在不断扩大，其中老年失能人口占绝大部分。造成这一现象的原因主要是随着年龄增长，迁入人口逐步老化、高龄化，进入老龄、高龄阶段后，迁入人口的失能风险也会显著提高。

表 3-13 北京市迁入重度失能人口预测结果　　单位：万人

	2022	2026	2030	2034	2038	2042	2046	2050
0～4 岁	0.03	0.04	0.04	0.04	0.04	0.04	0.04	0.04
5～9 岁	0.03	0.03	0.04	0.04	0.04	0.04	0.04	0.04
10～14 岁	0.03	0.03	0.03	0.04	0.04	0.04	0.04	0.04
15～19 岁	0.21	0.23	0.29	0.32	0.33	0.34	0.35	0.37

续表

	2022	2026	2030	2034	2038	2042	2046	2050
20～24 岁	0.16	0.21	0.23	0.29	0.32	0.33	0.34	0.35
25～29 岁	0.34	0.16	0.21	0.23	0.29	0.32	0.33	0.34
30～34 岁	1.22	0.34	0.16	0.21	0.23	0.29	0.31	0.33
35～39 岁	1.09	1.22	0.34	0.16	0.21	0.23	0.29	0.31
40～44 岁	0.94	1.09	1.22	0.34	0.16	0.21	0.23	0.29
45～49 岁	0.72	0.94	1.09	1.21	0.34	0.16	0.21	0.23
50～54 岁	0.73	0.72	0.94	1.09	1.21	0.34	0.16	0.21
55～59 岁	0.60	0.72	0.72	0.94	1.09	1.21	0.34	0.15
60～64 岁	0.32	0.59	0.72	0.72	0.93	1.08	1.20	0.34
65～69 岁	1.86	1.80	3.31	4.01	3.98	5.19	6.01	6.69
70～74 岁	0.57	1.79	1.73	3.18	3.85	3.83	5.00	5.78
75～79 岁	0.00	0.50	1.56	1.51	2.77	3.36	3.34	4.36
80～84 岁	0.00	0.00	0.53	1.66	1.61	2.96	3.58	3.56
85 岁及以上	0.00	0.00	0.00	0.61	2.12	2.61	4.31	5.64
总计重度失能人口	8.86	10.43	13.16	16.59	19.56	22.57	26.13	29.08
老年重度失能人口	2.43	4.09	7.13	10.97	14.33	17.95	22.24	26.03

总体而言，比较北京市迁入人口的变化趋势（见图3-3），可以发现，北京市迁移人口中健康人口呈现先增后降的趋势，而功能障碍人口和重度失能人口则呈现持续增长的趋势，规模和占比都在不断增大，这也预示着随着迁入人口的逐步老化，失能问题在迁入人口中将会越发凸显。

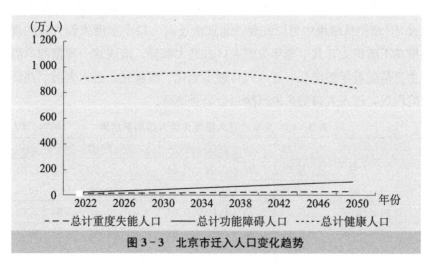

图3-3 北京市迁入人口变化趋势

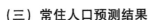

（三）常住人口预测结果

综合户籍人口与迁入人口中失能人口的预测结果，我们最后对北京市常住人口中不同健康状态人口的规模进行分析和预测，其中健康人口规模预测结果见表3-14。从结果中可以发现，总体而言，北京市常住人口中，老年健康人口规模不断扩大，但总计健康人口规模则在缩小。这在一定程度上说明了总计健康人口规模呈现下滑趋势。

表3-14　北京市常住健康人口预测结果　　单位：万人

	2022	2026	2030	2034	2038	2042	2046	2050
0～4 岁	94	97	100	102	103	105	105	104
5～9 岁	89	94	97	100	102	103	105	105
10～14 岁	93	89	94	97	100	102	103	105
15～19 岁	71	90	87	92	95	97	99	101
20～24 岁	52	71	90	87	92	95	97	99
25～29 岁	88	52	71	90	87	92	95	97
30～34 岁	225	88	52	71	90	87	92	95
35～39 岁	244	225	88	52	71	90	87	92
40～44 岁	228	244	224	88	52	71	90	87
45～49 岁	169	228	243	224	88	52	71	90
50～54 岁	183	168	228	243	224	88	52	71
55～59 岁	170	183	168	227	242	223	88	52
60～64 岁	160	169	182	167	226	241	222	87
65～69 岁	117	124	134	145	134	181	193	180
70～74 岁	63	91	96	106	115	108	144	155
75～79 岁	40	57	81	83	93	100	97	126
80～84 岁	21	26	38	55	56	65	70	68
85 岁及以上	28	26	28	36	49	54	58	60
总计健康人口	2 135	2 123	2 102	2 065	2 019	1 952	1 867	1 773
老年健康人口	268	323	377	425	448	507	562	589

进一步分析功能障碍人口的预测结果（见表3-15），可以发现，以老年人为主体的功能障碍人口也在不断增加，增幅明显。这一预测

结果与常识相符，也和以户籍人口为主体的北京市常住人口的趋势保持一致。

表 3 - 15　北京市常住功能障碍人口预测结果　　单位：万人

	2022	2026	2030	2034	2038	2042	2046	2050
0～4 岁	0.20	0.21	0.21	0.22	0.22	0.22	0.22	0.22
5～9 岁	0.19	0.20	0.21	0.21	0.22	0.22	0.22	0.22
10～14 岁	0.20	0.19	0.20	0.21	0.21	0.22	0.22	0.22
15～19 岁	1.40	1.78	1.72	1.82	1.88	1.92	1.96	1.99
20～24 岁	1.03	1.40	1.78	1.72	1.82	1.87	1.92	1.96
25～29 岁	1.75	1.03	1.40	1.78	1.72	1.82	1.87	1.92
30～34 岁	4.44	1.74	1.03	1.40	1.78	1.72	1.82	1.87
35～39 岁	4.82	4.44	1.74	1.03	1.40	1.78	1.72	1.82
40～44 岁	4.52	4.81	4.44	1.74	1.03	1.40	1.78	1.72
45～49 岁	3.34	4.51	4.81	4.43	1.74	1.02	1.40	1.78
50～54 岁	3.62	3.33	4.50	4.80	4.42	1.74	1.02	1.40
55～59 岁	3.37	3.61	3.32	4.49	4.78	4.41	1.73	1.02
60～64 岁	3.17	3.35	3.59	3.30	4.47	4.76	4.39	1.72
65～69 岁	18.21	19.47	20.66	22.20	20.43	27.61	29.46	27.23
70～74 岁	11.48	16.80	17.78	19.79	21.54	20.08	26.95	29.00
75～79 岁	5.92	10.86	19.20	19.71	26.36	30.03	28.90	38.21
80～84 岁	6.61	8.15	13.64	22.73	22.99	29.84	33.51	32.71
85 岁及以上	11.04	10.64	11.45	14.71	20.20	22.90	25.54	27.41
总计功能障碍人口	85.30	96.54	111.69	126.30	137.19	153.58	164.64	172.43
老年功能障碍人口	53.26	65.92	82.73	99.14	111.50	130.47	144.36	154.56

北京市常住人口中重度失能人口的预测结果见表 3 - 16。从结果中可以发现，总体来看，北京市常住人口中，重度失能人口规模不断扩大，将在 2050 年达到 50 万人以上，其中，老年重度失能人口规模将超过 44 万人。一方面，这一巨大规模对北京市长护保险的持续发展提出了巨大挑战，大规模的重度失能人口需要整个社会有较强的筹资能力，这对于个人和家庭而言，都将形成巨大挑战；另一方面，这

也将为北京市长期照护服务行业的发展提供机遇，巨大的照护服务需求将会推动照护服务市场更快地发育和发展。

表 3-16　北京市常住重度失能人口预测结果　　　　单位：万人

	2022	2026	2030	2034	2038	2042	2046	2050
0～4 岁	0.08	0.09	0.09	0.09	0.09	0.09	0.09	0.09
5～9 岁	0.08	0.08	0.09	0.09	0.09	0.09	0.09	0.09
10～14 岁	0.08	0.08	0.08	0.09	0.09	0.09	0.09	0.09
15～19 岁	0.59	0.75	0.73	0.77	0.79	0.81	0.83	0.84
20～24 岁	0.43	0.59	0.75	0.73	0.77	0.79	0.81	0.82
25～29 岁	0.73	0.43	0.59	0.75	0.73	0.77	0.79	0.81
30～34 岁	1.87	0.73	0.43	0.59	0.75	0.73	0.77	0.79
35～39 岁	2.03	1.87	0.73	0.43	0.59	0.75	0.72	0.76
40～44 岁	1.90	2.03	1.87	0.73	0.43	0.59	0.75	0.72
45～49 岁	1.40	1.90	2.02	1.86	0.73	0.43	0.59	0.75
50～54 岁	1.52	1.40	1.90	2.02	1.86	0.73	0.43	0.59
55～59 岁	1.42	1.52	1.40	1.89	2.01	1.86	0.73	0.43
60～64 岁	1.33	1.41	1.51	1.39	1.88	2.00	1.85	0.73
65～69 岁	6.94	7.42	7.84	8.41	7.73	10.46	11.14	10.27
70～74 岁	4.33	6.17	6.56	7.08	7.64	7.08	9.52	10.18
75～79 岁	2.28	3.40	4.94	5.21	5.77	6.26	5.86	7.84
80～84 岁	1.51	1.85	2.83	4.32	4.42	5.28	5.80	5.61
85 岁及以上	3.51	3.59	3.71	4.89	7.16	8.23	9.83	10.78
总计重度失能人口	32.05	35.31	38.06	41.34	43.53	47.03	50.69	52.20
老年重度失能人口	18.57	22.43	25.87	29.91	32.72	37.30	42.15	44.68

　　总体而言，比较北京市常住人口的变化趋势（见图 3-4），可以发现，功能障碍人口与重度失能人口呈现持续增长趋势，且占总人口的比重越来越大，这也进一步说明了未来人口失能问题值得高度重视。而且，重度失能人口是长护保险制度的主要回应对象（未

来也会覆盖功能障碍人口），庞大的失能人口规模将给整个长护保险制度带来非常严峻的挑战，北京市长护保险制度的建立和推广也必然面临这种冲击。

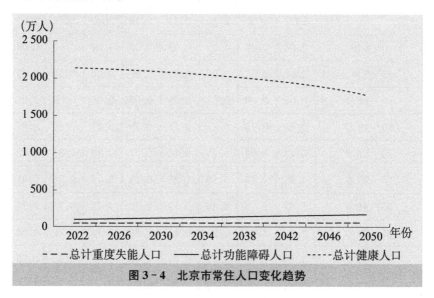

图3-4　北京市常住人口变化趋势

第三节　北京市长期照护需求预测

基于对北京市失能人口的预测结果，要对长护保险的发展进行统筹规划，需要对长期照护服务的预期费用进行测算。本节将基于人口预测结果，测算未来北京市失能人口的照护需求及相应的费用，并在此基础上对北京市长护保险未来的筹资需求进行估算。

一、失能人群照护需求

（一）失能照护项目结构

长期照护服务的预期费用估算，涉及需求人数、护理等级、给付标准、给付方式等多个方面。为了便于统计与计算，本研究将统一测算长期照护服务的经济费用（成本）。

从长护保险制度设计的角度来看，覆盖范围直接决定了长护保险制度的筹资和支付状况。到底是将长护保险的保障重点集中于重度失能人群，还是将其扩展到中度或一般的失能人群，将显著影响制度设计。根据已有的长护保险经验，本研究假定只有重度失能的居民才能申请长护保险的给付。这主要是由于目前北京市的长护保险仅保障重度失能居民，而功能障碍居民具有一定自理能力，暂时并非当前公共政策考虑的重点，同时，从当前各地方试点来看，长护保险的保障对象也主要是重度失能人群。本研究后续对长期照护需求和费用负担的测算也将主要聚焦重度失能人群。

长期照护主要包括居家/社区照护和机构照护两种。照护对象选择何种照护方式，即是选择居家/社区照护还是选择机构照护，将显著影响其获得的照护服务和相应的照护负担。所以，对重度失能人群选择居家/社区照护和机构照护的比例的设定，将显著影响估算结果。有研究发现，10%～30%的居民会选择机构养老[1]，所以，本研究假定重度失能居民中，申请机构照护的比重为30%[2]。德国的照护实践也支持这一设定，2009年，德国接受照护的人数为234万人，在家中接受照护的有162万人，约占所有接受照护人数的70%[3]，在家庭之外的机构中接受照护的人数大概占30%。德国的照护实践经验表明本研究中重度失能人口中大约30%选择机构照护这一设定是具有科学性的。北京市居家/社区照护需求规模见表3-17。

表3-17 北京市居家/社区照护需求规模 单位：人

	2022	2026	2030	2034	2038	2042	2046	2050
0～4岁	594	612	628	640	651	658	659	654

① 朱铭来，李新平. 护理保险在中国的探索. 北京：中国财政经济出版社，2018；阎志强. 城市老年人的机构养老意愿及其影响因素：基于2017年广州老年人调查数据的分析. 南方人口，2018（6）：58-65，57；黄俊辉，李放，赵光. 农村社会养老服务需求评估：基于江苏1 051名农村老人的问卷调查. 中国农村观察，2014（4）：29-41，51；狄金华，季子力，钟涨宝. 村落视野下的农民机构养老意愿研究：基于鄂、川、赣三省抽样调查的实证分析. 南方人口，2014（1）：69-80.

② 当然，关于设定重度失能人群中有30%选择机构照护是否存在过高估计的问题，还需要讨论，比如，在农村地区可能相应选择机构照护的比例会比较低，或许达不到30%。但是，考虑到北京市是全国规模超大的城市，针对北京市重度失能人群设定一个较高的机构照护比例是具有一定合理性的，这基本符合大城市失能照护的长期发展趋势。

③ 德国社会长期护理保险覆盖90%人群.（2015-12-22）[2021-01-29]. http://www.cbimc.cn/zt/2015-12/22/content_179181.htm.

续表

	2022	2026	2030	2034	2038	2042	2046	2050
5～9 岁	563	594	612	627	640	650	658	658
10～14 岁	582	562	594	612	627	639	650	657
15～19 岁	4 139	5 258	5 080	5 362	5 525	5 663	5 775	5 873
20～24 岁	3 027	4 138	5 256	5 079	5 360	5 523	5 661	5 773
25～29 岁	5 142	3 026	4 136	5 254	5 077	5 359	5 521	5 659
30～34 岁	13 086	5 140	3 024	4 135	5 252	5 075	5 357	5 519
35～39 岁	14 195	13 079	5 138	3 023	4 132	5 249	5 072	5 354
40～44 岁	13 308	14 183	13 068	5 133	3 020	4 129	5 245	5 068
45～49 岁	9 826	13 291	14 165	13 051	5 127	3 016	4 124	5 238
50～54 岁	10 671	9 807	13 265	14 137	13 025	5 116	3 010	4 115
55～59 岁	9 915	10 640	9 778	13 226	14 096	12 988	5 102	3 002
60～64 岁	9 344	9 865	10 586	9 729	13 159	14 024	12 922	5 076
65～69 岁	48 569	51 972	54 868	58 879	54 112	73 192	78 004	71 871
70～74 岁	30 288	43 171	45 901	49 554	53 450	49 538	66 661	71 242
75～79 岁	15 985	23 803	34 572	36 461	40 413	43 839	41 037	54 883
80～84 岁	10 565	12 921	19 792	30 228	30 935	36 958	40 594	39 249
85 岁及以上	24 571	25 128	25 947	34 260	50 110	57 606	68 788	75 494
总体需求	224 370	247 191	266 410	289 390	304 712	329 223	354 838	365 387
老年需求	129 977	156 996	181 081	209 382	229 020	261 133	295 084	312 740

　　而与之相对应，北京市失能人口机构照护需求规模见表 3-18。同样可以发现，北京市的机构照护需求也呈现增长趋势，但在 2046 年后，增速有所放缓，这主要是失能老年人总体规模变动趋势所致（见图 3-5）。

表 3-18　北京市机构照护需求规模　　　　　　单位：人

	2022	2026	2030	2034	2038	2042	2046	2050
0～4 岁	255	262	269	274	279	282	282	280
5～9 岁	241	254	262	269	274	279	282	282
10～14 岁	249	241	254	262	269	274	279	282

续表

	2022	2026	2030	2034	2038	2042	2046	2050
15～19 岁	1 774	2 253	2 177	2 298	2 368	2 427	2 475	2 517
20～24 岁	1 297	1 773	2 253	2 177	2 297	2 367	2 426	2 474
25～29 岁	2 204	1 297	1 773	2 252	2 176	2 297	2 366	2 425
30～34 岁	5 608	2 203	1 296	1 772	2 251	2 175	2 296	2 365
35～39 岁	6 084	5 605	2 202	1 295	1 771	2 250	2 174	2 294
40～44 岁	5 704	6 079	5 601	2 200	1 294	1 770	2 248	2 172
45～49 岁	4 211	5 696	6 071	5 593	2 197	1 293	1 767	2 245
50～54 岁	4 573	4 203	5 685	6 059	5 582	2 193	1 290	1 764
55～59 岁	4 249	4 560	4 191	5 668	6 041	5 566	2 186	1 286
60～64 岁	4 005	4 228	4 537	4 169	5 640	6 010	5 538	2 175
65～69 岁	20 815	22 274	23 515	25 234	23 191	31 368	33 430	30 802
70～74 岁	12 980	18 502	19 672	21 237	22 907	21 230	28 569	30 532
75～79 岁	6 851	10 201	14 817	15 626	17 320	18 788	17 587	23 521
80～84 岁	4 528	5 538	8 482	12 955	13 258	15 839	17 397	16 821
85 岁及以上	10 530	10 769	11 120	14 683	21 476	24 688	29 481	32 355
总体需求	96 158	105 939	114 176	124 024	130 591	141 096	152 074	156 594
老年需求	55 704	67 284	77 606	89 735	98 152	111 914	126 464	134 031

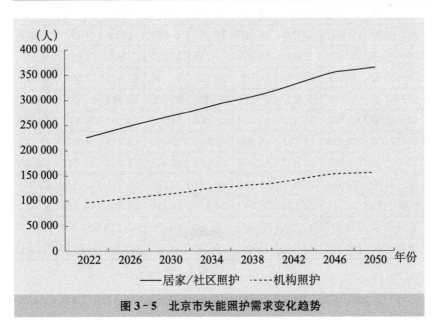

图 3-5　北京市失能照护需求变化趋势

（二）长期照护服务人力需求量

根据我国台湾地区长期照护人员的产能状况，结合我国大陆地区的照护方式选择比例情况，借鉴胡宏伟、李延宇提出的居家/社区照护的情景下重度失能老年人的照护比（照护人员与被照护者数量之比），本研究假定北京市居家/社区照护人员的服务标准为每位照护人员平均服务 1 位失能人员[①]。基于上述参数设定，结合北京市重度失能老年人的规模和年龄结构预测结果，可以测算出北京市居家/社区照护人员的需求总量（见表 3-19）。

表 3-19 北京市居家/社区照护人员需求 单位：人

	2022	2026	2030	2034	2038	2042	2046	2050
0～4 岁	594	612	628	640	651	658	659	654
5～9 岁	563	594	612	627	640	650	658	658
10～14 岁	582	562	594	612	627	639	650	657
15～19 岁	4 139	5 258	5 080	5 362	5 525	5 663	5 775	5 873
20～24 岁	3 027	4 138	5 256	5 079	5 360	5 523	5 661	5 773
25～29 岁	5 142	3 026	4 136	5 254	5 077	5 359	5 521	5 659
30～34 岁	13 086	5 140	3 024	4 135	5 252	5 075	5 357	5 519
35～39 岁	14 195	13 079	5 138	3 023	4 132	5 249	5 072	5 354
40～44 岁	13 308	14 183	13 068	5 133	3 020	4 129	5 245	5 068
45～49 岁	9 826	13 291	14 165	13 051	5 127	3 016	4 124	5 238
50～54 岁	10 671	9 807	13 265	14 137	13 025	5 116	3 010	4 115
55～59 岁	9 915	10 640	9 778	13 226	14 096	12 988	5 102	3 002
60～64 岁	9 344	9 865	10 586	9 729	13 159	14 024	12 922	5 076
65～69 岁	48 569	51 972	54 868	58 879	54 112	73 192	78 004	71 871
70～74 岁	30 288	43 171	45 901	49 554	53 450	49 538	66 661	71 242
75～79 岁	15 985	23 803	34 572	36 461	40 413	43 839	41 037	54 883
80～84 岁	10 565	12 921	19 792	30 228	30 935	36 958	40 594	39 249
85 岁及以上	24 571	25 128	25 947	34 260	50 110	57 606	68 788	75 494
总体需求	224 370	247 191	266 410	289 390	304 712	329 223	354 838	365 387
老年需求	129 977	156 996	181 081	209 382	229 020	261 133	295 084	312 740

---

① 胡宏伟，李延宇．中国农村失能老年人照护需求与成本压力研究．中国人口科学，2021（3）：98-111.

通常来讲，在机构中，重度失能老年人的照护比为 1:1 或 1:3，健康老年人的照护比为 1:5 至 1:10[①]。设定机构中重度失能老年人的照护比为 1:2，即每位机构照护人员平均护理 2 位重度失能老年人[②]。基于相关假设，本研究计算了在机构中居住的重度失能老年人所需要的照护人员数量，预测结果见表 3-20。

表 3-20　北京市机构照护人员需求　　　　　　单位：人

	2022	2026	2030	2034	2038	2042	2046	2050
0～4 岁	127	131	134	137	139	141	141	140
5～9 岁	121	127	131	134	137	139	141	141
10～14 岁	125	121	127	131	134	137	139	141
15～19 岁	887	1 127	1 089	1 149	1 184	1 213	1 238	1 258
20～24 岁	649	887	1 126	1 088	1 149	1 183	1 213	1 237
25～29 岁	1 102	648	886	1 126	1 088	1 148	1 183	1 213
30～34 岁	2 804	1 102	648	886	1 125	1 087	1 148	1 183
35～39 岁	3 042	2 803	1 101	648	886	1 125	1 087	1 147
40～44 岁	2 852	3 039	2 800	1 100	647	885	1 124	1 086
45～49 岁	2 106	2 848	3 035	2 797	1 099	646	884	1 122
50～54 岁	2 287	2 101	2 842	3 029	2 791	1 096	645	882
55～59 岁	2 125	2 280	2 095	2 834	3 021	2 783	1 093	643
60～64 岁	2 002	2 114	2 268	2 085	2 820	3 005	2 769	1 088
65～69 岁	10 408	11 137	11 757	12 617	11 595	15 684	16 715	15 401
70～74 岁	6 490	9 251	9 836	10 619	11 453	10 615	14 285	15 266
75～79 岁	3 425	5 101	7 408	7 813	8 660	9 394	8 794	11 761
80～84 岁	2 264	2 769	4 241	6 478	6 629	7 920	8 699	8 410
85 岁及以上	5 265	5 385	5 560	7 341	10 738	12 344	14 740	16 177
总体需求	48 079	52 969	57 088	62 012	65 295	70 548	76 037	78 297
老年需求	27 852	33 642	38 803	44 868	49 076	55 957	63 232	67 016

---

① 陆蒙华，吕明阳，王小明．长期护理保险的保障范围和护理时长：基于社会保险模式和商业保险模式的比较．人口与发展，2020，26（3）：38-50.

② 胡宏伟，李延宇．中国农村失能老年人照护需求与成本压力研究．中国人口科学，2021（3）：98-111.

二、失能照护费用需求

（一）长期照护服务费用

关于长期照护服务费用和成本的估算，大体有三种测算思路。第一，项目需求测算法，即基于被照护者所需要的项目，采取调查研究或者专家评定等方式，确定被照护者所需要的项目维度和具体内容，有时还要进行项目的排序，根据项目的成本进一步估算长期照护需求的费用。第二，时长测算法，即根据被照护者所需要照护的时长而不是项目内容来估算照护所需要的费用和成本。这种测算思路往往基于需求评估确定被照护者所需要的照护时间，根据照护时间确定最终的总费用。第三，平均薪酬测算法，即从被照护者所需要的照护者（数量、质量）的角度出发，根据被照护者和照护者的比例关系，结合具体个人酬金水平，进而确定总体费用和成本[①]。三种测算思路，既有相同点，也有不同点。相同点是，三种测算思路都是以照护服务的计算单位为基础，不论按照项目、按照时长还是按照人员酬金，本质上都是计算长期照护服务成本的重要方式，而且三种测算思路都要以调查和评价为基础，包括对服务需求方和供给方的调查，根据调查结果来判定相应的价格高低，确定单价和数量。不同点是，项目需求测算法往往侧重于项目的维度和排序，往往需要根据项目需要程度来排序，并根据排序来确定一定范围内项目的优先满足次序，一些需求迫切、广泛的服务项目会被作为长期照护服务供给的优先内容；时长测算法是当前部分长护保险典型国家的重要服务给付方式，因为服务需求量往往可以计算为时长，时长和基本满足程度是对应的；平均薪酬测算法具有简单易行的特点，在已知照护者和被照护者比例的前提下，可以根据市场平均工资等参数计算被照护成本。

考虑到计算的科学性和方便程度，同时，考虑到项目需求测算法和时长测算法更容易造成成本计算偏差，所以，本研究最终选择利用第三种测算方法来进行成本和费用的估算。这一计算方法可以更好地结合本研究对重度失能老年人的预测结果，而且，当分别预测居家/

---

① 胡宏伟，李延宇，张澜. 中国老年长期护理服务需求评估与预测. 中国人口科学，2015（3）：79-89.

社区照护和机构照护对应的照护比时，这一测算方法的可靠性更高、计算成本更低，总体上更具有可信性。更为重要的是，这一测算方法直接与货币化挂钩，略去将项目和时长转化为货币的过程，使整个计算过程更加可靠、可信，这将为本研究的成本和负担估算提供良好基础。

基于上文的人力需求测算结果，本研究假定北京市长期照护服务的主要费用为劳务人员费用和相关器械费用，并进一步假定，北京市按行业分城镇单位就业人员平均工资中居民服务和其他服务业的年平均工资为普通照护人员的年均费用支出标准，同时重度失能者的照护人员的劳务费用为居民服务和其他服务业的年平均工资的120%，而居家/社区照护费用中的相关器械费用为同等级劳务费用的40%[①]。

2018年，北京市居民服务和其他服务业的年平均工资为54 625元。根据以上假设条件可以得到，北京市重度失能照护人员费用的标准为年均65 550元。

从宏观经济增长的角度来看，北京市的长期照护费用受到经济增长率、通货膨胀率等种种宏观经济因素的影响。因此，本研究进一步假设，北京市长期照护费用与职工平均工资同步增长，增长率在2018—2050年为3%，且以2018年不变价格计算。同理，基于北京市机构照护人员需求预测结果和同样的假设，可以得到北京市机构照护总费用变化趋势，居家/社区照护与机构照护的费用变化见表3-21。结果显示，北京市失能照护需求费用呈现快速增长趋势（见图3-6），其中，居家/社区照护费用的增速明显较高，且在2038年达到500亿元以上。

表3-21　北京市失能照护需求费用变化趋势　　　单位：亿元

	2022	2026	2030	2034	2038	2042	2046	2050
居家/社区照护	231.75	287.36	348.58	426.17	505.05	614.16	745.03	863.46
机构照护	49.66	61.58	74.70	91.32	108.22	131.61	159.65	185.03
总计费用	281.41	348.94	423.27	517.49	613.27	745.77	904.68	1 048.49

---

① 朱铭来，李新平．护理保险在中国的探索．北京：中国财政经济出版社，2018.

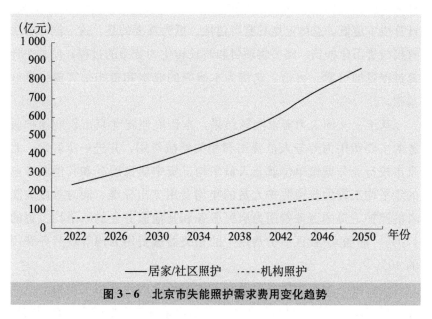

图 3-6　北京市失能照护需求费用变化趋势

（二）长期照护总费用

综合以上结果，进一步合并计算可得北京市未来长期照护总费用的变化趋势（见表 3-22 和图 3-7）。从结果中可以发现，未来北京市长期照护总费用呈现快速增长的趋势，到 2038 年，长期照护总费用将突破 600 亿元，到 2050 年则会达到 1 048.49 亿元，如此庞大的照护费用，势必会给北京市政府以及失能者的家庭带来巨大的经济压力。

表 3-22　北京市长期照护总费用　　　　单位：亿元

	2022	2026	2030	2034	2038	2042	2046	2050
0~4 岁	0.75	0.86	1.00	1.14	1.31	1.49	1.68	1.88
5~9 岁	0.71	0.84	0.97	1.12	1.29	1.47	1.68	1.89
10~14 岁	0.73	0.79	0.94	1.09	1.26	1.45	1.66	1.89
15~19 岁	5.19	7.42	8.07	9.59	11.12	12.83	14.72	16.85
20~24 岁	3.80	5.84	8.35	9.08	10.79	12.51	14.43	16.57
25~29 岁	6.45	4.27	6.57	9.40	10.22	12.14	14.08	16.24
30~34 岁	16.41	7.26	4.81	7.39	10.57	11.50	13.66	15.84
35~39 岁	17.80	18.46	8.16	5.41	8.32	11.89	12.93	15.36

续表

	2022	2026	2030	2034	2038	2042	2046	2050
40～44 岁	16.69	20.02	20.76	9.18	6.08	9.35	13.37	14.54
45～49 岁	12.32	18.76	22.50	23.34	10.32	6.83	10.51	15.03
50～54 岁	13.38	13.84	21.08	25.28	26.22	11.59	7.67	11.81
55～59 岁	12.44	15.02	15.54	23.65	28.37	29.42	13.01	8.61
60～64 岁	11.72	13.93	16.82	17.40	26.48	31.77	32.94	14.56
65～69 岁	60.92	73.37	87.17	105.29	108.91	165.80	198.87	206.24
70～74 岁	37.99	60.94	72.93	88.61	107.57	112.22	169.96	204.43
75～79 岁	20.05	33.60	54.93	65.20	81.34	99.31	104.63	157.49
80～84 岁	13.25	18.24	31.45	54.05	62.26	83.72	103.50	112.63
85 岁及以上	30.82	35.47	41.23	61.26	100.85	130.49	175.38	216.63
总费用	281.41	348.94	423.27	517.49	613.27	745.77	904.68	1048.49
老年总费用	163.02	221.62	287.70	374.42	460.94	591.53	752.33	897.42

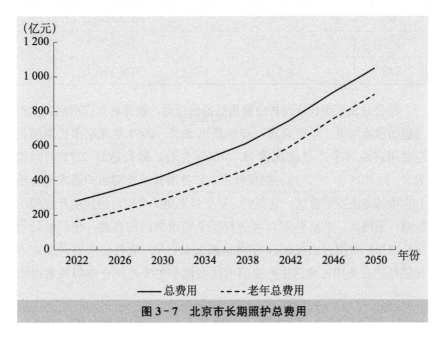

图 3-7　北京市长期照护总费用

（三）北京市长期照护费用压力

进一步，基于重度失能老年人照护服务成本计算对应的照护费用压力。根据相关宏观研究的预测分析，并结合我国目前经济发展态势，本研究假设北京市地区生产总值变化趋势与全国保持一致，在2021—2025 年、2026—2030 年、2031—2035 年、2036—2040 年、2041—2045 年、2046—2050 年的年均增长率依次为 6.0%、5.5%、5.0%、4.5%、4.0%和 3.5%①，结合北京市统计局公布的 2020 年地区生产总值（36 102.6 亿元），推算出相关年份北京市地区生产总值的数值（见表 3 - 23）。

表 3 - 23　北京市地区生产总值预测

年份	地区生产总值年均增长率	期末地区生产总值总量（亿元）
2022	6.0%	40 564.9
2026	5.5%	50 970.7
2030	5.5%	63 143.7
2034	5.0%	76 751.6
2038	4.5%	91 965.6
2042	4.0%	108 623.7
2046	3.5%	126 463.5
2050	3.5%	145 119.7

结合对北京市长期照护总费用的预测结果，以及对北京市地区生产总值的预测结果，本研究进一步推算出 2020—2050 年北京市长期照护总费用占地区生产总值比重为 0.700%左右，最高达到 0.723%（见表 3 - 24 和图 3 - 8）。这一结果显示，日益增长的长期照护需求将会给北京市的经济发展造成一定负担。对于长期照护费用对地区生产总值的影响，朱铭来、李新平 2018 年进行了全国范围内的预测，他们估计我国长期照护费用占比在 2050 年将达到 1.17%②。从目前来看，北京市长期照护总费用占地区生产总值的比重低于主要经济合作与发展组织

① 朱铭来，李新平. 护理保险在中国的探索. 北京：中国财政经济出版社，2018.
② 同①.

国家 2009 年的平均水平（1.5％）。

表 3‑24　北京市长期照护总费用占地区生产总值比重预测

年份	长期照护总费用（亿元）	占地区生产总值比重
2022	281.41	0.694％
2026	348.94	0.685％
2030	423.27	0.670％
2034	517.49	0.674％
2038	613.27	0.667％
2042	745.77	0.687％
2046	904.68	0.715％
2050	1 048.49	0.723％

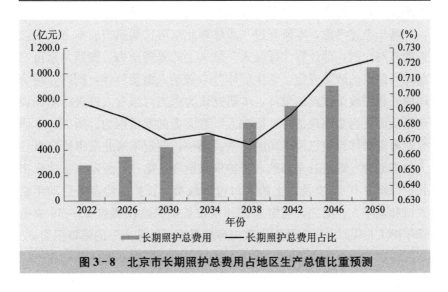

图 3‑8　北京市长期照护总费用占地区生产总值比重预测

三、失能照护筹资需求

下文将计算在自筹式保险制度设计（即由北京市常住人口来进行筹资）下，北京市长护保险制度筹资给个人带来的压力。下文的测算分为两个部分：一部分是基于年度均衡思路，计算北京市常住人口自筹式长护保险筹资的具体年度均衡缴费比例（即筹资率）；另一部分是计算特定时段内的均衡缴费比例，即从当前至 2050 年这一时段内，北京市社会性长护保险制度要实现重度失能人口照护收支平衡所应当采取的均衡缴费比例。

（一）自筹式长护保险筹资压力测算

妥善应对北京市日益上升的失能照护筹资压力，一个重要的政策选择是建立北京市长护保险制度。事实上，北京市已经通过石景山区的试点开始了长护保险的试点探索工作。为了更好地评估长护保险筹资压力，本研究对北京市长护保险制度做出如下测算假定：第一，假定是在自筹式长护保险制度设计下评估相应的筹资压力，即不考虑政府补贴。此外，之所以不考虑企业和雇主的筹资，主要是因为这部分筹资本质上也是"用工成本"，现实中可以纳入职工总收入（包括基本收入、个人和企业共同承担的各类税费等）来考虑。第二，假定是在不区分职工和居民的情况下评估相应筹资压力。这主要是因为预测北京市城镇职工和城乡居民人口规模和结构的难度较大、争议较多。本研究计算的筹资压力是"标准人"意义上的筹资压力。

基于上述考虑，本研究进一步估算北京市长期照护成本占个人收入的相对比例，即计算"标准人"意义上的筹资压力。按照北京市当前筹资试点的政策规定，学生群体并未被纳入缴费群体，同时，结合国内外相关政策试点的设计，本研究认为应当对缴费人群进行不同设定，从而更为全面地估算"标准人"意义上的筹资压力。所以，本研究对筹资群体设定三种不同的场景：第一，假定未来北京市所有常住人口都缴费，即将其全部纳入长护保险制度；第二，假定未来北京市长护保险只有 16 岁及以上的人口可以缴费，长护保险覆盖劳动年龄人口和老年人；第三，假定未来北京市长护保险仅覆盖 16～59 岁劳动年龄人口[①]。本研究分别考察三种场景下"标准人"的筹资压力。

在筹资对象为全体北京常住人口时，人均筹资标准计算公式可以表示为：

---

① 依据国家统计指标中关于劳动年龄人口的统计标准，本研究中劳动年龄人口设定为 16～59 岁人口；在计算过程中，由于在劳动年龄人口中存在参与劳动和未参与劳动的对应人口，其中，未参与劳动人口中包括学生等未参与劳动人群和残疾人等无法劳动人群，其成分具有复杂性，而该部分人群在失能时也需受到长护保险的保障，因此，本研究没有剔除学生等未参与劳动人群，而是选择了以 16～59 岁整个年龄段人口作为计算群体。这一设定可能会与劳动年龄人口有所偏差，但更加符合国际上将劳动年龄人口作为长护保险重要参保对象的经验。当然，本研究也承认，如果按照北京市现行政策设定，则这一假设可能会存在一定偏差风险。但是，由于二者数量差异有限，因此这一潜在偏差也是有限、可控的。

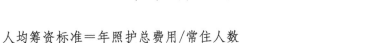

　　人均筹资标准＝年照护总费用/常住人数

　　同理，人均筹资率计算公式可以表示为：

　　人均筹资率＝人均筹资标准/人均工资

　　基于以上计算结果，进一步计算北京市长护保险筹资压力的变化情况，结果见表3－25。从结果中可以发现，随着失能照护负担的日益加重，人均筹资标准增长速度也在不断加快，到2046年左右，人均筹资率将达到1%以上，这会给长护保险制度参保者带来较大的缴费压力。

表3－25　长护保险筹资压力（全人口筹资）

年份	人均筹资标准（元）	人均筹资率
2018	954.11	0.64%
2022	1 198.91	0.71%
2026	1 449.52	0.76%
2030	1 723.25	0.81%
2034	2 071.00	0.86%
2038	2 426.63	0.90%
2042	2 947.56	0.97%
2046	3 600.92	1.05%
2050	4 231.51	1.10%

　　为了进行对照，本研究同时也对不同筹资对象范围下北京市居民的筹资负担进行了测算，分别对16岁及以上人口、16～59岁劳动年龄人口进行筹资时相应的人均筹资标准和人均筹资率估算结果见表3－26。从结果中可以发现，若仅对16岁及以上人口进行筹资，则人均筹资率将在2038年达到1%以上，而若仅对16～59岁劳动年龄人群进行筹资，那么人均筹资率在2022年就已达到1%以上，这无疑将对个人造成较大的经济压力。

　　以劳动年龄人口为筹资对象测算筹资压力的价值在于，当前国内试点城市大部分是利用职工医疗保险进行筹资，这种筹资方案本质上遵循的就是劳动年龄人口缴费参加长护保险制度的逻辑。当然，至于老年人继续缴纳长护保险费，也是一个值得讨论的问题。这一问题与当前医疗保险领域关于退休职工是否需要继续缴纳医疗保险费的争论是紧密相关的，不仅涉及职工内部的代际公平问题，同时还涉及城镇职工医疗保险、城镇居民医疗保险两种制度的公平性问题。为了更加全面地设定缴费方案，本研究分别基于对 16 岁及以上人口筹资和对 16～59 岁劳动年龄人口筹资两个筹资对象范围进行人均缴费标准和人均筹资率测算，结果详见表 3-26 和图 3-9。

表 3-26　长护保险筹资压力

年份	对 16 岁及以上人口筹资		对 16～59 岁劳动年龄人口筹资	
	人均筹资标准（元）	人均筹资率	人均筹资标准（元）	人均筹资率
2018	1 074.84	0.72%	1 387.92	0.93%
2022	1 359.53	0.81%	1 913.58	1.13%
2026	1 641.86	0.86%	2 516.23	1.33%
2030	1 956.03	0.92%	3 288.81	1.54%
2034	2 353.15	0.98%	4 286.02	1.78%
2038	2 760.61	1.02%	5 731.75	2.12%
2042	3 360.08	1.10%	8 106.40	2.66%
2046	4 114.55	1.20%	11 423.07	3.33%
2050	4 845.94	1.26%	13 025.72	3.38%

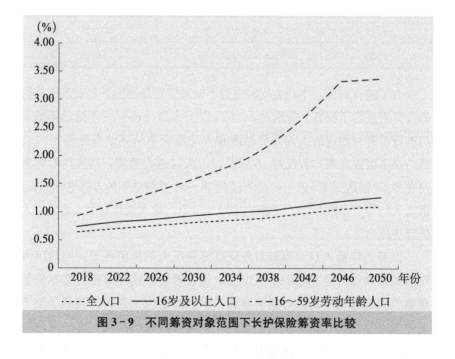

图 3-9　不同筹资对象范围下长护保险筹资率比较

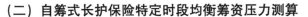

（二）自筹式长护保险特定时段均衡筹资压力测算

在上文关于筹资压力的测算中，不同年份筹资压力是不同的，这主要是长护保险人均筹资标准和人均工资两个变量共同所致。考虑到制度设定时，人均筹资标准需要保持稳定，本研究进一步计算了当前至2050年长护保险缴费筹资的均衡负担，并计算前述三种场景下的平均筹资压力。

从表3–27的计算结果中可以看出，在全人口筹资缴费的场景下，当前至2050年的均衡人均筹资率大约为0.93％。也就是说，如果所有常住人口均参保缴费，则当前至2050年的北京市长护保险的均衡人均筹资率约为0.93％。同理，在16岁及以上人口缴费参保的场景下，当前至2050年的均衡人均筹资率为1.05％；在16～59岁劳动年龄人口缴费参保的场景下，当前至2050年的均衡人均筹资率为1.94％。

从上述数据来看，北京市长护保险的人均筹资率分布在0.9％～2％之间。这个均衡人均筹资率和当前德国等国家长护保险的人均筹资率是比较接近的。这也表明，按照自筹式保险方案，北京市长护保险的建立条件是基本具备的。但是，也要看到，这一筹资率并不低，西方国家的人均筹资率也相对较高，且覆盖了完全失能人群和中度失能人群。所以，北京市的长护保险筹资方案和相应的筹资负担还需要更多的研究和分析，在政策推广时也应当有更加审慎的决策过程。

表3–27 2018—2050年长护保险筹资规模和平均筹资压力

	全人口筹资	对16岁及以上人口筹资	对16～59岁劳动年龄人口筹资
总计失能人年数（万人年）	386.66	386.66	386.66
总计照护费用需求（亿元）	5 100.52	5 100.52	5 100.52
总计负担人年数（万人年）	22 033.43	19 382.32	10 503.47
均衡人均筹资标准（元/年）	2 314.90	2 631.53	4 856.03
均衡人均筹资率（％）	0.93	1.05	1.94

社会性长护保险制度具有长期性，从而不能采取短期的筹资策略，应该考虑阶段内的制度均衡性，即在一定时期内，长护保险筹资的压力是较为稳定的，对于居民而言是可以接受的。上文中的均衡人均筹资率，不论将长护保险筹资的对象限定于哪个群体，筹资缴费占

个人收入的比重总体上是稳定、可控的，而且并没有超出当前主要长护保险制度国家的大致区间，所以，从这个意义上讲，这个筹资率是具有一定可行性的①。

当然，应该看到，这一均衡缴费水平和当前北京市石景山区试点方案的筹资水平相去甚远。这也表明北京市当前的社会性长护保险试点方案还远未达到均衡的照护服务水平。在试点初期采取较低的保障水平是可以理解的，但是，从长远来看，如果保障水平相对较低，远不能满足应对照护风险的需要，那么制度的效能就会大打折扣。所以，从中长期发展来看，提升长护保险缴费水平、提升待遇给付水平是北京市长护保险制度重要的发展趋势。

（三）研究局限

上文对北京市常住失能人口的规模和结构进行了预测，并在预测的基础上，结合参数设定，评估、预测了北京市的长期照护需求，以及对应的照护成本、照护负担，并在照护负担的基础上评估了当前至2050年北京市长护保险的均衡人均筹资率。上述测算分析为北京市长护保险制度推广覆盖全市提供了数据参考，为下一步北京市长护保险的政策优化奠定了基础。特别是，相关数据测算结果将为北京市长护保险制度定型提供参考，在北京市长护保险的定价、筹资方案、待遇给付、精算平衡和风险防控等方面都可以提供诸多参考，从而促进长护保险制度的优化、完善。

但是，上述测算也存在一些不足，需要加以说明，特别是在对结果进行解读时，有必要对一些研究局限和限制条件进行明确。

第一，研究的预测起始时点局限。本研究的数据收集、参数准备、方法准备等工作都是从2017年开始的，这就导致当时可以获取的北京市人口数据仅为2014年的数据，所以本研究的计算基础数据来源于2014年。同时，由于本研究失能率的测算使用的是全国微观数据，主要使用了2014—2018年的CLHLS数据进行了两期预测，进

---

① 当然，现实情境比较复杂，特别是，政府可能会给予特定人群补贴，城乡居民在参加长护保险过程中可能获得补贴，因此并非所有费用都是常住人口"自筹式"筹资的，毕竟有些成本是由财政担负的。但是，由于现实情境的复杂性，加之缺乏必要的参数数据，本研究无法准确预测政府财政支持长护保险的资金额度，从而无法将其从总体成本中扣除。这也是本研究的局限之一。

而估算了失能转移概率，因此本研究预测结果的起始点为 2018 年。综合上述情况，本研究所测算的时段为 2018—2050 年，这一时段的均衡缴费负担，也就是这一阶段的长护保险理论上的均衡人均筹资率。但是，北京市 2021 年仍然在石景山区进行试点，并未在全北京市普及长护保险制度，所以如果站在 2021 年的视角来看待均衡人均筹资率，则本研究对北京市 2018—2050 年长护保险均衡人均筹资率的估算结果与 2021—2050 年的现实均衡人均缴费率相比，可能会有部分偏差。这是需要说明的。如果未来有更新的数据，可以用于估算 2021 年（或 2022 年）至 2050 年北京市的长护保险均衡人均筹资率，则更加合适。

第二，研究预测中的部分局限。一方面，由于是宏观预测分析，因此一些参数只能选择现有条件下可以获得的宏观参数，部分参数的设定仍然存在一些不足，这些不足可能会影响预测结果的精准性[①]。另一方面，本节的目的大体上是说明北京市未来长护保险制度建设可能的缴费压力和成本负担，所以，本研究本着精简原则，并没有进行多重（如高、中、低）方案的设定，而是对所有参数都选择用最优参数，从预测结果的呈现上更倾向于中等方案的预测结果。这也是需要加以说明的。此外，在测算过程中，无法确定未来北京市常住人口中城镇职工和城乡居民的实际比例，这也在一定程度上限制了对最终费用的进一步科学估算，没有能够在人口层面做更为精准的分群分类测算。当然，在制度进行实际推广时，也需要考虑城镇居民和农村居民的缴费能力，农村居民的实际缴费能力很有限，特定的筹资率可能对于农村居民而言更大。在现实中如何确定城乡居民的个人收入水平，也将是未来在政策推广时可能会面临的重要挑战。当然，这也是未来将定额缴费转变为比例缴费时可能会面临的挑战。

---

① 预测北京市人口规模、结构的最大困难在于评估政策影响，包括人口流入政策的调整，其短期内收紧或放松对人口流入的影响较大。另外，北京市城市副中心建设以及雄安新区建设，都可能对未来北京市的人口流入、流出产生影响。这些都可能会一定程度上影响实际人口流向。本研究也不例外，评估预测也面临上述挑战。

第四章

供给侧：北京市养老照护服务体系探析

养老照护服务体系建设是我国应对人口老龄化、高龄化的重要战略举措和制度安排，特别是应对老年失能照护风险，属于治理体系中的供给侧，是失能照护治理体系建设的核心议题之一。北京市加快统筹养老机构建设、社区适老化改造、养老驿站推广等一系列举措，现已形成独具特色的"9064"养老服务格局和"三边四级"居家社区养老服务体系，北京市养老照护服务体系格局基本确立。本章聚焦老年失能照护治理的供给侧，以北京市养老照护服务体系为研究对象，在梳理北京市养老服务发展历程的基础上，尝试勾勒北京市养老照护服务体系的基本框架，并结合实证数据对其进行深入分析。具体而言，本章包括四部分的内容：北京市养老照护服务的基本格局、北京市居家社区养老照护服务体系分析、北京市机构养老照护服务体系分析、北京市养老照护服务体系面临的挑战。

第一节　北京市养老照护服务的基本格局

本节介绍北京市养老照护服务体系的基本格局，具体包括两个方面的内容：北京市养老照护服务政策的发展脉络和北京市养老照护服务体系的基本格局。

一、北京市养老照护服务政策的发展脉络

（一）社会化养老照护服务发展的起步阶段（1999—2011 年）

按照国际通行标准（60 岁及以上人口占总人口比重达到

10.0％），我国于 2000 年正式步入老龄化社会。应对老龄化危机、满足老年人日益增长的养老照护需求逐渐成为社会共识。2000 年，《中共中央 国务院关于加强老龄工作的决定》明确提出建立以家庭养老为基础、社区服务为依托、社会养老为补充的养老机制①。在此背景下，2000 年底，北京市民政局出台《关于加快实现社会福利社会化的意见》，着手打造覆盖全市的"市、区（县）、街（乡、镇）、居（家）四级社会福利服务网络"②。截至 2001 年，北京市建成"社区星光老年之家"2 335个，基本实现社区"三室一场一校"全覆盖，居家社区养老服务设施条件大幅提升③。2006 年后，北京市社会化养老服务支持政策的出台频率、支持力度不断提高。2008 年，北京市选取10 个区进行"社区养老服务补贴券"工作试点，逐步形成包括居家养老服务、机构养老服务、老年优待及养老服务补贴等内容在内的养老照护服务体系。同年，《关于加快养老服务机构发展的意见》正式颁布，正式提出北京市"9064"的养老服务格局，即到 2020年，北京市老年人采取居家养老、社区养老和机构养老的分别占90％、6％和 4％④。2009 年，北京市民政局出台《北京市市民居家养老（助残）服务（"九养"）办法》，提出下阶段北京市养老服务建设的"九大任务"，例如医疗补助、"孝星"评选、老年餐桌、无障碍服务车、老年设施改造等⑤。基于此，2011 年，《北京市"十二五"时期老龄事业发展规划》进而提出四级养老服务中心建设规划⑥。

（二）多层次养老照护服务体系基本形成（2012—2020 年）

党的十八大以来，习近平总书记高度重视养老照护服务问题，并做

---

① "银发社会"悄然至 老有所依如何解．（2020－11－18）［2021－05－25］．https：//m. gmw. cn/baijia/2020－11/18/34377090. html.

② 北京市人民政府批转市民政局关于加快实现社会福利社会化意见的通知．（2019－05－23）［2021－08－27］．http：//www. beijing. gov. cn/zhengce/zfwj/zfwj/szfwj/201905/t20190523＿72316. html.

③ "三室一场一校"指文化娱乐室、保健康复室、日间托护室、户外健身场地和老年大学。谭日辉. 中国社区发展报告(2018—2019). 北京：社会科学文献出版社，2019：14.

④ 关于加快养老服务机构发展的意见．（2008－12－24）［2021－09－11］．http：//mzj. beijing. gov. cn/art/2008/12/24/art＿9368＿22900. html.

⑤ 关于贯彻落实《北京市市民居家养老（助残）服务（"九养"）办法》的意见．（2011－06－10）［2021－03－23］．http：//www. beijing. gov. cn/zhengce/zhengcefagui/qt-wj/201106/t20110610＿567111. html.

⑥ 北京市"十二五"时期老龄事业发展规划．（2011－11－12）［2022－06－18］．http：//www. beijing. gov. cn/zhengce/zhengcefagui/202111/W020220516563245804384. pdf.

出了一系列重要指示批示。党中央、国务院围绕养老照护服务体系建设也做出了一系列战略部署，逐渐确立了"居家社区机构相协调、医养康养相结合"的养老服务体系基本格局。2013 年，《北京市人民政府关于加快推进养老服务业发展的意见》出台，将"养老服务业发展"纳入国民经济和社会发展规划，并从发展目标、空间布局、设施建设、土地供应、资金投入、政策保障等诸多方面对养老服务业给予政策支持①。2015 年，《北京市居家养老服务条例》正式由北京市人大通过并实施，这也是全国范围内首个省级居家养老服务条例，对居家养老服务的内容、各级管理主体管理部门的职责、资金保障、人才队伍建设等做出了明确规定，使居家养老服务的实施有法可依②。2016 年，《北京市"十三五"时期老龄事业发展规划》将"满足老年人多层次、多样化的养老服务需求"纳入养老服务体系建设的重点，并确定其突破口有四大方面：深入推进"医养结合"、创新发展"互联网＋"养老服务、加强人才队伍建设和促进老龄产业发展③。此后，北京市又相继出台若干政策文件，对养老照护服务内容的标准做出了规定，初步构建起了"居家社区机构相协调、医养康养相结合"的养老照护服务体系。

（三）养老照护服务体系迈向更高水平（2021 年至今）

2020 年以来，我国养老照护服务体系的发展秉持"坚持应对人口老龄化和促进经济社会发展相结合"的原则，同步扩大和提升养老照护服务体系的覆盖范围和保障水平。2021 年，国务院颁布《"十四五"国家老龄事业发展和养老服务体系规划》，提出"十四五"期间，我国养老照护服务体系建设的目标包括五个方面：养老服务供给不断扩大、老年健康支撑体系更加健全、为老服务多业态创新融合发展、要素保障能力持续增强、社会环境更加适老宜居④。对此，北京市出台《北京市"十四五"时期老龄事业发展规划》，对本市居家、社区、机

① 《北京市人民政府关于加快推进养老服务业发展的意见》解读.（2014 - 03 - 12）[2021 - 08 - 19].http：//mzj. beijing. gov. cn/art/2014/3/12/art＿4494＿1768. html.

② 北京市居家养老服务条例.（2015 - 05 - 28）[2021 - 07 - 28].http：//mzj. beijing. gov. cn/art/2015/5/28/art＿6112＿9866. html.

③ 北京市人民政府关于印发《北京市"十三五"时期老龄事业发展规划》的通知.（2019 - 05 - 22）[2022 - 03 - 13].http：//www. beijing. gov. cn/zhengce/zhengcefagui/201905/t20190522＿60079. html.

④ 国务院关于印发"十四五"国家老龄事业发展和养老服务体系规划的通知.（2022 - 02 - 21）[2022 - 03 - 15].http：//www. gov. cn/zhengce/content/2022 - 02/21/content＿5674844. html.

构养老服务的资金筹集、项目内容、人才培养等方面加大支持力度，促进养老服务体系迈向高质量发展。在失能照护方面，北京市明确提出将加快建立多层次长期照护制度，逐步在全市范围内推行符合市情的长护保险制度①。此外，《"十四五"时期健康北京建设规划》提出将失能老人作为家庭医生签约服务重点人群，为其开展上门巡诊及家庭病床等服务②。2021年，北京市民政局、北京市规划和自然资源委员会出台《北京市养老服务专项规划（2021年—2035年）》，对北京市"三边四级"养老服务体系的相互融合嵌入程度、服务专业水平提出了更高要求，进一步明确了市属养老机构、区属福利机构、街道（乡镇）公办养老照料中心及社区养老服务驿站四级服务网络的功能定位。

我们对上述发展阶段的代表性政策文件和内容进行了梳理，结果见表4-1。从中可以看出，北京市养老照护服务政策的演进日益体现出体系性、规范性、多元化、整合性、综合性特征，直接推动了北京市养老照护服务体系的建设实践。

表4-1　北京市主要养老照护服务支持政策概览

阶段	代表性文件	主要内容
社会化养老照护服务发展的起步阶段（1999—2011年）	《关于加快实现社会福利社会化的意见》	打造覆盖全市的"市、区（县）、街（乡、镇）、居（家）的四级社会福利服务网络"
	《关于加快养老服务机构发展的意见》	正式提出北京市"9064"的养老服务格局，即2020年，北京市老年人采取居家养老、社区养老和机构养老的分别占90%、6%和4%
	《北京市市民居家养老（助残）服务（"九养"）办法》	提出下阶段北京市养老服务建设的"九大任务"，例如医疗补助、"孝星"评选、老年餐桌、无障碍服务车、老年设施改造等
	《北京市"十二五"时期老龄事业发展规划》	提出四级养老服务中心建设规划

① 北京市老龄工作委员会关于印发《北京市"十四五"时期老龄事业发展规划》的通知．（2021-11-26）［2021-12-01］．http：//www.beijing.gov.cn/zhengce/zhengcefagui/202111/t20211126_2545746.html.

② 北京市人民政府关于印发《"十四五"时期健康北京建设规划》的通知．（2021-12-29）［2022-01-18］．http：//www.beijing.gov.cn/zhengce/zhengcefagui/202112/t20211229_2575955.html.

续表

阶段	代表性文件	主要内容
多层次养老照护服务体系基本形成（2012—2020年）	《北京市人民政府关于加快推进养老服务业发展的意见》	将"养老服务业发展"纳入国民经济和社会发展规划，并从发展目标、空间布局、设施建设、土地供应、资金投入、政策保障等诸多方面对养老服务业给予政策支持
	《北京市居家养老服务条例》	全国范围内首个省级居家养老服务条例，对居家养老服务的内容、各级管理主体管理部门的职责、资金保障、人才队伍建设等做出了明确规定，使居家养老服务的实施有法可依
	《北京市"十三五"时期老龄事业发展规划》	将"满足老年人多层次、多样化的养老服务需求"纳入养老服务体系建设的重点，并确定其突破口有四大方面：深入推进"医养结合"、创新发展"互联网＋"养老服务、加强人才队伍建设和促进老龄产业发展
	《北京市支持居家养老服务发展十条政策》	对养老照护服务内容的标准做出规定，初步构建起"居家社区机构相协调、医养康养相结合"的养老照护服务体系
养老照护服务体系迈向更高水平（2021年至今）	《北京市"十四五"时期老龄事业发展规划》	对本市居家、社区、机构养老服务的资金筹集、项目内容、人才培养等方面加大支持力度，促进养老服务体系迈向高质量发展
	《"十四五"时期健康北京建设规划》	将失能老人作为家庭医生签约服务重点人群，为其开展上门巡诊及家庭病床等服务
	《北京市养老服务专项规划（2021年—2035年）》	对"三边四级"居家养老服务体系建设提出新的要求，即"机构养老服务更加专业并有效延伸，社区嵌入式机构养老服务方便可及，居家养老专业化照料服务水平明显提高"

资料来源：作者根据北京市人民政府官网、北京市民政局官网相关资料整理。

二、北京市养老照护服务体系的基本格局

（一）养老服务体系及其构成

　　学界对"养老服务体系"内涵的认识分为宏观和微观两个层面。宏观上，有学者认为养老服务体系是指由国家养老服务发展战略规

划、法律法规、保障制度、政策措施等组成的应对人口老龄化，满足老年人口生活照料、精神慰藉、医疗保障等各方面需求的政策支持体系，是一系列制度、服务、组织和能力的总和①。例如，国家应对人口老龄化战略研究总课题组认为，老龄服务体系是国家依据基本国情和经济社会发展状况，为应对人口老龄化危机，制定并调整老龄服务与经济、政治、文化、社会等发展关系而采取的综合性政策的总和②。微观上，学术界则通常认为，养老服务体系即指居家社区机构相协调、医养康养相结合的多层次养老服务体系。这一定义表明，我国养老服务体系的供给网络主要由家庭、社区和养老机构组成，旨在满足老年人医养结合的多层次养老照护需求。

从政策角度来看，自 2000 年以来，我国养老服务体系的内涵与外延至少经历了 5 次重要变迁（见表 4 - 2）。2000 年，《中共中央 国务院关于加强老龄工作的决定》正式将应对人口老龄化提升到关系国家发展全局的战略高度，并开始编制老龄事业五年规划，提出建立"以家庭养老为基础、社区服务为依托、社会养老为补充"的养老机制③。2006 年，国务院办公厅印发《人口发展"十一五"和 2020 年规划》，改"社会养老为补充"为"机构照料为补充"，明确将"加强社区老年服务机构和基础设施建设"作为优化养老服务体系的阶段性重点任务，在全国城乡范围内开展老年活动中心、农村乡镇敬老院和综合性老年福利服务中心建设，并争取使其覆盖全国 75% 以上的乡镇④。党的十八大以来，随着城乡居民生活水平的不断提高，老年人对养老服务的需求日益呈现多元性、多样性特征。2016 年，《中华人民共和国国民经济和社会发展第十三个五年规划纲要》正式提出建立"以居家为基础、社区为依托、机构为补充的多层次养老服务体系"，从设施建设、失能照护、老年补贴、人才培养、医养结合、养老产业

---

① 黄石松．养老服务体系建设：北京的探索与实践．北京：中国社会科学出版社，2019：35.

② 国家应对人口老龄化战略研究总课题组．国家应对人口老龄化战略研究子课题总报告集．北京：华龄出版社，2014：221.

③ "银发社会"悄然至 老有所依如何解．（2020 - 11 - 18）［2021 - 05 - 25］．https：//m. gmw. cn/baijia/2020 - 11/18/34377090. html.

④ 国务院办公厅关于印发人口发展"十一五"和 2020 年规划的通知．（2008 - 03 - 28）［2021 - 02 - 25］．http：//www. gov. cn/zhengce/2008 - 03/28/content _ 6512. htm.

等方面，提升我国养老服务体系的保障水平①。在此基础上，2017年，《"十三五"国家老龄事业发展和养老体系建设规划》将"医养相结合"作为养老服务体系发展的内在要求，规定各地护理型床位至少应占养老床位总数的 30％，65 岁及以上老年人的健康管理率达到70％②。2019 年，党中央、国务院进一步提出养老服务体系的建设目标为"居家社区机构相协调、医养康养相结合"③。这标志着我国养老服务体系建设正在加快走向体系化、多元化的融合发展模式。

表 4－2　养老服务体系内涵变迁

时间	文件名称	"养老服务体系"界定
2000 年	《中共中央 国务院关于加强老龄工作的决定》	建立"以家庭养老为基础、社区服务为依托、社会养老为补充"的养老机制
2006 年	《人口发展"十一五"和 2020 年规划》	构建"以居家养老为基础、社区服务为依托、机构照料为补充的养老服务体系"
2016 年	《中华人民共和国国民经济和社会发展第十三个五年规划纲要》	建立"以居家为基础、社区为依托、机构为补充的多层次养老服务体系"
2017 年	《"十三五"国家老龄事业发展和养老体系建设规划》	初步形成"居家为基础、社区为依托、机构为补充、医养相结合"的养老服务体系
2019 年	《中共中央关于坚持和完善中国特色社会主义制度 推进国家治理体系和治理能力现代化若干重大问题的决定》	加快建设"居家社区机构相协调、医养康养相结合"的养老服务体系

资料来源：作者整理。

---

① 中华人民共和国国民经济和社会发展第十三个五年规划纲要. ［2021－04－01］. http：//www. 12371. cn/special/sswgh/wen/.

② 国务院关于印发"十三五"国家老龄事业发展和养老体系建设规划的通知. (2017－03－06)［2021－05－21］. http：//www. gov. cn/zhengce/content/2017－03/06/content_5173930. html.

③ 中共中央关于坚持和完善中国特色社会主义制度 推进国家治理体系和治理能力现代化若干重大问题的决定. (2019－11－05)［2021－06－07］. https：//www. 12371. cn/2019/11/05/ARTI1572948516253457. shtml.

事实上，关于机构养老服务在整个养老服务体系当中的定位，出现过阶段性的变化。这也表明，国家在对机构养老服务发挥的作用的认知方面出现过阶段性的变化。在早期，由于机构养老服务发展过于滞后，完全不能满足整个养老服务体系发展的需要，因此当时国家把战略定为优先发展机构养老服务，将机构养老服务置于整个养老服务体系发展的优先方面，提出了将机构养老服务作为支撑的发展定位。但是，尽管机构养老服务能力快速增强，但并没有达到预期效果，甚至还造成了养老服务需求和供给的结构性供求失衡，郊县养老服务机构入住率低，这被认为是养老服务体系发展战略存在偏差的后果。于是，国家进一步调整机构养老服务在整个养老服务体系中的定位，特别强调机构养老服务的专业化力量在居家社区养老服务中所扮演的重要角色，指出其在整个养老服务体系走向专业化和高质量过程中不可或缺。进入新阶段，全流程、全生命周期的养老服务体系日益受到重视，连续性、整合式养老服务更加强调各服务供给主体的衔接，以及各类养老服务的整合。因此，居家社区机构相协调、医养康养相结合，日益成为养老服务体系发展的重要理念，指引着我国养老服务体系后续的建设和发展。理念和认知具有阶段发展性和阶段局限性，可能在一定时期存在不够深入或科学的问题，认知的深化是一个波动的连续过程，这实际上会影响相关公共政策的制定和执行，也会影响社会实践的充分发展。

我国养老服务体系主要包括两大板块：一是居家社区养老服务体系；二是机构养老服务体系。其中，由于绝大部分老年人居住在家庭和社区之中，因此居家社区养老服务体系承载了绝大部分老年人的养老照护需求，是我国养老服务事业发展的主要方向。机构养老服务的定位则是居家社区养老服务的补充与辅助，是养老服务体系高质量发展的重要支撑力量，以满足不同需求层次、不同类型老年人的专业化、个性化、优质化养老照护需求。

居家社区养老服务是指以居家为基础、社区为依托，引入专业服务机构、社会工作者及其他社会支持网络力量，综合采取上门服务或社区日托的形式，旨在满足老年人生活照料、精神慰藉、医疗照护等多方面养老照护需求的服务体系。居家社区养老强调服务场域主要为社区（或家庭）①。该模式的优势在于，既符合老年人"居家养老""养儿防老"的传统价值观，又能满足现阶段养老照护服务的专业化诉求，且服务供给成本较低，老年人接受度高，特别是能满足老年人的情感支持和熟悉环境等需要②。与之相对，机构养老服务指以政府或市场、社会力量主办的社会机构为载体，采取"用者付费"的运营方式，由养老院、福利院等专门的养老机构为老年人提供有偿养老照护服务，保障老年人安度晚年的养老模式。机构养老往往强调养老服务的专业性和正式性，属于正式养老服务的核心内容③。一般而言，机构养老主要承载失能半失能老年人的养老照护需求，或面向高收入老年人提供优质养老服务④。

国家养老服务政策体系的沿革很大程度上影响了地方养老服务政策体系的历史变迁。北京市养老服务体系同样经历了不断丰富的过程。2013 年，《北京市人民政府关于加快推进养老服务业发展的意见》提出，到 2020 年，建立起"以居家养老为基础、社区为依托、机构为支撑的，设施齐备、功能完善、布局合理的养老服务体系"⑤。相比全国，北京市养老服务体系建设兼顾"设施齐备、功能完善、布局合理"的要求，注重养老服务"量"与"质"的同步发展。2021 年，《北京市"十四五"时期老龄事业发展规划》则将其修订为"构建居家社区机构相协调、医养康养相结合的养老服务体系"，这一表述与党中央、国务院对养老服务体系的界定保持一致⑥。然而，北京市养老服务体系依然呈现独特的创新之处，即更加强调养老服务格局建设，如"9064"养老服务总体格局、"三边四级"养老服务体系。

---

① 童星. 发展社区居家养老服务以应对老龄化. 探索与争鸣，2015 (8)：69 - 72.

② 黄少宽. 国外城市社区居家养老服务的特点. 城市问题，2013 (8)：83 - 88.

③ 张琪，张栋，等. 北京市"9064"养老格局的适应性研究. 北京：中国劳动社会保障出版社，2014：83.

④ 国务院办公厅关于印发社会养老服务体系建设规划（2011—2015 年）的通知. [2021 - 03 - 25]. http：//www. gov. cn/gongbao/content/2012/content _ 2034729. html.

⑤ 《北京市人民政府关于加快推进养老服务业发展的意见》解读.（2014 - 03 - 12）[2021 - 08 - 19]. http：//mzj. beijing. gov. cn/art/2014/3/12/art _ 4494 _ 1768. html.

⑥ 北京市老龄工作委员会关于印发《北京市"十四五"时期老龄事业发展规划》的通知.（2021 - 11 - 27）[2021 - 12 - 01]. http：//www. beijing. gov. cn/zhengce/zhengcefa-gui/202111/t20211126 _ 2545746. html.

（二）北京市"9064"养老服务格局

按照国际通行老龄化标准，1990年北京市60岁及以上户籍老年人口占总人口比重超过10%，比全国进入老龄化社会的时间提早了10年。随着北京市老龄化问题日益严峻，养老照护服务需求日益呈现多层次、多样化特征。北京市民政局、发展改革委等多个部门联合颁布《关于加快养老服务机构发展的意见》，秉承对老年人"全面关怀、重点照顾"的理念，着手建立集中照料服务与居家社区服务相结合的养老服务体系。该文件明确提出，到2020年，北京市力争实现"90%的老年人在社会化服务协助下通过家庭照顾养老，6%的老年人通过政府购买社区照顾服务养老，其余4%的老年人则入住养老机构进行集中养老"[①]。这标志着北京市"9064"养老服务格局的正式提出，对于推动养老服务供给由补缺向适度普惠转变具有重要意义。一方面，在覆盖范围上，居家养老、社区养老、机构养老三种模式在规划上实现全市60岁及以上老年人口的全覆盖，尤其是社区养老模式的设计，在一定程度上解决了失独家庭、农村"空心"家庭老年人的养老难题，养老服务体系在理论上覆盖了每一位老人，覆盖了不同情况和场域下老年人的养老服务需要；另一方面，在服务层次上，三种养老模式的协同发展，能够满足经济水平、价值观念、健康状况及需求层次不同的老年人的需要。

（三）北京市"三边四级"养老服务体系概况

所谓"三边四级"养老服务体系，是指在市政府主导下，通过构建"市级指导、区级统筹、街乡落实、社区参与"的四级居家养老服务网络，实现老年人在其"周边、身边和床边"就近享受居家养老服务的政策设计[②]。其中，"四级"工作主体各司其职，协同联动，现已形成较为健全、完善的工作机制。首先，市级政府负责统筹规划全市老龄事业的发展，出台相应支持政策和监督条例，将市老龄委打造成居家社区养老的"指挥中心"和"运行枢纽"。其次，区政府主要负

---

① 关于加快养老服务机构发展的意见．（2008－12－24）［2021－09－11］．http：//mzj．beijing．gov．cn/art/2008/12/24/art_9368_22900.html.

② "三边四级"养老服务体系．（2018－01－27）［2022－03－15］．http：//www．beijing．gov．cn/zhengce/zwmc/201906/t20190621_98966.html.

责区域性养老照护服务的发展规划、政策制定和养老资源统筹等。北京市财政设置专项资金，用以支持区县养老服务指导中心的建设。再次，街乡层面建立养老照料中心，统筹政府、机构和社会的养老照护服务资源。其具体运营办法为：由政府出资进行扶持，专业化的社会力量开展运营，发挥养老服务各个治理主体的比较优势，解决基层养老服务供需难题。截至 2018 年，北京市累计推出助餐、助浴、助洁等各类社区养老服务 553 项，惠及 110 万老年人[1]。最后，社区层面，建设覆盖城乡的养老服务驿站，使老年人能够就近享受养老服务。驿站是养老照护服务最为基本的载体和提供单元，内嵌入社区，从而增强服务供给的便利性、可及性。

综上所述，现阶段北京市已形成以养老服务指导中心、养老照料中心和养老服务驿站为主体的养老服务供给网络，构建起了覆盖城乡的"三边四级"的养老服务体系。截至 2021 年，全市累计建成 544家养老机构，提供床位 10.8 万张，其中获评三星级以上的养老机构为 90 家，成为满足失能、失智、半失能老年人养老照护需求的主要载体[2]。街乡和社区层面，建成并运营的养老照料中心由 2015 年底的56 家增加到 2020 年底的 262 家，社区养老服务驿站从无到有，建成并运营 1 005 家，基本在全市城乡范围内实现驿站服务全覆盖[3]。

第二节　北京市居家社区养老照护服务体系分析

一、北京市居家社区养老照护服务体系的基本内容

居家社区养老照护服务是相对于机构养老照护服务而言的，其

① 谭日辉. 中国社区发展报告（2018—2019）. 北京：社会科学文献出版社，2019：16.

② 本市优化调整街道社区规模 61 个 5 000 户以上大型社区已完成拆分.（2021 - 01 - 25）[2021 - 03 - 18]. http://www.beijing.gov.cn/ywdt/gzdt/202101/t20210125_2231067.html.

③ 北京市老龄工作委员会，等. 北京市老龄事业发展报告（2020）.（2021 - 10 - 14）[2021 - 11 - 27]. http://wjw.beijing.gov.cn/xwzx_20031/wnxw/202110/P020211101433934223
8728.pdf.

具有居家养老和社区养老两重含义。居家养老与传统的家庭养老紧密相关又相互区别，指老年人在自己家中，依靠子女赡养及社会化的养老照护服务，满足自身衣食住行、医养康养需求的养老方式。社区养老则主要指老年人通过所在社区获得社会化养老照护服务的养老方式。然而，在现实生活中，居家养老与社区养老往往无法严格区分。老年人居家所获的服务，大部分来源于社区及社区周边的各类服务组织，社区成为老年人获得服务的重要空间场域。正如2015年出台的《北京市居家养老服务条例》所指出的，"居家养老服务是指以家庭为基础，在政府主导下，以城乡社区为依托，以社会保障制度为支撑，由政府提供基本公共服务，企业、社会组织提供专业化服务，基层群众性自治组织和志愿者提供公益互助服务，满足居住在家老年人社会化服务需求的养老服务模式"①。

不难发现，北京市民政局对"居家养老服务"的定义包括以下三方面：首先，居家养老与社区养老相互嵌套融合。家庭和城乡社区分别是居家养老服务的"基础"和"依托"，这意味着北京市居家养老的老年人，其相当一部分养老照护服务需要由社区供给。其次，政府、企业以及各类社会组织是北京市居家养老服务体系的重要治理主体。政府为老年人提供兜底的公共服务和养老照护服务，而居家养老的老年人若有更高层次的需求和消费水平，则可以付费购买专业化的照护服务，例如康复训练、上门诊疗等。最后，北京市的居家养老服务内容包括基本公共服务、专业化服务和公益互助服务三个部分，老年人居家所享受的社区服务具有综合性，是各类服务的总和。

有鉴于此，本书认为，《北京市居家养老服务条例》所定义的居家养老服务体系等同于本书所研究的居家社区养老服务体系。根据《北京市居家养老服务条例》，北京市居家社区养老服务主要包括八方面内容：（1）用餐服务，包括社区老年餐桌、定点餐饮、自助型餐饮配送、开放单位食堂等；（2）医疗卫生服务，包括体检、医疗、护理、康复等；（3）为失能老年人提供家庭护理服务；（4）为失能、高

---

① 北京市居家养老服务条例．（2015－05－28）［2021－07－28］．http：//mzj. beijing. gov. cn/art/2015/5/28/art_6112_9866. html.

龄、独居老年人提供紧急救援服务；（5）利用社区托老所等设施为老年人提供日间照料服务；（6）家政服务，包括家庭保洁、助浴、辅助出行等；（7）精神慰藉服务，即为独居、高龄老年人提供关怀访视、生活陪伴、心理咨询、不良情绪干预等服务；（8）开展有益于老年人身心健康的文化娱乐、体育活动①。《北京市居家养老服务条例》对北京市居家养老服务体系的"四级"主体的职责做出了明确规定（见表4-3）。

表4-3　北京市各级政府及居（村）委会居家养老服务职责概览

主体	承担职责
市、区人民政府	将老龄事业纳入国民经济和社会发展规划及年度计划
	将老龄事业经费列入财政预算，建立相应财政保障机制
	完善与居家养老相关的社会保障制度
	统筹规划、按标准配置社区养老设施
	培育养老服务产业，引导企业和社会组织开展居家养老服务
	制定服务规范和标准，加强养老服务市场监管和信息网络建设
	加强相关部门对居家养老服务工作的统筹协调
乡镇政府（街道办事处）	整合社会资源，建立社区养老服务平台
	指导、组织基层群众性自治组织或专职养老工作者为老年人服务
	落实政府购买服务，以项目、补贴等优惠政策引导社会组织参与提供居家养老服务
	支持、引导社会力量健全社区服务网点
	推行社区老年人和志愿者登记制度，探索建立志愿服务时间储蓄和激励机制
居委会（村委会）	开展居民信息自愿登记，了解、反映老年人的服务需求
	协助政府对企业和社会组织管理、运营社区养老设施及其他服务项目的情况进行监督、评议，向政府反映居民对完善居家养老服务的意见、建议
	组织开展互助养老、志愿服务和低龄老年人扶助高龄老年人的活动
	组织老年人开展文化娱乐、体育活动

资料来源：北京市居家养老服务条例．（2015－05－28）［2021－07－28］．http：//mzj. beijing. gov. cn/art /2015/5/28/art＿6112＿9866. html.

---

① 北京市居家养老服务条例．（2015－05－28）［2021－07－28］．http：//mzj. beijing. gov. cn/art/2015/5/28/art＿6112＿9866. html.

二、北京市居家社区养老照护服务现状及其政策分析

（一）北京市居家社区养老照护服务现状

现阶段，北京市多层次的居家社区养老照护服务体系基本成型。在乡镇政府（街道办事处）及居（村）委会层面，截至 2022 年，北京市共建成养老家庭照护床位 9 000 余张，其中，2022 年新建养老家庭照护床位 3 682 张；新建成运营街乡镇养老照料中心 12 家，累计建设运营养老照料中心 293 个；已建成运营 1 429 个社区养老服务驿站，发放驿站补贴 9 974 万元；2022 年发展养老助餐点 153 家，累计建成 1 489 家；完成经济困难老年人家庭入户评估 2 000 户，实际改造 2 000 户①。其中，朝阳区家庭社区养老服务建设走在全市前列。2021 年，朝阳区探索出台《养老家庭照护床位实施细则（试行）》，将重度失能老年人家庭养老床位建设纳入常态化管理，截至 2022 年初，朝阳区建成 1 500 张家庭床位，并组织 82 家二星级以上养老服务机构为老年人提供各种类型的居家养老上门服务②。

为了给北京老年失能照护服务体系发展提供更好的环境支撑，北京市政府持续推进老旧小区综合整治，在这个过程中，也同步推进居家社区养老服务体系的建设，为老年人提供在地养老服务和基于社区的整合型养老服务。"十三五"时期，全市累计整治完工 132 个项目，涉及 155 个小区、990 栋楼；着力推进老年人居家适老化改造，累计完成经济困难老年人家庭改造 15 800 余户。与此同时，2017 年起北京市开展老楼加装电梯工作，连续 3 年将其列入市政府重要民生实事项目，截至 2020 年底，全市累计完成电梯加装 1 843 部，2 万多户居民受益。2022 年，老楼加装电梯年内新开工 1 326 部，完成 467 部③。

为了更好地为北京市养老失能照护服务体系提供资金支持，北京

---

① 北京市老龄工作委员会办公室，等. 北京市老龄事业发展报告（2022）.（2024 - 02 - 29）［2024 - 04 - 18］. https：//wjw. beijing. gov. cn/wjwh/ztzl/lnr/lljkzc/lllnfzbg/202310/P020 231023507927451629. pdf.

② 马丽萍. 北京市朝阳区：家庭养老照护床位建设迈进新阶段.（2022 - 02 - 17）［2022 - 03 - 24］. http：//www. mca. gov. cn/n152/n166/c45057/content. html.

③ 北京市老龄工作委员会办公室，等. 北京市老龄事业发展报告（2022）.（2024 - 02 - 29）［2024 - 04 - 18］. https：//wjw. beijing. gov. cn/wjwh/ztzl/lnr/lljkzc/lllnfzbg/202310/ P020231023507927451629. pdf.

市政府高度重视筹资侧体系建设，各区政府探索创新长护保险试点。海淀区创新失能护理互助保险，采取"个人投保＋政府补贴"的形式为居民建立长护保险账户，个人参保补贴由 2016 年的 20％提高至 2017 年的 30％，提升了居民投保的积极性。截至 2022 年底，海淀区失能护理互助保险试点个人参保 374 人，保费规模 160 万元；政府全额补助对象（低保对象、计生特殊家庭人员等）7 053 人，保费规模 3 956 万元；已有 16 人申请享受服务，1 人康复，7 人身故，共支出金额 24 万元；截至 2022 年底，石景山区长护保险试点覆盖该区 46.19 万人，已为符合护理条件的 3 724 名重度失能人员提供服务，其中机构护理 616 人、居家和机构上门护理 3 108 人；试点签约护理服务机构 76 家①。

然而，北京市不同区之间居家社区养老服务发展水平依然存在较大差距。2016 年北京市居家社区养老服务普查数据显示，2016 年底，北京市共有社区养老服务设施 4 104 个，其中街道（乡镇）和社区所属养老服务设施分别为 495 个、3 609 个，其分布明显不均衡。海淀区、房山区拥有的社区养老服务设施最多，分别占全市设施总数的 13.3％和 11.6％，而排名最后两位的通州区、石景山区这一比例分别为 1.2％和 2.6％②。与此同时，北京市各区养老服务设施的建设依然存在发展不充分不平衡的问题（见表 4-4）。第一，居家社区养老服务供给总量依然不足。截至 2016 年底，北京市全市范围内，平均每个社区的养老服务设施个数仅为 0.6 个，平均每个养老服务设施覆盖 802 位老年人，且尚有 59.6％的社区未拥有养老服务设施，这与"三边四级"养老服务体系建设的要求还有较大差距。第二，居家养老服务发展不均衡现象突出。在社区养老服务设施建设水平上，西城区、平谷区和海淀区居前三位，拥有养老服务设施的社区的比例分别为 79.5％、59.2％和 54.5％，而排名后三位的则分别为石景山区、昌平区、通州区，相应比例分别为 20.1％、16.4％、15.1％，其中，西城区拥有养老服务设施的社区的比例高出通州区 64.4 个百分点。居家

———————

①　北京市老龄工作委员会办公室，等 . 北京市老龄事业发展报告（2022）. (2024-02-29)［2024-04-18］. https://wjw. beijing. gov. cn/wjwh/ztzl/lnr/lljkzc/lllnfzbg/202310/P020231023507927451629. pdf.

②　谭日辉 . 中国社区发展报告（2018—2019）. 北京：社会科学文献出版社，2019.

社区服务设施分布的不均衡也在一定程度上影响了居家养老服务建设、发展的均衡性。

表 4-4　北京市各区社区养老服务设施的分布情况

	拥有设施的社区比例（％）	平均每个社区设施个数（个）	平均每个设施覆盖老年人数（人）
东城	50.3	0.78	1 672
西城	79.5	1.33	1 068
朝阳	46.6	0.86	1 346
丰台	44.0	0.77	1 065
石景山	20.1	0.34	2 441
海淀	54.5	0.85	883
门头沟	44.0	0.61	362
房山	54.0	0.82	356
通州	15.1	0.18	1 548
顺义	44.3	0.53	527
昌平	16.4	0.25	1 189
大兴	26.6	0.41	571
怀柔	38.1	0.47	399
平谷	59.2	0.87	348
密云	50.1	0.67	329
延庆	25.8	0.30	452
合计	40.4	0.60	802

资料来源：谭日辉. 中国社区发展报告（2018—2019）. 北京：社会科学文献出版社，2019：21.

同时，居家社区养老服务的使用率普遍较低。现阶段北京市居家社区养老服务存在设施建设落后、专业化水平不足等问题，导致居家社区养老服务的使用率较低，甚至远远低于机构养老服务的使用率。乔晓春等基于对北京市各街道、社区的 2 966 个养老助残设施的调研研究发现，有 88.5％ 的社区养老助残设施无人入住或使用，其中，社区层面的养老助残设施空置率更是高达 91.3％（见表 4-5）[①]。在有老年人入住的养老服务设施中，街道层面养老服务设施的使用率显著高于社区层面，这可能是由于街道（乡镇）养老服务设施条件、服务供给、补贴水平均高于社区层面养老服务设施，更容易被老年人接受。

---

① 乔晓春，伍小兰. 北京市居家养老设施状况分析. 北京：华龄出版社，2018：59.

表 4-5　按入住人数、街道和社区分的设施数和比例

入住老人数分组	街道		社区		合计	
	设施数（个）	比例（%）	设施数（个）	比例（%）	设施数（个）	比例（%）
0	299	71.9	2 327	91.3	2 626	88.5
1～9 人	30	7.2	72	2.8	102	3.4
10～19 人	21	5.0	37	1.5	58	2.0
20～29 人	19	4.6	22	0.9	41	1.4
30～59 人	14	3.4	34	1.3	48	1.6
60～99 人	14	3.4	26	1.0	40	1.3
100 人以上	19	4.6	32	1.3	51	1.7
有效合计	416	100.0	2 550	100.0	2 966	100.0

资料来源：乔晓春，伍小兰. 北京市居家养老设施状况分析. 北京：华龄出版社，2018：59.

（二）北京市居家社区养老照护服务支持政策分析

首先，在规划建设方面，2017 年，北京市民政局印发《北京市街道（乡镇）养老照料中心建设资助和运营管理办法》，对北京市街道（乡镇）养老照料中心的建设和运营工作做出了一系列规定，将养老照料中心的建设分为新建、扩建、改建和完善四种类型，分别进行功能定位、给予补贴支持和明确技术标准规范[①]。2021 年，北京市为进一步加强"三边四级"养老服务体系建设，出台《北京市养老家庭照护床位建设管理办法（试行）》，明确提出养老家庭照护床位建设旨在就近依托养老机构，通过家庭适老化改造、信息化管理、专业化服务等方式，将各类养老、康养机构的专业化服务送至老人床边。该文件对养老家庭照护床位的建设标准、服务内容、运营方式、补贴办法等内容做出了明确规定[②]。同年，北京市住建委出台《关于老旧小区综合整治实施适老化

---

① 关于印发《北京市街道（乡镇）养老照料中心建设资助和运营管理办法》的通知.（2017 - 05 - 12）［2021 - 06 - 24］. http：//mzj. beijing. gov. cn/art/2017/5/12/art_9366_23608. html.

② 中共北京市委社会工作委员会 北京市财政局 北京市卫生健康委员会 北京市医疗保障局 北京市残疾人联合会关于印发《北京市养老家庭照护床位建设管理办法（试行）》的通知.（2021 - 06 - 17）［2021 - 07 - 25］. http：//www. beijing. gov. cn/zhengce/zhengcefagui/202106/t20210617_2414711. html.

改造和无障碍环境建设的指导意见》，对老旧小区适老化改造给予项目融资、税费减免、财政补贴等多项政策支持，其中，适老化改造的重点项目包括社区公共设施无障碍改造、公共空间适老化改造、室内居住环境改造和适老化公共服务设施建设①。

其次，在人才支持方面，为激励广大市民参与居家社区养老服务治理，特别是激发居家社区互助养老服务发展，北京市探索出台养老志愿服务"时间银行"项目。2021 年，北京市多部门联合印发《北京市养老服务时间银行实施方案（试行）》，以"今天存时间、明天换服务"的理念打造时间银行管理体系，规定本市年满 18 周岁的常住居民可注册成为养老服务志愿者，由所在社区居（村）委会就近组织开展养老志愿服务。志愿者每参加 1 小时志愿服务，相应获得 1 时间币，待志愿者本人或其配偶年满 60 周岁且有养老服务需求时，可通过时间币兑换免费养老志愿服务②。时间银行作为一种融合志愿与互助的服务供给形式和跨时期的金融与服务兑换方案，对于互助养老服务发展具有重要价值，是未来值得高度关注的养老服务供给模式。

最后，在财政支持政策方面，养老服务驿站是北京市居家社区养老服务的重要载体、节点，是专业服务力量嵌入社区的主要形式，北京市将推动养老服务驿站体系快速发展作为养老服务体系建设与发展的关键内容。2014 年，北京市多部门印发《社会办全托型托老所床位补贴办法（暂行）》，向为老年人提供 24 小时托养服务的民办或公办民营的托老所提供床位补贴，其资助标准依据收住老人的健康状况不同而分为两档：收住生活不能完全自理的老人的，每床每月 500 元；收住生活自理的老年人的，每床每月 300 元③。2015 年，北京市选取东城、西城等 8 个区开展养老助残服务体系试点建设工作，市级财政对试点区的装修改造、智能餐柜、配餐设备和膳食研发等项目给予补

---

① 北京市老旧小区综合整治联席会议办公室印发《关于老旧小区综合整治实施适老化改造和无障碍环境建设的指导意见》的通知．（2021 - 05 - 26）[2021 - 10 - 21]．http://www. beijing. gov. cn/zhengce/zhengcefagui/202105/t20210526 _ 2398635. html.

② 北京市民政局 北京市财政局 共青团北京市委员会关于印发《北京市养老服务时间银行实施方案（试行）》的通知．（2022 - 01 - 20）[2022 - 02 - 03]．http://www. bei-jing. gov. cn/zhengce/zhengcefagui/202201/t20220120 _ 2596217. html.

③ 社会办全托型托老所床位补贴办法（暂行）．（2014 - 12 - 30）[2021 - 09 - 28]．http://mzj. beijing. gov. cn/art/2014/12/30/art _ 413 _ 314734. html.

贴支持①。2019 年，北京市多部门联合颁布《关于金融支持养老服务业发展的实施意见》，从优化信贷服务、拓宽投融资渠道、完善保险体系、提高金融服务能力等方面发力，支持养老服务业"提质扩面"发展。例如，引导社会力量参与街道（乡镇）养老照料中心和社区养老服务驿站的建设和运营，扩大养老服务供给总量；给予护养型养老机构、"医养结合"及专业护理机构优惠政策，提高养老服务供给质量②。2021 年，《北京市社区养老服务驿站运营扶持办法》正式颁布，对养老服务驿站的运营综合采取基础补贴、托养补贴、连锁运营补贴和运维支持四项支持政策，其具体标准见表 4-6③。

表 4-6　社区养老服务驿站运营补贴标准

补贴类型	内涵	补贴对象	补贴标准
基础补贴	为保障驿站满足基本养老服务对象的基本养老服务需求、维持驿站基础运转而给予的资助补贴	城区驿站	每人每月 180 元
		农村驿站（签约服务人数少于 80 人）	每家每月 1.4 万元
		农村驿站（签约服务人数超过 80 人）	每人每月 180 元
托养补贴	根据驿站开展的托老服务给予的资助补贴	日间托养服务	每人每天 15 元
		短期全托服务	每人每天 30 元
		全托照料服务	每人每月 1 000 元
连锁运营补贴	对品牌供应商承接若干家驿站建设运营，并实施同一服务标准、品牌连锁运营给予的奖励补贴	连锁运营驿站	每新增 1 家连锁运营驿站，一次性给予 5 万元补贴
运维支持		经民政部门按照相关规定认定为养老服务机构的驿站	用水、用电、用气、用热享受居民价格政策

资料来源：关于印发《北京市社区养老服务驿站运营扶持办法》的通知．（2014-12-30）[2021-08-11]．http：//mzj. beijing. gov. cn/art/2014/12/30/art_413_314734. html.

———————————

① 关于 2015 年开展养老助残服务体系试点建设工作的通知．（2015-07-08）[2021-03-21]．http：//mzj. beijing. gov. cn/art/2015/7/8/art_9368_23358. html.

② 北京市民政局 北京市地方金融监管局 中国人民银行营业管理部 中国银行保险监督管理委员会 北京监管局 中国证券监督管理委员会 北京监督局关于金融支持养老服务业发展的实施意见．（2019-10-31）[2021-08-05]．http：//www. beijing. gov. cn/zhengce/zhengcefagui/201910/t20191031_470744. html.

③ 关于印发《北京市社区养老服务驿站运营扶持办法》的通知．（2014-12-30）[2021-08-11]．http：//mzj. beijing. gov. cn/art/2014/12/30/art_413_314734. html.

第三节　北京市机构养老照护服务体系分析

一、北京机构养老照护服务现状

发展机构养老照护服务首先在于明确其功能定位。相较居家社区养老，机构养老主要起到支撑作用，在居家社区机构协调发展中扮演着关键的支撑角色，是整个养老服务体系提质升级的关键。从功能定位来看，机构养老服务主要提供专业性更强的服务，主要面向高收入老年人或失能半失能老年人等特定老年群体，提供具有护理功能的专业化服务。《北京市人民政府关于加快推进养老服务业发展的意见》明确指出，公办养老机构要切实发挥兜底保障作用，重点为城市"三无"人员和农村"五保"对象中的老年人、低收入老年人，经济困难的失能半失能老年人等提供基本养老护理服务[①]。与此同时，也有部分民营养老机构面向高收入老年人，提供条件优渥、设施齐全、医养结合的高水平养老照护服务。有鉴于此，本书认为机构养老模式主要发挥提供不同层次养老服务的功能。第一，面向经济困难或失能失智老年人提供兜底性照护服务，这是典型的补缺性、兜底性的失能照护服务；第二，面向普通公众提供适度普惠的养老服务，满足一般性的养老失能照护需求；第三，主要向高收入老年人提供高水平、高层次的养老照护服务。一个多层次、综合性的养老服务体系可以分层、分类提供满足不同类型对象需求的养老失能照护服务。

近年来，北京市围绕"居家社区机构相协调、医养康养相结合"的养老服务体系建设目标，不断扩大机构养老服务供给总量，专业化服务水平稳步提高，现已取得阶段性成果。第一，养老机构数量及床位供给不断增加。截至2021年底，北京市建成各类养老机构571家，养老机构床位供给总量接近10.9万张，其中护理型床位71 311张，

---

① 《北京市人民政府关于加快推进养老服务业发展的意见》解读.（2014-03-12）[2021-08-19].http：//mzj.beijing.gov.cn/art/2014/3/12/art_4494_1768.html.

占养老机构床位供给总量的 65.6％，机构养老照护服务水平稳步提升①。第二，"医养结合"服务取得显著进步。截至 2020 年底，北京市专设医疗卫生机构的养老机构为 175 家，353 家养老机构与医疗机构签约服务；此外，还有 16 家养老机构可提供嵌入式医疗卫生服务，全市 544 家养老机构实现医疗服务全覆盖。第三，建立健全老年人能力评估体系。为加强失能老年人长期照护服务体系建设，实现机构养老照护服务供给与失能老年人需求精准对接，北京市自 2019 年起开展老年能力综合评估工作。截至 2020 年底，北京市全市 106 家机构获评估资质，分别培训评估员、督导员、审核员 642 人、246 人和 106 人，累计对全市 11.84 万老年人进行了综合能力评估②。第四，开展养老机构服务质量建设专项行动。北京市对养老机构服务质量的建设主要从疫情防控、星级评定、隐患整改、综合监管、分类改造及信息化建设等方面入手。以星级评定为例，截至 2022 年底，北京市共有星级养老机构 458 家，其中五星级 13 家，四星级 40 家，三星级 58 家，二星级 309 家、一星级 38 家③。

当然，北京市机构养老服务也存在诸多不足，主要包括以下几个方面：

首先，养老机构入住率偏低。2012 年以来，北京市养老机构数量及其床位供给总量不断增加，截至 2020 年，机构数量从 2012 年的 437 家增长至 584 家，床位供给总量由约 7.9 万张增加至约 11.3 万张，但是床位的入住率始终远低于全国平均水平（50％左右）④。2012 年至 2020 年，床位入住率最高为 2019 年的 43.0％，最低为 2014 年的 38.8％，2020 年床位入住率（41.5％）甚至低于 2012 年的 42.3％

---

① 北京市民政局. 2021 年社会服务统计季报表（四季度）.（2022－01－19）［2022－02－05］. http：//mzj. beijing. gov. cn/art/2022/1/19/art_661_623536. html.

② 北京市老龄工作委员会，等. 北京市老龄事业发展报告（2020）.（2021－10－14）［2021－11－27］. http：//wjw. beijing. gov. cn/xwzx_20031/wnxw/202110/P020211014339342238728. pdf.

③ 北京市老龄工作委员会办公室，等. 北京市老龄事业发展报告（2022）.（2024－02－29）［2024－04－18］. https：//wjw. beijing. gov. cn/wjwh/ztzl/lnr/lljkzc/lllnfzbg/202310/P020231023507927451629. pdf.

④ 据全国政协委员袁亚非介绍，截至 2020 年我国养老机构整体床位空置率达 50％。全国政协委员袁亚非：激活社会资本发展普惠养老.（2020－05－21）［2022－09－27］. http：//static. nfapp. southcn. com/content/2020－05/21/c3561207. html.

（见表 4 - 7）。

表 4 - 7　2012—2020 年北京市养老机构入住趋势

	2012	2013	2014	2015	2016	2017	2018	2019	2020
机构数量	437	442	456	460	470	516	533	560	584
床位数	79 178	84 734	97 700	90 784	93 305	101 619	104 443	108 563	112 848
入住人数	33 507	33 893	37 900	35 349	35 750	42 177	44 591	46 653	46 817
入住率	42.3%	40.0%	38.8%	38.9%	38.3%	41.5%	42.7%	43.0%	41.5%

资料来源：根据《二〇二〇年北京市社会建设和民营事业发展统计公报》计算所得。北京市民政局．二〇二〇年北京市社会建设和民政事业发展统计公报．（2021 - 07 - 21）［2022 - 05 - 18］．http：//mzj. beijing. gov. cn/art/2021/7/21/art _ 659 _ 608658. html.

其次，机构养老服务发展不均衡，供需不匹配。2015 年，北京市民政局发布《北京市养老照料中心建设三年行动计划（2014 年—2016 年）》，将北京市 16 个区按照自然禀赋及社会条件的不同，划分为四种不同的城市功能区，并提出差异化的养老服务定位和养老照料中心建设目标（见表 4 - 8）①。按照该行动计划，首都功能核心区、城市功能拓展区、城市发展新区和生态涵养发展区的养老服务需求及设施建设呈现梯队递减趋势。然而，2016 年北京市居家社区养老服务普查数据显示（见表 4 - 9），作为首都功能核心区，老年人口密度最高的东城区和西城区，养老机构床位供给总量分别为 917 张和 2 989 张，而养老服务需求相对较弱的延庆、怀柔、顺义三区养老机构床位供给总量分别为 3 117 张、2 381 张、4 322 张，平均来看显著高于东城区和西城区。这也导致延庆、怀柔、顺义三区的养老机构床位入住率在北京市 16 个区中位于倒数前三位，分别为 37%、27% 和 24%。北京市内不同区间机构养老服务资源的不均衡分布，影响了机构养老服务的可及性，特别是老龄化形势更为严峻的城区，机构养老服务的可及性较低，远远滞后于实际需要。

最后，养老机构护理员整体不足。2016 年北京市居家社区养老服务普查数据显示（见表 4 - 9），按照床位总量计算，北京市平均每位养老护理员需负责 11.33 张床位；按照入住老年人数量计算，平均每

① 北京市民政局．北京市养老照料中心建设三年行动计划（2014 年—2016 年）．（2015 - 03 - 30）［2021 - 08 - 12］．http：//mzj. beijing. gov. cn/art/2015/3/30/art _ 9372 _ 24826. html.

位养老护理员负责 6.01 位老人的照护，远远高于养老护理员与老年人 1∶4 的比例的国家标准。护理服务人力资源不足是一个普遍性问题，同时，具有专业技术资质的护理服务人员则更加匮乏，已经严重影响了机构养老服务的质量，这在中低端养老机构中表现得更为明显。

表 4-8 北京市各区养老照料中心发展规划

功能区类型	涵盖区	养老服务发展特征	发展目标
首都功能核心区	东城、西城	老旧城区居多，老年人口密度大，老年服务需求相对集中	辖区 32 个街道 100%覆盖
城市功能拓展区	朝阳、海淀、丰台、石景山	具有城乡结合部的区位特征，各种养老服务发展模式和需求集中	辖区 102 个街乡镇 90%覆盖
城市发展新区	通州、顺义、大兴、昌平、房山	具有良好的自然环境和资源条件，适合养老服务功能的发挥	辖区 161 个重点发展街乡镇 50%覆盖
生态涵养发展区	门头沟、平谷、怀柔、密云、延庆	体现城市远郊区和山区养老服务发展特色	辖区 34 个乡镇 10%覆盖

资料来源：北京市民政局. 北京市养老照料中心建设三年行动计划（2014 年—2016 年）.（2015 - 03 - 30）［2021 - 08 - 12］. http：//mzj. beijing. gov. cn/art/2015/3/30/art _ 9372 _ 24826. html.

表 4-9 2016 年北京市养老机构床位及护理员概况

所在区	养老机构设计总床位数（张）	民政局备案的床位数（张）	实际入住床位数（张）	实际床位入住率（%）	护理员人数（人）	护理员人均负责床位数（张）
东城区	917	987	598	61	325	3.04
西城区	2 989	2 984	2 027	68	536	5.57
朝阳区	16 647	15 885	7 135	45	1 327	11.97
丰台区	7 685	6 891	4 327	63	781	8.82
石景山区	2 794	2 794	2 369	85	380	7.35
海淀区	9 765	8 806	6 806	77	928	9.49
房山区	7 738	6 860	3 074	45	523	13.12
通州区	4 619	4 449	1 878	42	305	14.59
顺义区	4 322	4 404	1 066	24	215	20.48

续表

所在区	养老机构设计总床位数（张）	民政局备案的床位数（张）	实际入住床位数（张）	实际床位入住率（%）	护理员人数（人）	护理员人均负责床位数（张）
昌平区	14 551	13 901	7 752	56	770	18.05
大兴区	7 537	6 838	3 533	52	721	9.48
门头沟区	1 958	1 094	1 140	104	65	16.83
怀柔区	2 381	2 248	609	27	98	22.94
平谷区	4 976	4 639	2 024	44	317	14.63
密云区	4 544	4 410	2 427	55	453	9.74
延庆区	3 117	3 225	1 199	37	237	13.61
北京市	96 540	90 415	47 964	53	7 981	11.33

资料来源：作者根据乔晓春等所著的《北京市居家养老资源普查数据集》整理并计算所得。乔晓春，武继磊，谢婷. 北京市居家养老资源普查数据集. 北京：华龄出版社，2018：78－82.

二、北京市机构养老照护的支持政策体系分析

（一）养老机构建设运营支持政策

首先，在养老机构建设用地政策方面，2013 年，北京市人民政府印发《关于加快本市养老机构建设实施办法的通知》，明确了养老服务设施建设的供地方式，即政府投资建设的养老机构以及社会资本投资的非营利性养老机构用地，均采取依法划拨的方式；社会资本投资建设的营利性养老机构，则在限定地价、规定配套建设和提出管理要求的基础上，采取招拍挂等方式供地。同时，该通知对新建养老机构的规划提出了新的要求："新规划独立占地建设的养老机构，地址应选择在交通便利、周边有医疗卫生机构、靠近居住区的地区"；"新建居住区要根据规划要求和建设标准，配套建设养老机构，并与住宅同步规划、同步建设、同步验收"①。

其次，在养老机构的建设补贴政策方面，《北京市人民政府关于

① 北京市人民政府关于加快本市养老机构建设实施办法的通知.（2019－05－23）〔2021－02－25〕. http：//www. beijing. gov. cn/zhengce/zfwj/zfwj/bgtwj/201905/t2019052 3＿75363. html.

加快推进养老服务业发展的意见》等政策文件出台，探索"补砖头"式养老机构建设补贴方式和标准。例如，非营利性养老服务机构中，属于新建、扩建、购买设施的护养型养老服务机构建设项目，每张床享受 16 000 元的建设补贴，非护养型项目每张床享受 12 000 元的补贴①。2017 年，北京市多部门联合颁布《北京市基层公办养老机构建设资助工作实施办法》，将养老机构的建设补助区分为三个层面：第一，由市发展改革委对单床建设成本不高于 20 万元的新建、改扩建项目进行差异化补贴。东城、西城、生态涵养发展区、城市发展新区、丰台、石景山、朝阳、海淀由高到低，分别按 100%、100%、90%、70%、50%、50%、30%、30%的比例进行补贴；第二，各区政府多渠道募集资金对内部装修改造项目进行补贴；第三，市财政局按照单床配置成本不高于 8 万元的标准，对养老机构设施设备购置项目给予差异化补助②。

最后，在养老机构的运营补贴政策方面，2018 年北京市多部门联合印发《北京市养老机构运营补贴管理办法》，对不同类型养老机构的补贴依据、补贴标准、补贴程序和管理监督做出了明确规定，设置了养老机构运营期间床位补贴的最高标准，即每张床位每月最高可享受 1 050 元的补助。此外，该办法还建立了养老机构运营补贴与市财政预算绩效指标的挂钩机制，明确了入住率、服务对象满意率、运营安全、品牌营销、诚信、人员素质、医养结合、生态环境等 8 个指标。例如，若养老机构从业人员的资格证书持有率、岗前培训比率未达到 100%，则取消运营补贴③。这些举措在极大程度上激励了机构提升自身养老照护服务供给质量的动力与能力。基于此，2020 年，北京市民政局印发《关于进一步做好养老机构运营补贴工作的通知》，修订并完善了养老机构运营补贴对象的范围、标准、流程，规范了养老机构入住老年人的失能评估工作，严格执行运营补贴发放与预算绩

---

① 北京社会办养老机构资金支持试点单位征集文件．(2011-12-05)[2021-03-15]．http：//mzj．beijing．gov．cn/art/2011/12/5/art_371_297148．html.

② 《北京市基层公办养老机构建设资助工作实施办法》政策解读．(2017-09-04)[2021-05-27]．http：//mzj．beijing．gov．cn/art/2017/9/4/art_4494_1546．html.

③ 《北京市养老机构运营补贴管理办法》政策解读．(2018-11-23)[2021-04-11]．http：//mzj．beijing．gov．cn/art/2018/11/23/art_4494_1538．html.

效指标挂钩的工作机制①。

（二）养老服务从业人员支持政策

首先，养老服务从业人员补贴政策。2020 年，北京市民政局牵头起草《北京市养老服务人才培养培训实施办法（征求意见稿）》，针对不同类型、不同阶段养老服务从业人员给予差异化补助。例如，北京市大专院校应届毕业生（包括毕业一年的往届生）选择从事养老服务，政府分三年给予入职奖励，其标准分别为：本科及以上 6 万元，专科（高职）5 万元，中职 4 万元；养老护理岗位上，从事一线护理工作的从业人员，政府按月发放养老护理服务奖励津贴，标准为每人每月 1 000 元②；以上补贴经费均由各区民政局协调财政局纳入年度预算安排。

其次，养老服务人才培训政策。《北京市养老服务人才培养培训实施办法（征求意见稿）》明确以市、区和养老服务机构三方共建"分级分层"培训体系，由市民政局牵头对全市养老服务机构专业技术人员、管理人员进行示范性培训，同时，各区民政局以政府购买服务或委托第三方机构的方式对养老服务从业人员进行培训，养老机构则需要对新入职人员进行入职培训。其中，养老护理人员、专业技术及管理人员的年度培训时间不得少于 24 小时。在被培训者取得结业证书后，由市、区级民政部门按 900 元/人的标准给予培训机构培训补贴③。

最后，养老服务人才职业发展政策。2016 年，北京市民政局印发《关于加强养老服务人才队伍建设的意见》，将职级晋升和激励评价相关内容作为养老服务人才队伍建设的重中之重，并提出"开展养老护理职业发展体系改革试点"等若干政策措施，打破养老人才队伍"发展难"的困境，打破生活护理人员、专业技术人员和管理人员之间的

① 《关于进一步做好养老机构运营补贴工作的通知》政策解读．（2020 - 02 - 12）［2021 - 01 - 15］．http：//mzj. beijing. gov. cn/art/2020/2/12/art _ 4494 _ 7288. html.

② 关于对《北京市养老服务人才培养培训实施办法（征求意见稿）》公开征求意见的通知．（2020 - 07 - 13）［2021 - 02 - 18］．http：//mzj. beijing. gov. cn/art/2020/7/13/art _ 667 _ 524262. html.

③ 关于对《北京市养老服务人才培养培训实施办法（征求意见稿）》公开征求意见的通知．（2020 - 07 - 13）［2021 - 02 - 18］．http：//mzj. beijing. gov. cn/art/2020/7/13/art _ 667 _ 524262. html.

壁垒，对优秀人才进行多岗位培养锻炼。此外，该意见单独将"提升养老服务人才的社会地位"设置为一个板块，作为养老服务人才队伍建设的关键抓手，政府将综合采取积分落户、评奖评优、优先入住养老机构、开展国家级技能大师工作室评选等措施给予养老服务人才发展以支持①。

（三）老年人入住优惠政策

老年人入住优惠政策主要指政府为入住养老机构的困境老年人、失能老年人等特殊群体提供的补贴、津贴福利体系。首先，在受益老年人群体的界定方面，2016 年，北京市多部门联合印发《北京市困境家庭服务对象入住社会福利机构补助实施办法》，明确提出政府将对入住养老机构的北京户籍的特殊群体提供入住补贴。其对象主要包括三类特殊群体：一是低保家庭、低收入家庭和享受民政部门残疾人生活困难补助的残疾人中，年满 60 周岁的失能老年人或年满 80 周岁的高龄老年人；二是计划生育特殊困难家庭（失独家庭，含其重度残疾的独生子女）中的失能老年人和年满 70 周岁的老年人；三是年满 16 周岁且未满 60 周岁失业且无稳定收入的残疾人（需持有残疾人证）。2020 年，《北京市困境家庭服务对象入住养老机构补助实施办法》进一步将"城乡特困家庭中的老年人、重度残疾人"纳入补贴范围，并且取消了重度残疾人的能力评估环节，扩大了受益人群的范围。

其次，在养老机构收住困境老年人的补贴政策方面，2016 年，《北京市困境家庭服务对象入住社会福利机构补助实施办法》规定，符合条件的低保家庭、低收入家庭老年人和计划生育特殊困难家庭老年人，在入住养老机构时，分别享受每人每月 1 200 元、1 000 元、1 000 元的补贴；入住养老机构的残疾人则一般享受每人每月 400 元的定额补贴②。2019 年，相关政策绩效评估显示，北京市养老机构建设运营的人均成本为每人每月 5 000 元。有鉴于此，政府大幅提升对入住老年人的补贴标准。截至 2020 年，北京市城乡特困服务对象入住养老机构，按照每人每

---

① 关于印发《关于加强养老服务人才队伍建设的意见》的通知.（2019－05－22）
［2021－02－25］. http://www.beijing.gov.cn/zhengce/zhengcefagui/201905/t20190522_60004.html.

② 关于印发《北京市困境家庭服务对象入住社会福利机构补助实施办法》的通知.
（2019－05－22）［2021－08－27］. http://www.beijing.gov.cn/zhengce/zhengcefagui/201905/t20190522_59262.html.

月 2 000 元予以补助，市财政给予每人每月 1 000 元的市级定额补助；低保家庭、低收入家庭老年人和计划生育特殊困难家庭老年人则每人每月分别享受 3 600 元、2 800 元、2 800 元的补助，市财政分别给予每人每月 1 800 元、1 400 元、1 400 元的定额补助①。

最后，养老服务补贴由"补砖头"向"补人头"过渡。《北京市困境家庭服务对象入住社会福利机构补助实施办法》明确指出，对于收住失能老年人和残疾人达到一定规模的养老机构，政府将对其购置康复器材的项目给予"梯度递增"的补贴。具体而言，收住失能老年人和残疾人 30～50 人、50 人以上的养老机构，政府将分别按照购置康复器材总额 50%、60% 的比例给予补贴，最高补贴额度分别不超过 40 万元和 60 万元②。2018 年，《北京市养老机构运营补贴管理办法》指出，养老机构运营补贴根据养老机构收住服务对象身体状况、服务质量星级评定、信用状况、医疗服务能力等因素综合确定，以养老机构实际收住服务对象的床位数、月数等作为补贴计算依据；将收住失能老年人，残疾等级为一至二级视力、肢体、听力、言语残疾人和二至三级智力残疾人的运营补贴标准提高到每月 600 元，对于收住失智老年人、残疾等级为一级智力残疾人和二级智力残疾人中的多重残疾人的机构，按照每床每月 700 元予以补贴③。

面向未来，《国务院关于印发"十四五"国家老龄事业发展和养老服务体系规划的通知》明确指出，不同地方政府应依据本地特困老年人规模确定公办养老机构床位总量的下限，在满足有意愿的特困老年人入住需求的前提下，公办养老机构应重点为特困老年人提供服务，主要包括经济困难的空巢、留守、失能、残疾、高龄老年人以及计划生育特殊困难家庭老年人④。在该文件的指导下，2021 年《北京

---

① 《北京市困境家庭服务对象入住养老机构补助》的政策解读. (2020－10－28)［2021－11－25］. http：//mzj. beijing. gov. cn/art/2020/10/28/art＿4494＿8522. html.

② 关于印发《北京市困境家庭服务对象入住社会福利机构补助实施办法》的通知. (2019－05－22)［2021－08－27］. http：//www. beijing. gov. cn/zhengce/zhengcefagui/ 2019 05/t20190522＿59262. html.

③ 北京市民政局.《北京市养老机构运营补贴管理办法》政策解读. (2018－11－23) ［2021－06－17］. http：//mzj. beijing. gov. cn/art/2018/11/23/art＿4494＿1538. html.

④ 国务院关于印发"十四五"国家老龄事业发展和养老服务体系规划的通知. (2022－ 02－21)［2022－03－15］. http：//www. gov. cn/zhengce/content/2022－02/21/content＿ 5674844. htm.

市"十四五"时期老龄事业发展规划》进一步指出，"十四五"期间，将加快推进扶持政策从"补砖头"向"补人头"转变，着重加大对护理型和普惠性民办养老项目的政策支持力度①。并且，公办养老机构（或具有公益性质的养老机构）将在兜底特殊失能照护服务方面承担主要责任，从而体现公益性和公共性。北京市机构养老照护服务体系政策总体情况见表4-10。

表4-10　北京市机构养老照护服务体系政策概览

类别	代表性文件	主要内容
养老机构建设运营支持政策	《关于加快本市养老机构建设实施办法的通知》	明确了政府投资建设的养老机构、社会资本投资的非营利性养老机构以及营利性养老机构建设的用地政策
	《北京市人民政府关于加快推进养老服务业发展的意见》	养老服务业成为首都服务业重要组成部分；机构养老床位达到16万张；鼓励社会力量举办规模化、连锁化的养老机构；鼓励社会资本对企业厂房、商业设施及其他可利用的社会资源进行整合和改造，用于养老服务；鼓励境外资本开设养老服务组织和机构
	《北京市基层公办养老机构建设资助工作实施办法》	要高度重视基层公办养老机构的建设和发展，着力改善基层公办养老机构的硬件设施、服务环境和管理水平，着力提高基层公办养老机构服务质量和利用效能，使其更好承担特殊困难老年人集中养老服务、支撑居家社区养老服务，充分发挥示范引领作用、辐射周边服务功能、提高特困人员集中供养条件
	《北京市养老机构运营补贴管理办法》	养老机构运营补贴根据养老机构收住服务对象身体状况、服务质量星级评定、信用状况、医疗服务能力等因素综合确定，以养老机构实际收住服务对象的床位数、月数等作为补贴计算依据
	《关于进一步做好养老机构运营补贴工作的通知》	明确补贴范围，具有法人资质的社会办非营利性养老机构、社会办营利性养老机构、公办（建）民营养老机构收住老年人、残疾人的，均可申请养老机构运营补贴

---

① 北京市老龄工作委员会．关于印发《北京市"十四五"时期老龄事业发展规划》的通知．（2021-11-26）[2022-01-02]．http：//www.beijing.gov.cn/zhengce/zhengce-fagui/202111/t20211126_2545746.html．

续表

类别	代表性文件	主要内容
养老服务从业人员支持政策	《北京市养老服务人才培养培训实施办法（征求意见稿)》	针对不同类型、不同阶段养老服务从业人员给予差异化补助；明确以市、区和养老服务机构三方共建"分级分层"培训体系，由市民政局牵头对全市养老服务机构专业技术人员、管理人员和护理人员进行示范性培训
	《关于加强养老服务人才队伍建设的意见》	将职级晋升和激励评价相关内容作为养老服务人才队伍建设的重中之重，并提出"开展养老护理职业发展体系改革试点"等若干政策措施，打破养老人才队伍"发展难"的困境
老年人入住优惠政策	《北京市困境家庭服务对象入住社会福利机构补助实施办法》	符合条件的低保家庭、低收入家庭老年人和计划生育特殊困难家庭老年人，在入住养老机构时，分别享受每人每月 1 200 元、1 000 元、1 000元的补贴
	《北京市困境家庭服务对象入住养老机构补助实施办法》	将"城乡特困家庭中的老年人、重度残疾人"纳入补贴范围，取消了重度残疾人的能力评估环节，扩大了受益人群的范围
	《北京市养老机构运营补贴管理办法》	根据养老机构收住服务对象身体状况、服务质量星级评定、信用状况、医疗服务能力等 4 个维度，对养老机构实行差异化补贴

资料来源：作者根据北京市人民政府官网、北京市民政局官网整理。

第四节 北京市养老照护服务体系面临的挑战

一、养老照护服务体系制度建设仍有不足

（一）体系互动协作存在梗阻

虽然北京市养老照护服务体系建设取得了巨大成就，并在全国具有典型的示范和引领作用，北京市在养老照护服务体系建设方面的理念、政策设计对其他城市产生了一定影响，政策扩散效应明显，但是北京市养老照护服务体系仍然面临不少问题和挑战，其中既有当前环境和条件约束、影响的原因，也有治理体系、治理理念方面的原因，例如，北京市养老照护服务体系中政策制度的体系性仍有待加强，制

度的法治化水平、精准性仍有待提高。

第一，政府与市场的责任边界有待进一步厘清。现阶段，北京市各级政府在养老照护服务中占据绝对主导地位，集建设规划、政策制定、标准发布、财政支持、服务供给、项目评估、监督管理等权力于一身。虽然北京市养老照护服务市场发育程度相对较高，而且社会资本、社会力量参与养老服务提供的程度也较高，但是政府和市场的责任边界仍需进一步厘清，特别是不少市场涌现的服务力量过度依赖政府支持维系生存，自身造血能力不足，不能适应日益激烈的市场竞争，开拓能力、生存能力过低。北京市为了维系养老服务驿站的生存发展，大量购买服务，部分地方投入了过多的财政资金，挤压了向其他主体购买服务的空间，但是，这种跨越边界、过度支持的做法并不能从根本上提升养老服务驿站的活力，还需要从体制、机制和驿站组织方式等方面，着力提升驿站活力和能力。

第二，不同地区的养老照护服务市场治理存在显著的不均衡。北京市养老照护服务，尤其是居家社区养老照护服务的供给，大多采取养老照料中心、养老服务驿站等机构签约第三方组织的形式，为老年人提供助餐、助医及上门家政等服务，在部分地区表现了部分垄断性特征。同时，不同地区养老失能照护服务力量发展区域化差异明显，呈现出显著的不均衡特点，除了空间上的不均衡之外，供需之间的结构性不均衡问题相对较为突出。另外，也应该看到，这种非均衡的发展模式，特别是不同地方拥有的各类支持资源的差异，可能会导致基层工作人员自由裁量权过大，甚至会衍生腐败等问题。

第三，养老照护服务供需双方衔接不畅。当政府资源过多进入时，服务供给者对市场的反应可能更为"钝化"，而不是主动分析供求、积极适应，从而弱化市场的优胜劣汰功能。北京市基层养老服务驿站的养老照护服务供给，过多依赖政府资源，政府购买服务中隐含了一定程度维系机构生存的目标，这就导致出资方（政府）、服务供给方（机构）合作密切，但是作为需求方的老年人则参与不足，甚至缺乏参与渠道和对话机制。上述不足也一定程度影响了政府购买服务的效率、效果。例如，北京市政府面向老年人推出养老助餐券等养老服务优惠政策，然而基层对受益对象并未做出明确区分甄别，导致部分区域受益对象大多是身体健康的老年群体，而经济条件困难，对长期照护服务、康复护理服务有较大需求的失能失智老年群体却并未获得足够的支持①。

（二）资源统筹利用有待改进

养老失能照护具有显著的空间场域概念，区域内的资源统筹非常关键、必要。但是，综合来看，北京市养老资源的统筹利用还存在诸多不足，提升资源统筹利用效率至关重要。总的来看，北京市养老照护服务资源存在横向的区域间分割，以及纵向的不同层级间分割。在横向维度，北京市不同城区之间、同一城区内不同区位之间，在养老失能照护资源配置（包括相应的设施配置方面）方面存在显著的区域差异，区域之间资源不均衡、区域内供求不均衡的问题较为突出。在纵向维度，不同层级间养老照护服务机构单体化特征明显，缺乏互联互通，指导协作关系不明确，街道（乡镇和区）级机构的辐射、引导能力较为有限，而大量养老服务驿站基本处于单体化运营状态，难以实现互助共济，缺乏联体机构的分散风险能力，抗风险能力较弱，纵向机构间的分割导致区域间养老资源利用效率大打折扣。

当然，造成上述问题的原因是多方面的，机构的发展发育程度是一个重要的原因。此外，还有其他方面的原因：其一，涉老事业管理部门间的协同治理还需要改进，政策法规制定环节、顶层设计环节衔接还不够顺畅，联动机制仍待完善。例如，在老旧小区适老化改造过程中，民政、住建、卫生健康、规划与自然资源部门分别负责适老化业务的不同环节，存在一定的部门分歧甚至利益分歧。政策和资源的分散、不匹配，一定程度上影响了服务体系和设施建设的顺利开展。其二，政府部门与养老服务企业、消费者之间缺乏有效的信息对接平台。养老照护服务涉及日间照料、医疗保健、上门服务及志愿者互助等多项内容，其运作依赖行政、服务机构、医疗单位、社会组织及老年人等主体的多元参与。然而，实践中部分程度地存在条块分割、信息不对称、资源不足等问题，一定程度上制约了养老服务的高质量发展。例如，北京市在城六区为符合条件的老年人配备"小帮手"电子

---

① 谭日辉.中国社区发展报告（2018—2019）.北京：社会科学文献出版社，2019：35.

服务器，但在后续实践过程中，老年人通过电子服务器表达自身诉求时，却出现了服务应答不及时等问题，未能切实解决老年人需求①。

（三）政策执行能力有待提高

如前所述，北京市养老照护服务政策体系根植于碎片化的政策文件，自上而下执行标准不一，监督管理难度大，导致养老服务支持政策落地难。《北京市人民政府关于加快推进养老服务业发展的意见》面向各类养老机构、养老照料中心推出运营补贴、收费减免等一系列优惠政策，并明确提出"养老机构用水、用电、用气、供暖价格按照本市相应居民收费价格标准执行"，但该项政策在实际中未得到有效落实，部分养老照料中心难以享受相应税费减免政策。此外，政策执行能力不足还体现在养老服务政策标准与实际供给脱节上。2014年以来，北京市多次下发关于养老机构建设及服务供给的强制性或推荐性标准，内容包括机构资质、从业人员培训、助餐服务等。但实际上，部分政策标准的制定具有一定理想化成分，在执行过程中存在针对性不足、适用性不强等问题。例如，在助餐服务中，养老服务机构为社区老年人提供外卖餐饮服务时，市场监督管理局、食品药品监督管理局等单位尚未出台相关管理标准，导致老年人助餐服务的卫生保障、供给水平存在不确定性②。政策协调、政策落地等问题交织在一起，增大了基层养老服务政策实施的复杂性。

二、机构养老模式：市场有待进一步激活

（一）居民有效需求尚未充分释放

毋庸置疑，北京市经济社会发展与人民生活水平均处于全国前列，但全市人口老龄化依然呈现出"未富先老""未备先老"的特征，不少老年人及其家庭难以承担高昂的养老照护支出。截至2020年底，北京市企业退休职工257万人，月均养老金为4 156元；领取城乡无社会保障居民福利养老金者40.6万人，月均标准为725元③。与此同

---

① 缪青. 养老照顾与幸福民生：政府、社区和企业的责任. 2012年首届中国敬老养老助老社会责任高峰论坛，2012.

② 闫萍，董亭月. 北京养老服务要破解五大难题. 前线，2021（3）：79-82.

③ 李万钧. 构建养老服务"五大体系"探索超大城市养老路径. 中国社会工作，2021（14）：21-24.

时，北京市建设运营养老机构的用地成本、融资成本、人力成本均远高于中小城市，因此，其养老服务平均收费普遍高于普通职工退休金收入，不少失能失智老年人难以支付长期照护所需费用。老年人收入水平仍然总体较低，抑制了养老服务需求的释放，市场活力尚未有效激发。同时，北京市养老服务业在发展方面仍存在不足，呈现产品单一化、同质化的趋势，养老金融等创新型养老服务产品发展处于起步阶段，部分机构存在"噱头"大于"实效"问题，可推广的盈利模式尚未形成，缺乏龙头示范效应。加之疫情期间，行业发展步履维艰，以中小微企业、社会力量为主体的养老服务市场，普遍面临入住率下降、运营成本增加、营业收入锐减的困境。疫情风险叠加经济下行风险，养老服务市场的需求和供给总体低迷，呈现低水平、非均衡的局面。

（二）养老机构可持续运营能力不足

北京市养老机构普遍面临运营负担重、盈利困难的难题。国家开发银行研究院养老服务业课题组的一项调研显示，截至 2019 年，北京市养老企业整体处于财务亏损状态，其中，严重亏损、稍有亏损的企业分别占比 32.6% 和 30.7%，基本维持收支平衡的企业占 32.8%，仅有 3.9% 的养老服务企业实现盈利①。造成这种现象的原因是多方面的。第一，养老机构融资难。依据现行北京市养老机构投融资政策，"民非"性质养老机构获得的贷款额度有限，难以获得营利性资本收入。不少民办养老企业均为轻资产运营公司，规模体量较小且缺乏信用担保，导致其融资渠道过窄。很多养老机构，不论是其机构性质（"民非"），还是其实际经营情况，都不利于其进行市场融资。第二，用地难用地贵。北京市各类养老机构的投资建设成本中，土地和房屋等固定成本最高。按照现行北京市养老服务用地政策，虽然仅需缴纳土地出让金或租金，而不必经过招拍挂环节，但用地成本依然高昂，给养老机构的建设运营带来了较大经济困难。而且，受土地财政的影响，很多养老机构不得不选址在郊区。第三，养老机构床位空置

---

①　李豪悦. 亏损远比盈利多 "银发经济" 高质量发展这题怎么破？. （2021 - 11 - 25）[2022 - 01 - 16]. https://baijiahao.baidu.com/s? id = 1717401663146663389&wfr = spider&for = pc.

率居高不下。由于上述原因，北京市部分养老企业为降低用地等投融资成本而将养老设施设置在远郊地区，然而这又导致入住率低、专业人才匮乏等问题，特别是导致大多数机构往往远离医疗资源，造成医养分离，医养融合困难，服务能力和质量不足，对老年人吸引力不足，后期运营难度加大，往往运营七八年后才能勉强达到收支平衡。总体来看，大城市养老机构普遍存在运营能力不足、运营成本偏高、运营效率低下等问题。这是困扰大城市机构养老服务健康发展的普遍问题。

（三）医养结合发展面临瓶颈

失能照护是养老服务中的"刚性服务"，具有典型的需求刚性特点。正是因为这个原因，医养结合成为养老服务高质量发展的重要特征。只有高质量的医养结合服务才能为失能失智老年人提供适宜的照护服务，特别是一些与医疗有关的非治愈性照护服务。北京市医养结合发展取得了一定的进展，但总体上仍然面临瓶颈。一是医养结合服务供给总量不足。截至 2020 年底，北京市 60 岁及以上老年人口达到 429.8 万人，占全市常住人口比重为 19.6%，其中，失能失智老年人口超过 60 万人[1]。若按照 20% 的失能失智老年人对入住养老机构医养结合服务有实际需求（发达国家这一比例达到 50%）估算，则需要医养结合床位 12 万张[2]。然而从供给来看，目前北京市全市医养结合床位仅为 6.2 万张，结合北京市人口老龄化、高龄化、失能状况，以及经济社会发展水平，现有机构床位供给显然难以满足全市老年人医养结合服务需求。二是医养结合服务供给成本较高。现阶段，北京市医养结合服务大多采取养老机构签约医疗机构和养老机构内设医疗机构两种形式，其中，不少签约的医养结合服务往往流于形式，实际上难以满足老年人失能照护需求。同时，养老机构内设康复院、医务室等医疗卫生机构则成本过高。一方面，只有养老机构的资金量、设施设备条件达到一定标准才可获批；另一方面，北京市聘请 1 位全科大

① 刘向国，金哲，金鑫. 北京市医养结合现状及发展建议. 北京医学，2021（8）：792-794.

② 景丽伟，张超，孙书彦，等. 北京市医养结合资源配置现状及公平性研究. 中国卫生政策研究，2020（3）：49-56.

夫、2名专业护士的年薪支出至少在20万元，大多数养老机构受限于客户量和盈利能力，难以承担高昂的医养结合服务供给成本。

三、居家社区养老：养老照护服务供给不足

（一）居家社区养老照护服务供需存在一定程度的错位现象

北京市居家社区养老照护服务供给与老年人需求存在错位现象。根据《北京市居家养老服务条例》，北京市居家社区养老服务包括基本公共服务、专业化服务和公益互助服务三大部分，又可依据服务类型分为助餐、文娱、医疗保健等八大种类，其供给主要由街道（乡镇）和城乡社区的养老照料中心和养老服务驿站负责。在老年人需求方面，有关实证研究表明，北京市老年人最需要的生活服务依次为送餐到家、入户家政服务，分别占比37.08％和36.06％；最需要的医疗服务、精神文化服务分别为陪同就医、扩大社区老年活动场所及增加老年活动项目[①]。然而，从供给来看，受资金匮乏、人才不足等因素影响，居家社区养老照护服务设施设备建设水平滞后，服务种类较少、供给效率低下等现象突出。乔晓春等学者对北京市街道（乡镇）和社区层面养老助残设施的调查结果显示，北京市75.4％的基层养老服务设施能够提供文体娱乐服务，但能够提供现场就餐、上门送餐的养老服务设施占比分别仅为19.6％和10.9％，能够提供家政服务和代购代卖服务的养老设施占比更低，分别为9.7％和11.9％，远远不能满足老年人实际养老需求[②]。由于人力资源不足、专业化水平低，大多数基层养老服务机构并不能提供高质量、专业化、个性化的养老服务，在提供专业化失能照护方面更是能力不足。这些都造成了供给与需求的错位。

（二）居家社区养老服务人才总体供给不足

相较养老机构养老服务从业人员而言，居家社区养老服务从业人员的薪酬待遇、职业发展和社会地位更为受限，致使人才队伍建设严重滞后。根据国际惯例，养老护理员与失能老年人的比例一般为

---

① 张琪，张栋，等. 北京市"9064"养老格局的适应性研究. 北京：中国劳动社会保障出版社，2014：143.

② 乔晓春，伍小兰. 北京市居家养老设施状况分析. 北京：华龄出版社，2018：78.

1：3，与半失能老年人或健康老年人的比例介于 1：5 与 1：7 之间。然而，现阶段北京市养老服务人才总量仅约 1 万人，存在巨大的缺口①。这一现象在居家社区养老服务中更为显著。乔晓春等对北京市3 329 个居家社区养老服务设施的调查结果显示，有 1 148 个养老服务设施中无从业人员，占全市基层养老服务设施总数的 34.5%，其中，街道（乡镇）层面养老服务设施 53 个，占街道（乡镇）服务设施总数的 11.4%，而社区层面养老服务设施为 1 095 个，占社区层面养老服务设施总数的 38.2%②。这意味着北京市有超过三分之一的居家社区养老服务设施处于闲置状态，无法发挥应有功能（见表 4 - 11）。此外，居家社区养老服务从业人员普遍存在工作积极性不高、专业能力欠缺、流动性强的特点，难以为老年人提供上门服务、照护服务和精神慰藉服务，制约了北京市"三边四级"养老服务体系效能的发挥。

表 4 - 11　北京市基层养老服务设施及从业人员概况

从业人员	街道（乡镇）所属		社区所属		合计数	
	设施数量（个）	比例（%）	设施数量（个）	比例（%）	设施数量（个）	比例（%）
0 人	53	11.4	1 095	38.2	1 148	34.5
1 人	37	8.0	478	16.7	515	15.5
2 人	58	12.5	368	12.8	426	12.8
3 人	67	14.4	194	6.8	261	7.8
4 人	30	6.5	93	3.2	123	3.7
5 人	29	6.3	104	3.6	133	4.0
6 人	32	6.9	95	3.3	127	3.8
7 人	16	3.4	67	2.3	83	2.5
8 人	20	4.3	41	1.4	61	1.8
9 人	8	1.7	20	0.7	28	0.8
10 人	24	5.2	54	1.9	78	2.3
10 人以上	90	19.4	256	8.9	346	10.4
合计	464	100.0	2 865	100.0	3 329	100.0

资料来源：谭日辉 . 中国社区发展报告（2018—2019）. 北京：社会科学文献出版社，2019.

---

① 康越，惠永强 . 北京中心城区养老瓶颈及完善策略 . 城市问题，2020（9）：78 - 85.
② 谭日辉 . 中国社区发展报告（2018—2019）. 北京：社会科学文献出版社，2019：114.

（三）居家社区养老服务管理运营不规范

居家社区养老服务天然存在"分散化、基层化、小型化"特征，行业监管难度极大，致使不少居家社区养老服务管理运营不规范。北京市居家社区养老服务旨在利用社区资源，便捷地就近为老年人提供日间照料、文化娱乐、健康指导、精神慰藉、呼叫上门以及助餐等基本服务。然而，由于对居家社区养老服务缺乏监管，部分养老服务驿站工作人员存在欺骗老人的现象，也有非法人员向老年人推荐保健品、基金、网络借贷等产品，存在诈骗行为。与此同时，部分养老照料中心、养老服务驿站以签约第三方服务机构的形式为老年人提供上门服务，然而这种服务模式缺乏直接制约，存在监督乏力现象，服务质量不尽如人意，甚至发生了不少损害老年人权益的行为。例如，在北京市养老助残服务体系建设中，部分社区养老服务驿站采取直接链接"大众点评""饿了吗"等网络订餐平台的方式为老人提供餐饮服务，使得助餐服务明显流于形式。上门行医等服务与此类似，社区既无对服务主体进行资质审查的能力，也无监督的动力。现实中，由于相当一部分养老服务驿站自身服务能力不足，缺乏必要的服务力量，甚至仅是一个"空壳"，依靠链接服务平台为老年人提供服务，生存依赖中间的"差价"，有从服务主体转化为"中介"的风险。上述问题严重制约了基层养老服务主体的实际服务能力，影响了老年人对基层服务力量的信任，长远必然损害城市养老服务体系的健康发展。这些问题应当是大城市应对老年照护风险过程中需重点治理的问题，是治理体系和治理能力建设的核心内容之一。

第五章

筹资侧：北京市长护保险试点制度评析与改进

前文已经论述，在应对社会性老年失能照护风险过程中，以长护保险为核心的失能照护筹资体系是"牛鼻子"，对于撬动失能照护服务体系发展具有关键作用。如果没有健康、稳定、持续的失能照护筹资体系，满足失能照护服务需求和建设供给体系就无从谈起。相比中小城市和农村地区，大城市更具有条件率先启动失能照护筹资体系建设。在老年失能照护筹资体系中，相对于基于财政支持的选择性失能津贴补贴制度（也被称为照护救助或福利服务制度），长护保险制度由于基于社会性的保险机制，可以在更大范围内实现互助共济，最大限度地调动社会力量持续参与，在一定程度上降低政府的支出成本，因此，被认为是应对社会性失能照护风险的首选方案。

我国当前长护保险试点取得了积极的治理成效，但是也面临很多挑战。从当前各地方长护保险制度试点情况来看，长护保险制度试点普遍缺乏妥善应对城乡居民失能照护风险的解决方案，主要原因是筹资来源不稳定、服务供给能力不足、个人财务能力有限等，导致城乡居民无法被全部覆盖。因此，从当前的制度实践来看，大部分长护保险试点还没有找到可以普遍覆盖城乡居民的现实方案。因此，本研究认为，在短期内，应该将照护救助制度体系（特困供养、失能护理补贴等制度）作为应对老年失能照护风险的关键筹资选择，但是，在中长期内，应将社会性长护保险作为筹资制度的关键；在农村，受制于收入水平和保险发展状况，更要依赖照护救助制度体系，而在城市（特别是大城市），则更有条件选择长护保险筹资工具，应当将长护保险作为优先的制度选择。以长护保险制度为核心的筹资体系，是我国大城市解决老年失能照护保险筹资问题的根本。因此，本研究将长护保险作为核心研究内容之一。

本研究基于北京市的人口数据和参数设定，预测了北京市未来的长期照护需求和压力负担，预测结果为北京市长护保险制度优化和完善提供了重要参考。下文将对北京市的失能照护筹资侧的现实状况进行介绍，包括介绍、比较北京市商业性和社会性长护保险制度。具体而言，将利用制度比较方法，对北京市两种不同的长护保险制度进行比较分析，对北京市与其他试点地区的社会性长护保险进行比较分析，从而更为直接地呈现和分析北京市长护保险制度发展的现实情况。

北京市长护保险包含两种制度模式：一是以石景山区为代表的社会性长护保险；二是以海淀区为代表的商业性长护保险。本书通过对石景山区和海淀区两种不同制度的试点情况，以及北京市和其他城市的长护保险制度试点情况进行多维度对比分析，总结试点过程中存在的问题，并在此基础上进一步提出北京市长护保险制度的改进路径，以期促进北京市长护保险制度建设并推动其发展，同时为其他大城市试点推进长护保险制度提供借鉴。

第一节 北京市长护保险试点制度介绍

本节主要介绍北京市石景山区和海淀区长护保险试点的情况。石景山区采用社会性长护保险制度模式，而海淀区采用的是商业性长护保险制度模式。为了全面展现北京市长护保险的试点情况，下文将对这两种长护保险制度的发展历程和内容安排进行介绍。

一、社会性长护保险试点简述

老龄化是北京市长护保险制度试点的重要现实基础。根据 2010 年第六次全国人口普查结果，石景山区常住人口为 61.6 万人，其中 60 岁及以上人口 8.3 万人，占比达 13.5%；65 岁及以上人口 6.0 万人，占比达 9.7%；2011 年 8 月，石景山区相关政府部门的问卷调查数据显示，约有 15.6% 的老年人出现生活不能自理的情况；据此推算，全区不能完全自理的老年人超过 1.2 万人①。截至 2018 年底，石景山区 60 岁以上老年人约有 12 万人，其中失能人口约为 3 500 人②。由于估算方法不同、统计口径不同，对石景山区到底有多少失能人口，有多少失能老年人，有多少重度失能人口，仍有不同的估算。但是，总体而言，石景山区老龄化程度较深，失能半失能老年人数量较多，长期照护需求较为迫切，需要相应的制度予以保障。这个基本判断是站得住脚的，这也是北京市在石景山区开展社会性长护保险制度试点的原因之一。

2015 年，北京市决定在石景山区开展北京市社会性长护保险制度试点工作，目的是利用 1～2 年时间，建成与该区经济发展和保障水平相适应的保障制度，通过经办机构对长护保险的征缴、支出、稽核等系统监管，以及对服务机构的服务能力、服务质量、服务标准、经费支撑等全流程全要素的试点检验，形成可推广、可复制、可持续的互助共济社会保险制度，实现长护保险与居家养老、残疾人事业的融合发展③。

2020 年 10 月 28 日，北京市医疗保障局、财政局发布《关于印发〈北京市长期护理保险制度扩大试点方案〉的通知》，提出要不断探索建立长护保险的参保保障、资金筹集、待遇支付等政策体系，完善失能评估、护理需求认定和护理服务等标准体系和管理办法，健全长护保险管理服务规范和运行机制。2018 年，北京市石景山区人民政府出台了《石景山区长期护理保险制度试点方案（试行）》，正式开展社会性长护保险制度试点工作。2018 年 9 月 6 日，爱心人寿旗下社区型医疗机构"爱小心门诊"正式开业，标志着爱心人寿"保险＋医养"战略正式落地。试点过程中石景山区坚持"政府主导、政策引导、市场化运作、社会化服务"的总基调，着力打造多元筹资、保障基本、鼓励居家的长护保险制度，积极推进长护服务体系建设，进而形成具有

---

① 武洪敬. 石景山区老年人口现状及应对老龄化问题研究. 数据，2012 (6)：54 - 57.

② 扬翼. 参与北京石景山长护险试点 爱心人寿经办惠及民生项目. (2019 - 03 - 12) [2021 - 04 - 23]. https：//www. sohu. com/a/300782215_254337.

③ 石景山区人民政府办公室关于印发《石景山区长期护理保险制度试点方案（试行）》的通知. (2018 - 03 - 15) [2021 - 05 - 17]. http：//www. bjsjs. gov. cn/gongkai/zwgkpd/zcwj_1940/qzfbgswj_1942/202006/t20200622_27225. shtml；关于印发《北京市石景山区扩大长期护理保险制度试点实施细则》的通知. (2020 - 11 - 23) [2021 - 05 - 17]. http：//www. bjsjs. gov. cn/gongkai/zwgkpd/zcwj_1940/bmjqtwj_1943/202011/t20201123_34816. shtml.

石景山特色的医、康、养、护相结合的社会保障体系。

2020 年 11 月 6 日，北京市医疗保障局连同财政局一起印发了《北京市石景山区扩大长期护理保险制度试点实施细则》，按照"扩大试点、独立险种、低水平起步、责任共担"的思路，对石景山区未来的长护保险工作进行了安排，制度内容见表 5 - 1。整体来看，石景山区长护保险试点成效显著，积累了丰富的试点经验，对北京市长护保险制度建设具有重要的现实意义。

表 5 - 1　石景山区长护保险制度简况

维度	内容
保险性质	社会保险
保险定位	独立保险，独立于医疗保险和其他险种
参保对象	参加城镇职工基本医疗保险和城乡居民基本医疗保险的人员（暂不含学生、儿童）
受益范围	因年老、疾病、伤残等原因，失能状态持续 6 个月以上的重度失能人员
保障形式	分为机构护理、机构上门护理和居家护理三种方式，并以护理服务保障为主
管理机构	市医疗保障局为长护保险主管部门
给付水平	在护理服务机构享受服务：90 元/天，其中基金支付 70%，个人支付 30%； 机构上门护理服务：90 元/小时（每月不超过 30 小时），其中基金支付 80%，个人支付 20%； 居家护理服务：60 元/小时（每月不超过 30 小时），其中基金支付 70%，个人支付 30%； 护理服务机构安排护理人员上门服务：90 元/小时（每月不超过 12 小时），其中基金支付 80%，个人支付 20%
筹资筹集	扩大试点阶段筹资标准暂定为 180 元/（人·年）。 城镇职工长护保险费按年缴纳，由单位和个人共同分担。城镇职工单位缴费部分［90 元/（人·年）］由职工基本医疗保险统筹基金划转，个人缴费部分［90 元/（人·年）］由职工基本医疗保险个人账户一次性扣代缴；灵活就业人员个人缴费部分［90 元/（人·年）］由个人按年度缴纳。 城乡居民长护保险费按年缴纳，由财政和个人共同分担。城乡居民财政缴费部分［90 元/（人·年）］由政府财政补助划转，个人缴费部分［90 元/（人·年）］由个人按年度缴纳。 符合城乡居民基本医疗保险个人缴费财政全额补助条件的人员，其参加长护保险个人缴费部分由财政全额补助

续表

维度	内容
服务机构	准入：评估机构应为本市依法独立登记的企事业单位或社会组织，具有独立开展评估工作所需的相关专业人员、办公场所、服务设施，具备安装评估系统的条件；护理服务机构为区内具备卫生部门许可资质的护理院、护理站等机构。 退出：商保经办机构、护理服务机构、评估机构、政府部门等有关工作人员及参保人，违反长护保险管理规定的，依照《中华人民共和国社会保险法》等法律法规进行相关处理

资料来源：根据《北京市石景山区扩大长期护理保险制度试点实施细则》和《石景山区长期护理保险制度试点方案（试行）》等文件自行整理。

石景山区长护保险制度的试点工作取得了一定进展，具体而言，从政策体系支撑、商业保险公司参与、政策拓展三个方面都取得了一定成绩。从政策体系方面来看，石景山区社会性长护保险制度构建了几个重要的政策体系，包括全流程的支付体系、经办流程相关的服务体系，以及支撑长护保险的辅助体系；同时，由商业保险公司经办，一定程度上提升了整个社会性长护保险经办的效率，而且极大缓解了长护保险的经办服务压力；另外，值得一提的是，石景山区长护保险试点进入了国家新一轮长护保险的试点，这也标志着北京市长护保险制度试点发展进入了新的阶段[①]。

二、商业性长护保险试点简述

海淀区的人口老龄化程度较高，非常有必要在海淀区进行长护保险制度探索。截至 2015 年底，海淀区户籍人口中，60 岁及以上老年人口为 48.6 万人，占总人口的 20.3%；失能失智老年人占老年人口总数的 16%，其中重度失能老年人为 2 万人左右[②]。到 2017 年底，海淀区 60 岁及以上户籍老年人口达到 50.1 万人，约占户籍人口总数的 21.3%，其中：65 岁及以上老年人口数 39.3 万人，占比 78.4%；

[①] 北京市老龄工作委员会办公室，等. 北京市老龄事业发展报告（2019）.（2021-03-16）[2021-09-12]. http：//wjw. beijing. gov. cn/wjwhzl/lnrjkzclnfzbg/202103/P020210316404116182147. pdf.

[②] 区老龄办解答《海淀区失能护理互助保险实施细则（试行）》：对下一步投保、运行等各环节提供制度性保障.（2018-10-14）[2021-05-21]. http：//zyk. bjhd. gov. cn/zmhd/smhy/201810/t20181014_3911393. shtml.

80 岁及以上老年人口数 10.7 万人，占比 21.4%；重度失能老年人 3.3 万人，占比 6.6%①。海淀区的老龄人口增速相对较快，失能人口占比也较高，客观上刺激了长护保险制度的建立。

2016 年，海淀区人民政府出台了《海淀区居家养老失能护理互助保险试点办法》，标志着海淀区居家养老失能护理互助保险试点正式展开。同时，为了保障护理服务质量和对服务机构进行监管，又颁布了《海淀区居家养老失能护理互助保险养老服务机构准入与管理办法》以及《海淀区失能护理互助保险实施细则（试行）》；在机构审核上，又陆续印发了《海淀区居家养老失能老人基本照护服务规范及支付标准管理办法》《海淀区居家养老失能护理互助保险健康管理服务规范》《海淀区居家养老失能护理互助保险家庭病床服务规范》等政策文件；在待遇评估认定上，印发了《海淀区居家养老失能护理互助保险评估认定管理办法》等文件。为了进一步推进医养结合模式以保障护理质量，海淀区于 2017 年出台了《北京市海淀区开展国家级医养结合试点工作方案》，明确了医养结合工作的指导思想、基本原则、工作目标、主要任务等七个方面的内容。

在保险公司方面，海淀区政府联合中国人保寿险公司采取商业化运作模式，重点为居家老人提供护理服务。保险以"实物给付"形式向老人提供——由服务商向投保老人提供其需要的服务，由保险公司买单。另外，保险公司规定家属可继承参保人员死亡之后剩余的个人账户权益。通过保险公司的运作，发挥金融杠杆效应，节约政府成本，提高资金使用效率，并在基本制度基础上设置 N 个附加产品，满足不同经济收入群体的个性化、多样化需求。同时，保险公司根据参保人授权向服务机构支付服务金，降低服务交易成本，使长护保险资金切实用于照护服务上②。

在顶层设计上，试点做到四个坚持：坚持政府引导；坚持区域经济发展水平与各方承受能力相适应；坚持社会化运作的原则，鼓励社

---

① 培训＋经验交流 海淀医养结合试点工作"取经"．(2018－10－03)［2021－04－18］．http：//www．bjhd．gov．cn/zfxxgk/auto4504_51799/auto4504_53332/201810/t2018100 3_3428812．shtml．

② 赵方忠．北京首个失能护理互助险试点落子海淀．投资北京，2016（9）：58－60．

会力量广泛参与；坚持"个人投保"与政府补贴相结合。在基金筹集上，按照合作共赢、控制风险、持续发展、部分积累、收支平衡、略有结余、逐步完善的原则筹集和使用长护保险基金。在市场培育上，促进社会化养老照护服务市场健康发展，共享区域经济发展改革成果。最终目标是建立统筹城乡、社会参与、合作互助、以人为本、保障基本、兜住底线、家庭优先的老年人长期照护服务可持续发展的基本保障机制，形成政府、社会、市场、家庭、个人多方共担、互惠互利的长效机制。

自海淀区开展商业性失能护理互助保险试点以来，2018年区财政投入757.29万元，用于居家养老失能护理互助保险项目。截至2018年，海淀区已完成了5 230名政府托底对象的参保工作，实现了55周岁及以上政府托底保障对象护理保险全覆盖①。目前制度覆盖范围不断扩大，试点效果逐步显现。试点工作一期目标基本实现，主要构建了三个体系：一是构建了从参保到支付全流程全要素的收支体系；二是构建了覆盖待遇申请受理、失能评估、服务提供和保险经办机构支撑的服务提供体系；三是构建了"评估—规划—服务—监管"的服务流程并初步构建了服务管理信息化支撑体系。目前制度的主要内容见表5-2。从整体上看，制度逐渐成熟定型，保障效果也在不断提高，但仍存在一些问题，需要进一步梳理总结，促进北京市整体长护保险制度的定型。

表5-2　海淀区商业性长护保险简况

维度	内容
保险性质	商业保险
保险定位	政府、市场、社会、个人多主体参与；保障底线，兜住基本，家庭优先
参保对象	城乡户籍年满18周岁（除在校学生外）以上的居民或具有本市户籍的人员

---

① 区财政投入757余万元推进养老工作发展．(2018-10-24)[2021-08-11]．http：//www.bjhd.gov.cn/zfxxgk/auto4566 _51861/auto4566 _ 58424/auto4566/auto4566/201810/t2018102 4 _ 3843319.shtml.

续表

维度	内容
受益范围	满足最低缴费年限，达到 65 岁以上，因身体、心智等原因，经连续不少于 6 个月的治疗，满足一定失能标准的被保险人
保障形式	以实物给付为主
管理机构	市医疗保障局为长护保险主管部门
给付水平	轻度失能 900 元/月，中度失能 1 400 元/月，重度失能 1 900 元/月；特困、低保的失能人群有一定优惠
筹资筹集	按年龄段不同实行差别化缴费。2016 年，暂按 1 140 元/（人·年），政府予以 20％的补贴，由市、区财政按 1∶1 比例负担。个人缴费标准为： 18～39 岁：农村户籍个人 66 元/月，城镇户籍个人 76 元/月； 40～59 岁：农村户籍个人 73.6 元/月，城镇户籍个人 83.6 元/月； 60 岁以上：农村户籍个人 81.2 元/月，城镇户籍个人 91.2 元/月
服务机构	政府对失能护理互助保险制度建设实施统一规划；商业保险公司负责服务支持、运行管理与服务金支付等具体业务经办工作，规范养老服务市场运行机制

资料来源：根据《海淀区居家养老失能护理互助保险试点办法》等文件自行整理。

　　北京市商业性长护保险工作取得了一定成绩，长护保险制度进一步完善。政府对商业性长护保险的补贴水平也逐步提升。当前个人投保的资金中，政府补贴金额达到了 30％左右，这对于北京市商业性长护保险制度发展是重要的政策利好。另外，对商业性长护保险的承保责任也进行了扩展，保终身、身故责任等内容也被覆盖到商业性长护保险之中。虽然从海淀区商业性长护保险制度的实践来看，主要被承保的对象是政策内的特殊人群（主要是低保、计生等对象），个人投保的数量比较少，但是，北京市商业性长护保险工作依然取得了不小进展，制度运行平稳性逐步增强，制度运行效率逐步提升。

 ## 第二节　北京市长护保险制度比较分析

　　本节是对北京市长护保险制度的比较分析，包含两部分主要内容：其一是对石景山区社会性长护保险与海淀区商业性长护保险的对比；其二是将石景山区的制度与我国第一批长护保险 15 个试点城市进行对比。通过比较分析，可以更加准确地了解北京市长护保险的实施现状和问题所在，从而为确定未来发展方向和路径提供基础。

一、北京市商业性、社会性长护保险比较分析

北京市在海淀区和石景山区分别开展了商业性长护保险试点和社会性长护保险试点。二者试点的内容有所不同，各自进行了很多有益探索。本部分对两区试点的开展情况按照长护保险制度分析框架进行分析，以进一步厘清二者之间的联系与差异，分析社会保险模式和商业保险模式各自的优势与不足，总结经验和教训，进而为北京市长护保险制度的进一步发展和整合推进提供着力点①。

（一）北京市长护保险制度内容比较分析

首先，从制度主要内容方面进行比较，包括参保范围、受益资格、筹资机制和待遇给付四个方面（见表 5 - 3）。

表 5 - 3　北京市石景山区与海淀区长护保险制度主要内容分析

比较项目		试点地区	
		石景山区	海淀区
保险模式		社会保险	商业保险
参保范围	参保对象	城镇职工基本医疗保险参保人员＋城乡居民基本医疗保险参保人员	城乡户籍年满 18 周岁（除在校学生外）以上的居民或具有本市户籍的人员
	参保方式	个人参保	以户参保；特殊群体可以个人参保
	参保形式	强制参保	自愿参保
受益资格	受益对象	重度失能人员	轻度、中度、重度失能老年人（年满 65 周岁）
	确定标准	区政府相关部门制定长护保险失能等级评估标准；专家委员会进行失能等级复评的最终裁定	日常生活活动能力评估量表；按照丧失基本生活能力情况划定为三级

---

① 需要说明的是，本研究关于石景山区的制度介绍主要来源于《北京市石景山区扩大长期护理保险制度试点实施细则》，关于海淀区商业性长护保险的制度介绍来源于《海淀区失能护理互助保险实施细则（试行）》。

续表

比较项目		试点地区	
		石景山区	海淀区
筹资机制	筹资渠道	个人缴费＋单位缴费＋政府补贴＋社会捐赠（其中城镇职工个人和单位缴费部分全部从医保账户划转）	个人缴费＋政府补贴＋社会捐赠＋机构缴费
	筹资标准	城镇职工：个人90元/（人·年），单位90元/（人·年）（全部来自医保账户）城乡居民：个人90元/（人·年），财政90元/（人·年）	按年龄段实行差别化缴费，政府按不同年龄段缴费额度20%的比例予以补贴；其中，市、区财政按1：1比例负担
待遇给付	给付形式	主要以护理服务保障形式提供，包括机构护理、机构上门护理和居家护理	实物给付：服务商向投保老人提供服务，保险公司买单
	给付标准	按照不同照护类型采取比例给付	按照不同失能等级进行定额给付

第一，在参保范围上，石景山区在参保对象的确定上采取的是跟随医疗保险的办法，即将石景山范围内北京市城镇职工基本医疗保险和城乡居民基本医疗保险参保人全部作为长护保险制度的参保对象，并采取个人强制参保的方式（对居民的强制性相对有限）。海淀区在参保对象的确定上，按照户籍将本区内的年满18周岁（在校学生除外）以上的居民以及在本行政区域内各类合法社会组织工作的具有本市户籍的人员全部纳入长护保险的参保范围。在参保方式上，海淀区要求以户为单位进行集体参保，秉承自愿的原则，同时，针对享受生活困难补助以及具有残疾人证的残疾人群体，考虑其特殊情况，允许其以个人形式参保。从制度设计上来看，海淀区试点规定的参保对象范围更加广泛，参保方式上也更加鼓励家庭集体参保，制度的参保率更高，制度的公平性也相对更强。

第二，在受益资格上，石景山区和海淀区都建立了完善的失能等级评估标准，以保障基金可持续，两地在受益资格规定上各有特点。其中，石景山区在受益资格上没有年龄的限制，但只保障重度失能人员；海淀区规定只有年满 65 周岁才可享受待遇，但对轻度、中度、重度失能老年人均可提供一定的保障。具体情况如下：

石景山区规定参保人员因年老、疾病、伤残，经过不少于 6 个月的治疗（康复）并经失能等级评估，在失能程度达到重度时才可以获得长护保险给付，不设年龄的限制。而对失能程度的确定，则是从石景山区的长护保险失能评估专家库中随机抽取专家，依据由区财政局、区民政局等有关单位制定的长护保险失能等级评估标准，对申请享受待遇的参保人进行失能评估，并由石景山区长护保险失能评估委员会对需要进行失能等级复评的进行最终裁定。除此之外，为了防止出现失能康复后因为审查纰漏的问题而继续领取保障待遇的情况，石景山区建立了失能登记复查制度，复审后不属于保障对象的，不再享受长护保险待遇。

海淀区在受益对象的确定上，首先要求被保险人年龄达到 65 岁且医疗保险缴费满足最低缴费年限的要求，其次是其因为身体、心智等原因经过连续不少于 6 个月的治疗未能康复，并且医疗机构出具的身体状况证明符合规定。对那些缴费时间不足但是迫切需要长护保险待遇的社会群体，海淀区允许其一次性按当年缴费额度趸交至 15 年。在失能标准的确定上，海淀区依据日常生活活动能力评估量表，将失能标准分为三级：轻度失能（一项丧失）、中度失能（二至三项丧失）、重度失能（四项丧失）。

第三，在筹资机制上，试点地区都建立了多元化的筹资渠道，确定了筹资过程中的个人责任，但是在具体的收费标准和政府补助方式上存在明显差异。石景山区虽然强调了缴费中个人和单位各承担一部分，但对于城镇职工而言，二者均是从医保账户划转，与医疗保险关系密切。海淀区按年龄和户籍采用差异化的缴费水平，并对特殊困难家庭予以优惠，同时政府予以一定比例的补贴。具体内容如下：

石景山区采取个人缴费、单位缴费加政府补贴的形式，同时接受社会捐赠。《北京市石景山区扩大长期护理保险制度试点实施细则》规定，扩大试点阶段筹资标准暂定为 180 元/（人·年）。城镇职工长护保险费按年缴纳，由单位和个人共同分担。城镇职工单位缴费部分［90 元/（人·

年）］由城镇职工基本医疗保险统筹基金划转，个人缴费部分［90 元/（人·年）］由城镇职工基本医疗保险个人账户一次性代扣代缴。灵活就业人员个人缴费部分［90 元/（人·年）］由个人按年度缴纳。城乡居民长护保险费按年缴纳，由财政和个人共同分担。城乡居民财政缴费部分［90 元/（人·年）］由政府财政补助划转，个人缴费部分［90 元/（人·年）］由个人按年度缴纳。符合城乡居民基本医疗保险个人缴费财政全额补助条件的人员，其参加长护保险的个人缴费部分由财政全额补助。

海淀区的筹资渠道与石景山区类似，同样是采取个人缴费、政府补贴和机构缴费的形式，并接受社会捐赠。在筹资标准上，海淀区采取的是个人账户加社会统筹基金账户的模式，其中个人筹资进入个人账户，政府补贴和机构缴费则进入社会统筹账户。相比之下，海淀区缴费水平明显高于石景山区。根据《海淀区居家养老失能护理互助保险试点办法》的要求，分年龄、分户籍进行缴费，个人账户的筹资标准为，18 岁至 39 岁的按缴费标准基数缴纳，即城镇户籍个人每月 76 元，农业户籍个人每月 66 元；40 岁至 59 岁的按缴费标准基数增加10%，60 岁以上的按缴费标准基数增加 20%。针对城乡特殊困难群体，采取政府分别补贴的方式帮助其参保，对于年满 55 周岁（含）的低保家庭和生活困难补助人员由政府全额补助并按该办法规定参保。对于社会统筹账户的缴费，各级政府补贴部分依据年龄和户籍的不同采取差别补贴的形式，按不同年龄段缴费额度 20% 的比例予以补贴。

第四，在待遇给付上，试点地区基本建立了多种服务给付形式，针对不同护理形式设置了差异化的报销比例，但在整体上倾向于居家护理。石景山区针对失能人员护理设置了机构护理、机构上门护理和居家护理三种不同的形式，并确定了不同的基金支付标准，其中由家政护理员（或亲属）提供符合规定的居家护理服务，标准为 60 元/小时，除此之外，其余符合规定的服务支付标准均为 90 元/小时。其中基金支付比例为 70%～80%，个人支付比例为 20%～30%。

海淀区针对失能人员的护理给付形式包括居家照护服务、社区照护服务、机构照护服务和其他照护服务。在具体的给付形式上，海淀区由服务商向投保老年人提供服务，最终由保险公司买单。在给付的标准上，按照失能程度的不同，轻度、中度和重度失能老年人分别为900元/月、1 400元/月和1 900元/月。同时，还设置了慢性病的待遇给付，通过与基本医疗保险合作，对于年满55周岁身患慢性病的参保人，暂按每人每年120元支付服务费用。

差异化的支付标准对失能人员护理服务的选择起到了很强的导向作用，促进了居家护理的发展，响应了北京市"9064"的养老服务政策。石景山区针对亲属护理进行支付是很好的探索，对于更好地发挥家庭在长期照护服务中的作用起到了很好的效果。海淀区按照失能程度进行偿付的方式，可以有效地保障资金的使用效率。

（二）北京市长护保险试点总结

石景山区和海淀区的长护保险试点都取得了显著成效，两区均开展了多项有益探索，在制度建设方面也具有一些相似之处。两区在参保对象的确定上，都是力图扩大长护保险的覆盖范围，因此在制度建设初始阶段就有了较高的覆盖面，从城镇职工不断向城乡居民拓展。在受益对象上，基于基金可持续的考虑，在制度建设初始阶段均制定了较为严格的、渐进的受益资格条件，同时也建立了失能评估的标准和程序，确保资金使用效率、降低道德风险。另外，两区将长护保险制度作为一项完善的制度安排，给予该险种充分的发展空间和独立的资金来源，直接表现在筹资渠道上。两区均采取了多主体、多样化的筹资渠道，并且在筹资标准上，确定了较高的政府财政补贴标准。此外，在基金管理上，两区都提出单独设置长护保险基金，专款专用、独立运行。在长期照护服务提供上，两区都建立了多类型的给付形式，涵盖了居家、机构等多类型服务形式。在给付标准上，两区都对居家护理设置了较高的支付标准，鼓励失能人员接受居家护理。同时在支付项目上，两区都是以"服务"作为支付的主要形式。

但由于两区试点的制度设计不同、保险定位不同，试点工作也存在很多差异。其一，参保范围的确定依据不同。石景山区按照医疗保险确定参保范围，强调个人参保；海淀区则依据户籍确定参保范围，鼓励以家庭为单位的参保。这是由两区长护保险性质的差异直接导致的。石景山区社会性长护保险的发展思路要求其秉承社会保险的原有模式，因而其沿袭医疗保险的参保范围就变得理所应当；海淀区采用的是商业化的发展思路，强调了以家庭为风险抵抗单元，这也从客观上决定了以户为单位筹资相对更有效率，另外，以家庭为单位参保是商业保险防止逆向选择的重要方式。其二，在受益对象的确定上，在制度建设初期两区虽然都规定了较为严格的受益资格，但在具体的受益条件上两区存在差异。石景山区对失能等级有较为严格的要求，目前主要针对重度失能人员；海淀区对失能等级要求较宽，但在满足基本缴费年限的基础上，还对年龄进行了限制，只有年满 65 周岁的失能老年人才能享受待遇。其三，在筹资渠道上，石景山区个人按照 90元/（人·年）的固定金额缴费，体现出社会保险较强的互济性、广泛的基础性；海淀区实行按年龄的差别化缴费，规定了最低缴费年限，但对低保、特困人员，政府财政提供一定的优惠，体现出了政策制度的兜底性和商业模式的盈利性。其四，在待遇支付上，石景山区按照不同的照护类型确定给付标准，并且采取按照比例给付的方式；海淀区则根据不同失能等级确定给付标准，且采取定额给付的方式。

总体而言，石景山区和海淀区的长护保险各具特色，但二者联系密切，也存在相似之处：一是目前石景山区和海淀区均处于制度建立初期，正在不断探索中完善制度，再加上当前缺乏对社会照护需求和保险费用的测算，因此均制定了相对较为严格的受益资格条件，同时采取了定位于适度的待遇给付水平的策略。二是两区均处于北京市的人口、社会和经济大环境下，长护保险制度面临相似的外在条件。例如，失能人口的照护服务偏好、地区的照护服务压力、人群的基本工资水平具有趋同性。因此，两区的待遇给付形式也具有相似性，均以实物给付，并区分居家照护和机构照护，以服务作为偿付形式是两区长护保险制度共同的选择。三是政府在制度建设中均发挥重要作用。石景山区采取的是社会保险形式，政府在其中发挥主导作用；海淀区采取的虽为商业保险形式，但政府在制度顶层设计和运行监管方面具有前瞻性和话语权。所以两区的制度都体现了一定的社会性、公平性和救济性，在资金来源方面政府财政也是重要渠道。正是这种联系与相似性，使得对两区的比较具有重要的价值和意义，二者可以在原有制度基础上相互参考和借鉴，有利于未来制度的整合发展。

两区的区别和差异之处主要与两区保险的性质密不可分。石景山区采用社会性保险的制度模式，这就要求其在制度安排方面要沿用、遵从社会保险的体系框架和设计思路，尤其是医疗保险，所以石景山区长护保险制度在参保对象、筹资渠道等方面与医疗保险关系十分密切；另外社会保险要求的强制性、广覆盖性、保基本性和强调政府责任也在石景山长护保险制度中得到了体现。海淀区长护保险以政企合作的商业性保险模式为特色，强调个人自愿原则和资金使用效率，同时与石景山区相比，其盈利性特点要突出一些，因此它采取了较高的缴费水平和独立的个人账户制度，对最低缴费年限进行了规定。

二、北京市与其他试点城市长护保险比较

在北京市开展长护保险试点的同时，人力资源和社会保障部于2016年印发了《关于开展长期护理保险制度试点的指导意见》，选取15个试点城市（吉林和山东两省是重点联系省份）开展了长护保险试点工作。

全国试点工作总体进展顺利，取得了阶段性成效，切实减轻了包括独生子女家庭、特殊家庭在内失能人员家庭的经济负担，促进了养老服务业和家庭服务业发展。截至2017年底，长护保险参保人数超过4 400万人，当年受益7.5万余人，人均支付7 600多元，基金支付比例达到70%以上，制度保障功效得到初步显现。据不完全统计，制度试点以来，直接拉动就业4万多人，引入社会资本70多亿元①。2018年，覆盖群体进一步扩大到6 360万人，共25.5万人员享受了长护保险待遇，人均基金支付9 200多元②。

2020年9月，国家医保局和财政部发布《关于扩大长期护理保险

---

① 长期护理保险试点进展顺利 . (2018 - 05 - 02) [2021 - 09 - 21] . http：// www. mohrss. gov. cn/SYrlzyhshbzb/shehuibaozhang/gzdt/201805/t20180502＿293342. html.

② 国家医疗保障局对十三届全国人大二次会议第1400号建议的答复. (2019 - 07 - 25) [2021 - 08 - 03] . http：//www. nhsa. gov. cn/art/2019/7/25/art＿26＿1567. html.

制度试点的指导意见》，将北京市石景山区纳入第二批长护保险试点地区。这是对石景山区长护保险试点工作的肯定。对此，石景山区不仅承担着本地区长护保险试点任务，更需要为全国长护保险试点探索做出贡献、积累经验。

因此，下文将对北京市社会性长护保险试点（石景山区）与全国的 15 个试点城市进行对比。其中，第一批的试点城市包括成都、南通、广州、承德、安庆、苏州、长春、宁波、荆门、青岛、上饶、上海、石河子、齐齐哈尔和重庆。通过比较，在把握全国长护保险制度整体实施现状的前提下，对北京市石景山区长护保险有一个准确、客观的定位，并分析北京市与其他试点城市的异同，总结经验、挖掘启示，从而为优化北京市长护保险制度提供借鉴。

（一）北京市石景山区与试点城市长护保险制度内容比较分析

首先，从制度主要内容方面对北京市石景山区与其他 15 个试点城市进行比较，包括参保范围、受益资格、筹资机制和待遇给付四个方面，具体内容见表 5-4。

分析的基础主要是试点地区的制度实施文件和相关细则。以这些规范性文件为基础，本研究对上述试点地区的相关政策文本进行梳理，按照关键内容逐一进行对比和分析，详细比较结果将以文字形式阐述。

1. 长护保险参保范围

首先，长护保险制度的公平性很大程度上体现在制度的覆盖范围即参保对象的确定上。通过对不同地区的长护保险制度的参保对象进行梳理，发现所有的试点地区都包含了职工医保参保者，另外长春、石河子、南通在此基础上覆盖了城镇居民医保参保者，只有青岛、上海、苏州、荆门以及北京市石景山区，在此基础上又将农村居民纳入进来（政策设计层面）（见表 5-5）。制度试点均从职工医保参保人群起步，并逐步向城镇居民和农村居民延伸。从目前参保人群结构看，城镇职工占比约为 70%，城乡居民占比约为 30%，其中部分城市已实现职工居民全覆盖。从总体上来看，石景山区的长护保险覆盖水平较高，制度的公平性较好。

表5-4 北京市石景山区与15个试点城市长期护理保险制度主要内容分析

地区	参保对象	受益对象、确定标准	筹资渠道、筹资标准及筹资管理比较	服务给付形式、支付标准及支付项目比较
成都	职工医保参保人员	医疗保险连续参保缴费2年（含）以上并累计缴费满15年；重度失能；丧失生活自理能力6个月以上	筹资渠道 医保基金＋个人缴费＋单位缴费＋财政补助 筹资标准 单位缴费：按职工医保缴费基数的0.2%从统筹基金中按月划拨； 个人缴费：在职人员按职工医保缴费基数的0.1%~0.2%从个人账户中按月划拨（40岁以下在职人员为0.1%，40岁以上在职人员为0.2%）；退休人员按个人基数的0.3%从个人账户中按月划拨；财政按退休人员个人账户基数的0.1%按年度补贴 筹资管理 建立长护保险基金，单独列账	给付形式 居家护理、机构护理 支付标准 按75%支付、按70%支付 支付项目 躯体失能人员四大类共31项服务项目，其中必选项目为11项，可选项目为20项；失能人员四大类共24项服务项目，其中必选项目为7项，可选项目为17项
南通	职工医保参保人员＋城镇居民医保参保人员	因年老、疾病、伤残导致失能，经过不少于6个月的治疗；Barthel量表得分<40分	筹资渠道 医保基金＋个人缴费＋财政补助＋彩票收益 筹资标准 100元/（人·年），其中，个人缴纳30元，医保基金30元，政府补助40元 筹资管理 成立长护保险基金	给付形式 居家护理、医疗机构护理、养老机构护理 支付标准 每月1 200元，按60%支付，按50%支付 支付项目 设置居家护理服务套餐，4个系列12个套餐30多项服务项目；每周服务两次

续表

地区	参保对象	受益对象、确定标准	筹资渠道、筹资标准及筹资管理比较	服务给付形式、支付标准及支付项目比较
广州	职工医保参保人员	Barthel 量表得分≤40分，或中、重度痴呆且Barthel 量表≤60分；因年老、疾病、伤残等原因导致失能，生活完全不能自理或预期将达6个月以上	筹资渠道 医保基金 筹资标准 130元/（人·年），医保统筹基金划拨 筹资管理 建立长护保险基金专户	给付形式 居家护理、机构护理 支付标准 每人每天小于等于115元，按90%支付；每人每天不高于120元（含床位费，床位费不高于每人每天35元），按75%支付 支付项目 长护保险服务项目分为基本生活照料服务和医疗护理服务两大类别，并且出台了《广州市长期护理保险基本生活照料服务项目》和《广州市长期护理保险医疗护理服务项目》
承德	职工医保参保人员	Barthel 量表得分≤40分，因年老、疾病、伤残等导致失能，经过不少于6个月的治疗	筹资渠道 医保基金+个人缴费+财政补助 筹资标准 上年度个人工资总额的0.4%；医保基金负担0.2%，个人负担0.15%，财政补助0.05% 筹资管理 长护保险基金：独立核算、专款专用；按以收定支、收支平衡、略有结余的原则筹集和使用基金	给付形式 居家护理、医疗机构护理、定点护理服务机构、养老机构护理 支付标准 1. 机构上门护理每人每月1500元（50元/日）；家护服务每人每月450元（15元/日）；2. 一级医疗机构70元，二级以上医疗机构80元；3. 每天60元 支付项目 服务内容包括基本生活照料和医疗护理等多方面，定点护理服务机构制定护理服务包（包括必做项和选做项），按照规定标准提供护理服务

续表

地区	参保对象	受益对象、确定标准	筹资渠道、筹资标准及筹资管理比较	服务给付形式、支付标准及支付项目比较
安庆	职工医保参保人员	Barthel量表得分≤40分；因年老、疾病、伤残等导致重度失能	筹资渠道 医保基金+个人缴费 筹资标准 40元/（人·年），医保基金划入15元，个人缴费20元，地方财政5元 筹资管理 建立长护保险险基金，单独核算、专款专用	给付形式 居家护理，医疗机构护理，养老机构护理 支付标准 1. 机构上门服务每月750元；非协议护理15元/天；2. 每天不超过50元，按60%支付；3. 每天不超过40元，按50%支付 支付项目 包括基本生活照料和医疗护理多方面内容
苏州	职工医保参保人员+城乡居民医保参保人员	因年老、疾病、伤残等导致中度或重度失能，生活不能自理。根据《苏州市长期护理保险失能等级评估参数和管理办法（试行）》，包括感知觉评估、认知能力评估、行为能力评估、精神护理项目评估，总分100分为正常，61～99分为轻度依赖，≤40分为重度依赖，41～60分为重度依赖	筹资渠道 医保基金+财政补助 筹资标准 职工医保基金划转60元/（人·年）、城乡居民医保基金划转30元/（人·年） 筹资管理 建立照护保险基金	给付形式 居家护理，机构护理 支付标准 重度失能人员30元/天，中度失能人员25元/天 支付项目 医疗护理和生活照料服务
长春	职工医保参保人员+城镇居民医保参保人员	日常生活活动能力评估量表得分≤40分，或《综合医院分级护理指导原则（试行）》确定的一级护理等级及生活自理能力评分≤50依据，或卡氏评分≤50分的癌症晚期患者；因年老、疾病、伤残等导致重度失能和癌症晚期患者	筹资渠道 医保基金 筹资标准 职工：职工以医保缴费基数为标准，从统筹基金中划转0.3%，从个人账户中划转0.2%；城镇居民：按30元/（人·年）标准从城镇居民医保统筹基金中划转 筹资管理 基金单独管理、单独筹资、独立建账、单独监管	给付形式 养老或护理，医疗照护机构服务 支付标准 参加职工医保的按90%的补偿比例支付；参加居民医保的按80%的补偿比例支付；中度失能人员按照标准70%报销 支付项目 养老机构实行按床日定额包干；医疗机构实行按病种按日补偿

续表

地区	参保对象	受益对象、确定标准	筹资渠道、筹资标准及筹资管理比较	服务给付形式、支付标准及支付项目比较
宁波	职工医保参保人员	Barthel 量表得分≤40 分；因年老、疾病、伤残等导致失能；经过不少于180天的治疗	筹资渠道 医保基金 筹资标准 按医保缴费基数的一定比例缴纳，用人单位缴费比例为0.2%；在职职工个人缴费比例为0.1%，灵活就业人员、失业人员缴费比例为0.3%；退休人员缴费比例为上一年度城乡居民可支配收入的0.1% 筹资管理 建立长护保险基金、单独列账、专款专用	给付形式 养老机构护理、专业机构护理 支付标准 1. 每人每天40元；2. 每人每天40元 支付项目 专业机构护理、养老机构护理、居家护理
荆门	职工医保参保人员＋城乡居民医保参保人员	Barthel 量表得分＜40 分；因年老、疾病、伤残等原因导致失能；常年卧床或经过至少6个月的治疗	筹资渠道 医保基金＋个人缴费＋财政补助 筹资标准 上年度居民人均可支配收入的0.4%；医保基金负责25%，个人承担37.5%，财政补助37.5% 筹资管理 在基本医保基金财政专户下设立子账户	给付形式 1. 养老机构护理；2. 医疗机构护理；3. 全日居家护理；4. 非全日居家护理 支付标准 每人每天不超过100元，个人支付25%；每人每天超过150元，基金支付75%，个人支付70%，个人支付30%；每人每天超过100元，基金支付80%，个人支付20%；每人每天超过40元，基金支付100%，均由基金支付 支付项目 实行"菜单式"管理，参保人员自主选择不同护理方式，包括医院护理内容、非全日护理内容和全日护理内容

续表

地区	参保对象	受益对象、确定标准	筹资渠道、筹资标准及筹资管理比较	服务给付形式、支付标准及支付项目比较
青岛	职工医保参保人员＋城乡居民医保参保人员	基于青岛市长期照护需求等级评估表评估结果为3~5级，同时，因年老、疾病、伤残等原因导致失能，生活不能自理已达或预期达6个月以上	筹资渠道 医保基金＋财政补助＋社会捐赠 筹资标准 职工医保参保人员：从医保统筹账户中按照0.3%的比例按月划转，职工医保个人缴费按比例按月划转，财政补贴资金按照基数0.2%每人每年30元； 居民医保参保人员，从医疗保险统筹缴费资金中按年度划转，按照不低于10元（人·年）的标准 筹资管理 职工护理保险资金设立专门账户；居民护理保险资金账户，护理职工居民护理资金独立设立资金账户，审计部门监管；建立职工居民预防保障金 受财政、审计部门监管以及延缓失能调剂金	给付形式 巡护；专护、院护、巡护；专护、院护、家护、巡护 支付标准 二档缴费成年居民按70%报销；一档缴费成年居民、少年儿童和大学生按80%报销 职工医保参保人员90%报销 支付项目 按照不同服务定额结算；开展整合式基本照护服务；服务内容主要包括急性期后的健康管理和维持性治疗、长期护理、生活照料、功能维护（康复训练）、安宁疗护、临终关怀、精神慰藉等基本照护服务
上饶	职工医保参保人员	基于上饶市长护统一需求评估调查表经第三方评估机构评估，失能等级被评定为3级、4级的，评定为中度失能，因年老、失智、疾病、伤残导致重度失能且处于该状态不短于6个月	筹资渠道 医保基金＋个人缴费＋单位缴费 筹资标准 90元（人·年）；单位缴纳或财政补助5元 个人缴纳50元，医保基金划转35元 筹资管理 市级统筹、专户管理、单独核算、专款专用	给付形式 居家自主护理、居家上门医疗护理、机构护理 支付标准 450元（人·月）、900元（人·月）； 产品（辅具）租赁300元（人·月）、 1 200元（人·月） 支付项目 设置居家上门护理服务包

续表

地区	参保对象	受益对象、确定标准	筹资渠道、筹资标准及筹资管理比较	服务给付形式、支付标准及支付项目比较
上海	职工医保参保人员＋城乡居民医保参保人员	使用上海市老年照护统一需求评估，现场评估，要求60岁及以上，根据分数，结合疾病状况，综合判定照护等级（1～6级）	筹资渠道 医保基金＋财政补助 筹资标准 本市职工医保参保人员按用人单位缴费基数的1%按季从统筹基金中划拨；参加本市城乡居民医保的人员根据参保人员的人均筹资数，按照略低于职工医保人均筹资水平按季从统筹基金中划拨 筹资管理 未单独设立基金；按职工医保参保人员和居民医保参保人员，基本医保和长护保险分账核算	给付形式 养老机构照护、社区居家照护 支付标准 长护险基金按85%支付，个人按15%支付；长护险基金按90%支付，个人按10%支付 支付项目 明确42项长护险服务项目清单（基本生活照料＋常用临床护理）；根据评估等级综合制定服务计划表
石河子	职工医保参保人员＋城镇居民医保参保人员	Barthel量表得分＜40分；患病治疗期满6个月	筹资渠道 医保基金＋个人缴费＋财政补助＋彩票收益 筹资标准 职工医保从统筹基金中划转15元/（人·月）；居民医保（18岁及以上的居民参保人，大中专学生除外）按24元/人/年的标准缴纳，财政按60岁以上老人及重度残疾人总数补贴40元/（人·年） 筹资管理 建立长护保险基金	给付形式 协议服务机构、非协议服务机构或居家护理 支付标准 长护险基金按70%的比例限额支付，月度限额暂定为750元；护理保险基金按每天25元的标准支付 支付项目 先行制定师市临时护理目录后，待国家或兵团统一制定护理目录执行；护理内容包括一般护理、专科护理、特殊护理，项护理、基础护理等多方面内容，心理干预等方面内容

续表

地区	参保对象	受益对象、确定标准	筹资渠道、筹资标准及筹资管理比较	服务给付形式、支付标准及支付项目比较
齐齐哈尔	职工医保参保人员	Barthel量表得分＜40分；因年老、疾病、伤残等导致失能，经过不少于6个月的治疗	筹资渠道 医保基金＋个人缴费 筹资标准 60元/(人·年)，其中个人缴纳30元，医保基金支付30元 筹资管理 建立长护保险基金；基金单独管理、专款专用	给付形式 医养护理服务机构、养老服务机构或养老护理服务机构 支付标准 每人每天30元，按60%支付；每人每天25元，按55%支付；每人每天20元，按50%支付 支付项目 注重解决重度失能人员的基本生活照料，服务内容包括但不限于以下项目：清洁护理、饮食护理、排泄护理、安全护理、置管护理、压疮预防护理等
重庆	职工医保参保人员	Barthel量表得分＜40分；因年老、疾病、伤残等原因导致重度失能，长期卧床或经过不少于6个月的治疗	筹资渠道 医保基金＋个人缴费 筹资标准 150元/(人·年)，其中医保基金补助60元/(人·年)，个人承担90元/(人·年) 筹资管理 基金收支均通过职工医保现有基金账户完成，单独核算、专款专用；分级管理、市级统筹	给付形式 机构护理、居家上门护理 支付标准 重度失能人员护理，50元/(床·日)；专业护理人员护理，40元/(人·日)；非专业护理人员护理，30元/(人·日) 支付项目 按照"8+4+3"组合模式形成机构护理服务项目包，按照"6+3"组合模式形成居家护理服务项目包

续表

地区	参保对象	受益对象、确定标准	筹资渠道、筹资标准及筹资管理比较	服务给付形式、支付标准及支付项目比较
北京市石景山区	职工医保参保人员＋城乡居民医保参保人员	区政府相关部门制定长护险失能等级评估标准，专家委员会评级的最终裁定；因年老、疾病、伤残导致重度失能，经过不少于6个月的治疗（康复）	筹资渠道 个人缴费＋单位缴费＋财政补助＋社会捐赠 筹资标准 180元/（人·年），每年10月—12月为集中参保期，缴纳下一年度的长期护理保险费。对于城镇职工，个人90元/（人·年），单位90元/（人·年）；对于城乡居民，个人90元/（人·年），财政90元/（人·年） 筹资管理 建立长护险保险基金，单独管理，专款专用	给付形式 机构护理、机构上门护理和居家护理 支付标准 1. 护理服务机构：每天支付标准为90元，其中基金支付70%，个人支付30%；2. 机构上门护理服务：每小时支付标准为90元，每月基金支付上限为30小时，其中基金支付80%，个人支付20%，每月家护理中由家政支付上限为30小时；3. 居家护理（或亲属）提供符合规定的居家护理员，每小时支付标准为60元，其中基金支付70%，个人支付30%，每月支付上限为30小时，护理服务机构安排护理人员每小时支付标准为90元，其中基金支付12小时，每月上门服务12小时，个人支付20% 支付项目 主要以护理服务保障的形式提供，包括清洁照料、饮食照料、排泄照料、卧位与安全照护、病情观察、康复护理等日常基本生活护理和与日常生活密切相关的医疗护理

资料来源：姚虹．老龄危机背景下我国长护险制度试点方案的比较与思考．社会保障研究，2020（1）：48－56；何世英，戴瑞明，王颖，等．我国长护险试点地区筹资机制比较研究．中国卫生资源，2019（1）：28－34；季月娥，明庭兴．长护险筹资机制：实践、困境与对策．基于15个试点城市政策的分析．金融理论与实践，2020（2）：97－103；尤宇鸿．长护险制度实施现状及对策研究．大连：东北财经大学，2018。

另外，本研究参考了各试点城市的相关政策文件，限于篇幅，不一一列示，详见各地方政府相关部门门网站。

当然，更值得关注的是实际运行情况。根据研究团队在青岛、北京等地的调查，现实中农村居民实际获得长护保险保障的状况并不能让人满意。一方面，虽然制度上规定了地方农村居民是可以参保的，但是，由于设定了对应的缴费机制，很多地方的农村居民缴费并不积极，农村居民实际参保率不高；另一方面，由于农村居民缴费水平比较低，即使政府给予部分补贴，总体水平仍然较低，筹资水平低必然导致待遇水平低，农村居民获得的长护保障待遇也相对较为有限，并不能够充分地回应农村重度失能老年人的照护需要。部分地区反映农村居民实际获得长护保障待遇的概率低、水平有限，存在受益性不足的问题。如何覆盖农村居民，取决于如何定义保险制度，即到底更加强调权利和义务的平等，即缴费参保和待遇获取之间的对应性，还是更加强调保险的社会性和社会团结意涵，政府给予更多支持，从而使得更多人可以较为平等地获得长护保障待遇。这既关系到长护保险制度的设计和定位，事实上也关系到未来长护保险制度的推开和扩散。但是，无论如何，如果长护保险制度不能够回应农村失能照护问题，或者，完全忽视农村失能照护问题，那么长护保险制度的成效则是需要讨论的。

表 5-5　长护保险参保对象情况

参保对象	试点地区
职工医保参保者	上饶、安庆、成都、齐齐哈尔、广州、宁波、重庆、承德
职工医保参保者＋城镇居民医保参保者	长春、石河子、南通
职工医保参保者＋城镇居民医保参保者＋农村居民医保参保者	青岛、上海、苏州、荆门、北京石景山

资料来源：姚虹．老龄危机背景下我国长期护理保险制度试点方案的比较与思考．社会保障研究，2020（1）：48-56.

2. 长护保险受益资格评估

长护保险发挥作用的重要条件和前提是失能评估。如果缺乏失能评估制度，那么长护保险制度的实际运行将面临较大风险。其中，较为重要的是失能程度评估和照护需求评估。

目前，各试点地区普遍制定了受益对象的确定标准及其他条件。比如，部分试点地区沿用了利用日常生活活动能力评估量表来进行能力评估的思路，基于 Barthel 量表进行失能程度评估，代表性城市包括承德、宁波、安庆、荆门、南通、齐齐哈尔、石河子、重庆等。在能力评估基础上，大部分试点地区都将长护保险保障的对象群体限定在了重度失能人群。当然，也有部分城市对受益对象进行了调整，如广州将保障对象进一步扩大到中度失能群体。除此之外，长春针对不同群体拓展了评估方式，青岛、上海、苏州、上饶、成都则是使用自身开发的失能程度评估标准。

北京市石景山区与重庆规定的标准基本一致，要求为重度失能人员，同时失能状态持续 6 个月以上。北京市石景山区具体的失能标准由区人力社保局会同区财政局、区民政局等有关部门共同确定，并由长护保险失能评估委员会进行失能等级复评的最终裁定。在失能评估中，基本上都坚持随机选择专家开展评估的方式，建立长护保险失能评估专家库，从中随机抽取专家对申请享受待遇的参保人进行失能评估。总体而言，在试点阶段，制度主要覆盖长期处于失能状态的参保人群，重点解决其中重度失能老年人的基本护理服务需求。这也是考虑目前经济环境、基金承受能力等因素后综合决定的。15 个试点均建立了失能等级评估标准，其中 10 个参照执行统一的国际评估量表，5 个研究制定了本地化评估标准体系。不同试点地区的标准不甚统一，标准的研究完善力度有待加强。由于试点工作准备不足，各地方根据本地实际情况制定了碎片化的失能评估制度，并进行了能力评估建设，鼓励地方相关组织和机构开展失能评估和需求评估工作，组建队伍、开展培训工作。

3. 长护保险筹资机制

在筹资渠道和筹资标准上，各试点地区基本采用多渠道筹资的方式，这对长护保险基金的持续稳定运行起到了十分重要的作用。

首先，在筹资渠道上，15 个试点都包括了医保基金划转。另外，安庆、成都、荆门、南通、齐齐哈尔、上饶、石河子、承德、重庆等 9 个城市都加入了个人缴费，强调个人责任。除此之外，成都、荆门、南通、青岛等明确了财政补助的责任，南通和石河子加入了福利收益，成都包括了单位缴费。北京市石景山区的筹资渠道包括个人和单位缴费以及财政补助，同时还接受社会捐赠，其中对于城镇职工而言，其个人和单位的缴费全部由医保账户划转。总体上看，除宁波、广州、长春为医保基金单一来源外，其余12个试点都建立了多个筹资渠道。大多数试点都按要求初步探索了医保、财政、个人、单位等共同参与、责任共担的多元筹资机制。但总体看，医保基金是主要来源，占比超过70%，个人缴费占比较低。

其次，在筹资标准上，各试点有所不同。目前大多数试点初步建立了医保基金、财政、个人、单位等共同参与、责任共担的多元筹资机制，医保基金、财政、个人筹资占比大体为7∶2∶1。2018年15个试点筹集长护保险资金161亿元，基金运行平稳①。各试点的筹资方式主要分为三种类型：一是按照既定额度筹资；二是按照规定比例筹资；三是将两种筹资方法相结合。具体来说，广州、南通、齐齐哈尔、上饶等采取定额筹资的方式；成都、荆门、上海、承德等采取的是按比例进行筹资的方式；长春、青岛采取两种筹资方式相结合。"除宁波外，其余14个试点城市全部规定了从医保基金划拨的筹资标准，其中5市为调剂职工医保费率，9市为医保基金结余划转；1市规定了单位缴费的渠道；7市规定了财政补助标准；11市规定了个人筹资标准。"②北京市石景山区采取的是定额筹资的形式，筹资标准在全国处于中高水平。

最后，在筹资管理上，各试点采取的措施也多有不同。大部分试点通过设立专门的长护保险基金，对长护保险进行单独筹资，实行试点基金专款专用。同时，已建立长护保险基金的试点在管理上普遍采用现行社会保险基金的管理运行机制。但是，有的试点因为紧靠医保制度运行，不设立单独的长护保险基金，而是在基本医保基金财政专户下设立子账户。青岛市针对职工护理保险资金设立专门账户，与城镇职工基本医疗保险基金进行明确分割，避免互相挤占挪用，但是居民护

---

① 国家医疗保障局对十三届全国人大二次会议第4860号建议的答复．(2019-07-25)[2021-06-16]．http：//www.nhsa.gov.cn/art/2019/7/25/art_26_1566.html.

② 国家医疗保障局对十三届全国人大二次会议第4964号建议的答复．(2019-07-25)[2021-06-17]．http：//www.nhsa.gov.cn/art/2019/7/25/art_26_1563.html.

理保险筹资全部来源于城乡居民基本医疗保险基金，因此不单独设立资金账户。上海市也未单独设立基金，采取基本医保和长护保险分账核算的办法。除此之外，青岛市创新性地建立了长护保险调剂基金，每年从职工和居民护理保险资金中分别按 20％的比例进行划取，并接受社会捐赠，统一调剂使用为长护保险基金的健康运行和发展做好了充分准备。除此之外，通过每年从职工和居民护理保险资金中分别按 3％的比例划取资金，建立了延缓失能失智预防保障金[①]。北京市的试点，采取的是与全国绝大多数试点地区相同的做法，即建立长护保险基金，单独管理、专款专用，这种筹资管理方式，是符合北京市试点的实际需要的，有效地保障了资金的安全。

4. 长护保险待遇支付

长护保险制度的给付形式和支付标准，是反映保障程度和政策倾向的重要依据，不同地区在对护理形式的选择上各不相同，制定了差异化的支付标准。

第一，在给付形式上，15 个试点中，有 13 个以提供上门服务或给予现金补贴的形式开展居家护理。青岛市更是创新了巡护、专护、院护、家护等多种照护服务形式。石河子市则是按照是否选择协议服务机构制定不同的保障政策，给予了失能人员更多的选择。北京市的试点不仅包括机构护理、居家护理，还包括亲属护理，这是对居家亲属照护的支持，也是对长护服务给付形式的重要探索。

第二，在支付标准上，成都、长春、青岛等按照一定比例进行支付；宁波、重庆按日进行定额支付；安庆、荆门等试点则是将两种支付方式相结合，在定额的范围内，基金和个人按比例进行支付。北京市石景山区采取的就是两种支付方式相结合的办法。除此之外，纵观全国各长护保险试点，对于护理普遍采用按日、按人头支付的方式。北京市石景山区对于机构护理按日付费，对于居家护理和亲属护理按小时进行支付，支付标准更加细化。

---

① 青岛市人民政府关于印发青岛市长期护理保险办法的通知.（2021－03－25）［2022－01－11］. http：//ybj.qingdao.gov.cn/n28356081/n32570956/n32570969/210331151751434588.html.

第三，在给付项目上，全国的试点城市中，很多通过设置服务包的形式，明确长护服务的支付项目以及相关服务内容。比如，成都市制定了多样化服务项目，针对躯体失能人员制定了包含生活照料、护理照护、风险防范、功能维护四大类共 31 项服务项目，其中必选项目为 11 项，可选项目为 20 项；针对失智、失能人员制定了包含生活照料、安全照护、非治疗性照护、功能维护四大类共 24 项服务项目，其中必选项目为 7 项，可选项目为 17 项。南通市针对上门照护服务，共出台了 4 个系列 12 个套餐 30 多项服务项目。荆门市通过设置服务菜单，让参保人员自行选择服务内容，更好地满足了失能人员的服务需求。北京市根据服务项目、市场服务标准和被护理人的护理需求综合确定长期照护服务包，根据服务包确定的长期照护服务项目定额支付。

除此之外，很多试点规定长护保险评估过程中产生的相关费用也由长护保险基金进行支付，但是在具体的支付方式上有所不同。例如，上海市申请长护保险待遇所发生的老年照护统一需求评估费用由长护保险基金支付 80%，个人支付 20%；南通市在评定结论做出次日起，参保人员可根据自身实际和需求任选一种服务方式享受其待遇；对于失能鉴定过程中出现的费用，上饶市规定，300 元及以下由基金支付，超过 300 元的部分由申请人个人承担。

总体上，由于受到各地经济发展水平、筹资方式和规模以及社会照护压力差异的影响，各试点在给付标准方面的制度安排也存在不小的差异，但在给付项目和支付形式上，大部分试点对居家照护和机构照护进行了区分，也普遍设置了长期照护服务包或者服务清单。这对于明确服务内容、控制资金使用起到了很好的作用。北京市石景山区在给付标准上采取了比例给付的形式，并设置了支付限额，与其他试点相比，属于中等偏高的水平，但是相应的支付水平与社会照护需求相比还有一定差距。另外，北京市在确定服务包的过程中，也应当充分借鉴不同试点多样化的探索经验，不断补充服务内容、丰富服务形式。

（二）北京市与试点城市长护保险配套政策比较分析

长护保险配套政策主要包括三个方面：第一是监督管理，具体又包含事前、事中、事后三个阶段；第二是服务供给，包括长期照护服务的市场发展与人才队伍建设；第三是公共管理，涉及信息化建设、经办与协议管理等。

下面从这些方面对北京市石景山区和 15 个试点的制度进行比较分析（表 5－6 列举了各试点在监督管理、市场培育及人才队伍建设、信息化建设、保险经办及协议管理等方面的相关举措）。与前文分析思路相同，本研究此处也是基于各试点的政策文本开展分析，通过逐一对比各试点的相关政策，对长护保险配套政策的内容和要点进行对照性分析，在比较分析的基础上，进一步加深对北京市长护保险制度的理解，以及对各试点长护保险制度实施状况的总体理解。

1. 长护保险监督管理

事前监管是有效规避相关风险的重要举措。全国试点城市普遍建立了事前监管机制，通过与长护保险经办机构和定点服务机构签订相关协议，明确双方的主体责任和义务，同时也可以作为事后监管和考核的依据。纵观全国试点地区的做法，大多数地区都出台了相关的政策文件，其中包括质量监管、机构考核、监督工作等具体事宜，如广州市《关于明确长期护理保险监督稽核工作有关事项的通知》、长春市《医疗照护保险定点机构服务管理考核标准》、荆门市《护理服务质量考核标准》、南通市《照护保险定点照护服务机构考核暂行办法》、苏州市《长期护理保险定点护理机构管理办法（试行）》等。北京市的试点也强调通过协议管理加强对长护保险相关主体的监管，并且出台了《北京市养老服务机构监管办法（试行）》《关于加强养老服务设施规范化管理工作的通知》等相关文件。

总体上，全国试点城市注重协议管理在事前监管中的作用，并进一步完善相关规章制度，通过标准化建设，约束各长护保险主体的行为。北京市石景山区重视协议管理在长护保险监管中的作用，但对各主体的责任、质量规范等，相关法规制度还有待进一步细化和完善。

表 5-6 北京市石景山区与 15 个试点城市长期护理保险配套政策比较分析

地区	监督管理比较	市场培育及人才队伍建设比较	信息化建设比较	保险经办及协议管理比较
成都	事前监督 监管机构建设：建立经办流程、明确考核内容，建立经办绩效考核体系 事中监督 经办过程在线监控、规范业务流程和业务主体行为 事后监督 按年度对承保商业保险公司进行绩效数量化考核	市场培育 通过社商合作模式引导社会资本进入养老服务产业；经办机构签订协议，加强与照护购买、培育多元化的养老服务市场 人才队伍建设 建立护理员长效培训机制；扩大相关岗位就业	经办服务的信息化 评定标准数字化与评定等级科学化的有机融合；打造一体化的信息系统 服务监管的信息化 出台相关规范文件，加强信息系统审核、监控	经办主体及工作内容 经办主体：商业保险公司 工作内容：负责长护险政策宣传与咨询、照护机构管理、资格评估认定、待遇支付、照护服务质量监管等经办管理 协议管理 与经办机构实行合同管理，按照考核情况，按基金结余一定比例支付经办服务费用
南通	事前监督 强化协议管理：用协议明确管理标准，准入标准；出台服务机构考核法律法规建设，如《南通市基本照护保险定点照护服务机构协议管理试行办法》 事中监督 日常检查采取专项检查、现场检查相结合，抽查调查满意度调查相结合的方式 事后监督 对服务机构管理制度、费用管理、信息系统、服务、年度考核，行考核；年度考核、内部审计及财政部门的三次年度审计	市场培育 长护保险基金带动照护机构迅速发展；社会资本向长护市场汇集；带动人员就业 人才队伍建设 建立职业等级制度，颁发从业等级证书；鼓励服务公司拓展培训市场	经办服务的信息化 依托金保工程信息系统，开发了照护保险管理子系统；手机App；信息系统的互联互通 服务监管的信息化 主体的互联互通；通过App实现照护保险监管，评价智能化	经办主体及工作内容 经办主体：市医疗保险经办机构 保险公司 工作内容：市医疗保险资金筹集、支付、结算等经办与管理工作（保险公司）主要承担、参加居家失能人员的评定、稽核等保险经办中心担、费用审核、结算支付、稽核调查等经办管理 协议管理 针对不同主体出台多项协议管理办法，定点协议分类管理

续表

地区	监督管理比较	市场培育及人才队伍建设比较	信息化建设比较	保险经办及协议管理比较
广州	事前监督 强化协议管理：将协议作为监督检查依据； 法律法规建设：出台相关制度法规，作为监管依据；监管机制建设：出台规章、明确监督机制 事中监督 以会议纪要形式明确不同部门监管责任；印发相关规章明确以经办机构为主导、商业保险公司驻点巡点专员为依托的监督机制 事后监督 定期进行数据分析、强化数据分析；强化结算监管，开展长护定点机构年度考核工作	市场培育 出台定点服务机构管理办法，引导市场准入 人才队伍建设 进行家庭非正式照护者服务购买，与长护定点机构建立劳务关系	经办服务的信息化 依托医保管理信息系统，构建"核心"系统+互联网服务双系统；系统由不同主体使用，承担不同功能；两个系统互相隔离，进行数据传输 服务监督的信息化 互联网辅助系统参与第三方采购机构监督稽核	经办主体及工作内容 经办主体：医保经办机构+商业保险经办公司 工作内容：印发长护服务指南，明确服务流程和内容 协议管理：出台标准化协议书，明确经办和长护机构的责任以及细化相关要求，作为监督办法，机构定点由遴选转机构定点为准入
承德	事前监督 法律法规建设：依据医疗有关政策制定定点长护机构相关规定 事中监督 定点服务机构提供服务进行监管；建立定期巡查制度，对定点服务机构进行监管 事后监督 医保行政部门、财政及审计部门对长护保险基金管理情况进行监管和审计；依据多重因素对商业保险公司经办工作进行绩效考核	市场培育 促进各类人员在长护服务领域就业创业；定点服务机构构建进一步扩大 人才队伍建设 截至2019年，全市护理服务就业人员达到600余人	经办服务的信息化 推进经办服务中信息化技术的运用 服务监督的信息化 完善信息化监管手段，加强对异常常数据的分析研判	经办主体及工作内容 经办主体：商业保险公司 工作内容：公开招标后由商业保险公司承办 协议管理 加强对商业保险公司的协议经办机构与商业保险公司严格按照双方协议履行和执行服务监管情况对政务机构的协议的协议督；加强对定点服务机构的协议管理，加强对鉴定定点机构的协议管理

续表

地区	监督管理比较	市场培育及人才队伍建设比较	信息化建设比较	保险经办及协议管理比较
安庆	事前监督：依据协议对基金进行决算审议 强化协议管理 事中监督：日常工作接受社会监督，必要事项进行公示 事后监督：对商业保险公司提供的数据和资料进行专业审计，并出具专业审计报告，以此进行监督	市场培育：资本向长护行业汇集，新业态逐渐形成；优质企业进入长护服务市场；医疗机构提高长护服务能力 人才队伍建设：就业渠道得到拓展；高校开设了相关长护服务专业；家政公司开办了职业技能培训学校	经办服务的信息化 推进经办服务中信息化技术的运用 发挥信息技术在监管中的作用	经办主体：医疗保险经办机构、商业机构 经办内容：医疗保险业务经办；长护保险业务经办，由商业保险公司承办基金经办、支出 长护保险定点机构由经办机构管理 医疗保险协议和医药机构管理；管理内容涉及多项程序，包括准入确认
苏州	法律法规建设：出台经办机构考核办法、护理机构考核办法 事前监督：评估机构自查、机构自查、对各机构考核 通过日常稽查、季度考核、年度考核等形式对各机构进行考核 事后监督：通过季度考核、年度考核等形式进行协议管理考核	市场培育：公开招标引入市场竞争 人才队伍建设：依托专业队伍，多形式培训；组织各级社会护理员和护理员培训；保险评估员、商业保险经办机构、定点护理机构评估和护理服务的专题培训	经办服务的信息化 建设云服务平台 服务监管的信息化 开发长护保险管理信息系统、服务与服务智能支付及支付、监管、评价等全程智能化规范化 实现护理管理需求与服务以及支付、监管、评价等全程智能化规范化	经办主体：商业保险公司 工作内容：商业保险公司承办经办业务 评估机构上门评估等经办服务 协议管理 社保经办机构与商业保险签订合作协议，与护理服务机构委托经办定点机构，商业保险经办机构分别与评估机构、护理服务机构签订服务合作协议，建立协议管理制度

续表

地区	监督管理比较	市场培育及人才队伍建设比较	信息化建设比较	保险经办及协议管理比较
长春	事前监管 法律法规建设：出台考核标准，制定监管依据 监管机制建设：完善经办审核流程，严格落实工作标准 事中监管 通过照护保险线上经办促进照护保险经办和监管的人性化和智能化 事后监管 开展专项行动，每季度对定点照护机构进行检查	市场培育 严格定点管理，只准三类机构进入 人才队伍建设 建立医疗照护人员证书制度	经办服务的信息化 建立医疗照护保险电子档案；医疗照护保险经办线上办理 服务监管的信息化 推进监管过程中信息化技术的运用	经办主体及工作内容 经办主体：医保经办机构 工作内容：包括失能评定等内容，并实现了7个管理突破 协议管理 医保经办机构与定点照护机构实行协议管理；通过定点管理，明确三类机构准入
宁波	事前监管 强化协议管理：出台协议规范，探索长效管理机制 事中监管 业务管理部门对长护保险运行过程进行全程监控和管理 事后监管 通过信息系统管理加强对基金管理，评定复审，费用支付等环节的监督管理	市场培育 市场化的长护保险经办发展到快速发展 人才队伍建设 完善相关人才培育机制建设	经办服务的信息化 利用信息系统、业务管理部门打造"申请—评估—服务—评价"一体化服务闭环 服务监管的信息化 整个业务过程对经办实行全程监控和管理；通过信息系统，加强基金管理、评定复审，费用支付等环节的监督管理，确保基金安全	经办主体及工作内容 经办主体：商业保险公司 工作内容：开展失能评估、定点确定、待遇结算支付等工作 协议管理 通过部门协商，确定试点服务机构，明确双方的权利义务和责任界限；探索实行定点协议管理，明确双方的权利义务和责任界限

191

续表

地区	监督管理比较	市场培育及人才队伍建设比较	信息化建设比较	保险经办及协议管理比较
荆门	事前监督 强化协议管理：与护理服务员签订协议 法律法规建设：制定长护管理办法和服务质量考核标准 事中监管 制定工作手册，明确经办流程和岗位职责；制定双月须每月评估成功完成手机App验证，成功后才会结算护理待遇 事后监督 通过面访、电话回访、实地走访等了解待遇到账情况、护理情况及满意度	市场培育 医、养、护机构深度融合，提高了护理机构的投资热情；打造护理服务示范机构，活跃第三方商业服务市场 人才队伍建设 出台相关意见，统筹推进护理职业化、专业化；在相关职业院校开办相关专业，建立评优奖励相关补贴制度；建立多样化奖励制度，建立多样化人员供给渠道	经办服务的信息化 构建"智能、专业、安全、便捷"的长护保险系统，搭建长护电脑端信息化经办系统 实现全流程信息化管理 服务监管的信息化 建长护移动端 App 云平台 通过手机 App 进行稽核巡查	经办主体及工作内容 经办主体：商业保险公司 工作内容：承办全市长护保险经办服务 协议管理 出台定点护理机构管理办法，明确长护保险经办责任和考核标准；经办机构与护理服务员签订协议，明确服务内容、结算方式和考核办法
青岛	事前监督 强化协议管理：对定点护理机构依据协议进行管理 事中监管 出台了定点护理机构考核文件，事后监管及专项稽查监督 事后监督 印发第三方评估工作管理文件，加强护理资金监督管理；护理保险资金监督办法，审计部门监督	市场培育 政策引导促进了养老、医疗等服务机构的合理定位与转型发展，整合了相关长护资源和服务的进入，提升了专业化护理管理和照护服务的水平 人才队伍建设 成立市长护期护照护协会；建立长护相关从业人员备案制度；建立专业化的护理服务队伍能力提升机制；多渠道筹措培训资金	经办服务的信息化 根据 App 记录的实际服务数支付居家上门服务费用；评估主管部门建立统一的信息沟通平台 服务监管的信息化 开发手机 App，用于护理服务监管	经办主体及工作内容 经办主体：商业健康保险公司＋失智诊断机构（三甲医院） 工作内容：护理服务机构先期介入执行初筛任务，再由商业保险公司进行第三方评估的经办管理 协议管理 对定点护理机构实行协议管理，建立标准化的定点机构准入机制，明确准入标准和流程，实行能进能出动态管理

续表

地区	监督管理比较	市场培育及人才队伍建设比较	信息化建设比较	保险经办及协议管理比较
上饶	事前监督 法律法规建设：通过出台基金支付管理办法对基金的监督管理进行明确规定 事中监管 评估过程进行公示，接受监督；基金收支、运行财政、审计部门和社会的监督 事后监督 对上饶市长护保险试点运行情况进行主动披露，市人大、政协进行调研监督	市场培育 投资规模不断上升；定点护理服务机构数量增加，拉动就业 人才队伍建设 对长护服务从业人员和失能人员家属开展培训	经办服务的信息化 由商业保险团队开发长护保险信息系统，并进行了本地化改造 服务监管的信息化 通过手机客户端，利用高科技手段从源头上杜绝套取骗取社保基金的现象，实现业务监管智能化、便捷化	经办主体及工作内容 经办主体：商业保险公司 工作内容：全流程社会化承办 协议管理 市人社局与商业保险公司签订年度协议，按协议约定进行管理，并按年度进行考核
上海	事前监督 强化协议管理：通过协议机构；通过协议长护保险定点机构、管理长护服务机构提供从业者 事中监管 利用"互联网＋移动应用"，建立家上门服务信息化监管系统 事后监督 依托医保市、区两级监管队伍，对定点评估机构和定点护理服务机构开展专项检查	市场培育 试点引导社会资本进入，非公立护理服务机构快速发展；拓展了就业 人才队伍建设 建立差异化待遇支付标准；完善职业发展路径；多举措提高职业培训力度	经办服务的信息化 以现有的医保网络系统为基础，建立了闭环式经办信息系统 服务监管的信息化 利用"互联网＋移动应用"平台，建立适应居家上门服务的信息化监管系统	经办主体及工作内容 经办主体：市医保中心 工作内容：市医保中心负责整体经办管理工作；各区街镇社区事务受理服务中心负责申请受理 协议管理 定点护理服务机构应当依法与护理服务人员签订劳动合同或协议；护理服务机构实行定点协议管理

续表

地区	监督管理比较	市场培育及人才队伍建设比较	信息化建设比较	保险经办及协议管理比较
石河子	事前监管 制定护理服务项目服务标准和考核评价标准，建立相应护理备案制度 事中监管 编制稽核工作指导手册，并形成详细的工作记录 事后监管 开展针对已享受长护保险待遇的参保人员的稽核巡查工作	市场培育 "医养结合"改制促进福利产业发展及护理养老护理产业发展驱动市场需求上升；市场发展拉动护理产业；通过政策调整、激励通过市场准入多元化发展；培育一批照护护理机构人才队伍建设 通过内部培训，机构内部人员培训，不断探索建立长护经办管理机制；不定期对养老护理机才的培养培训；对系统培训；政府务从业人员进行培训，借助专业部门和经办人员协作，借助居家护理人员，开展居家护理人员护理技能培训	经办服务的信息化 利用手机客户端开展实际评定工作，借助互联网提高整套评估流程效率 服务监督信息化 重视信息系统在优化监管中的作用	经办主体及工作内容 经办主体：商业保险公司 工作内容：商业保险公司承办经办业务 协议管理 发挥协议管理在长护保险管理中的作用
齐齐哈尔	事前监管 强化协议管理：依据协议内容对定点护理机构的护理服务进行协议管理、监督、考核 事中监管 长护经办机构对每周对定点护理机构进行稽核巡查，了解情况 事后监管 受长护保险经办机构进行稽核 市医保局每年统一牵头开展长护护理服务质量满意度调查工作	市场培育 引进优质长护服务机构促进长护服务行业竞争 人才队伍建设 通过与医院等组织相结合对长护服务从业人员进行专业培训	经办服务的信息化 建立长护保险结算信息数据系统 服务监督的信息化 市医保局利用信息系统进行服务费用核查	经办机构 经办主体：市医保局＋商业保险 工作内容：由市医保局牵头组建长护保险办公室，指派专人负调，以商业保险公司为牵头推进，具体办责办公室的安排和推进；日常办理申请受理、上门评定、结果送达和服务分派，结算支付 协议管理 市医保局及长护保险经办机构与定点护理服务机构统一签订合作协议，依据协议管理，出台考核办法

续表

地区	监督管理比较	市场培育及人才队伍建设比较	信息化建设比较	保险经办及协议管理比较
重庆	事前监管 强化协议管理：出台长护保险服务机构协议管理办法； 稽核机制建设：建立独立的监督稽核机制 事中监管 通过App以及相关信息系统提供服务进行监督 事后监管 依据协议对相关主体进行考核评价	市场培育 通过服务购买培育了一批优质长护服务企业，催生了新业态 人才队伍建设 产业发展带动了就业，特别是失业人员就近就业	经办服务的信息化 打造"参保—评估—派单—服务—结算"业务闭环；按照核心管理要素设计长护保险信息与医保系统相协同 服务监督的信息化 建立"监测—预警—巡查—稽核—评价—绩效"管理闭环，对相关机构和人员，采用手机、App整体管理及监督；结合定位技术和评价监督机制实行过程管控	经办主体及工作内容 经办主体：第三方机构 工作内容：第三方机构按经办规程进行经办 协议管理 各区县与商业保险公司、护理经办机构签订协议
北京市石景山区	事前监管 强化协议管理：对长护保险经办和服务提供进行协议管理，并作为监督的依据 法律法规建设：出台市级养老服务机构监管办法，出台市级养老服务机构设施规范管理办法 事中监管 商业保险公司负责护理服务质量监管，政府有关部门对商业保险公司和其他机构进行日常监管 事后监管 有关政府部门参与并对商业保险公司进行年终考核	市场培育 出台法规明确机构准入、退出和监督政策；鼓励市场主体开发商业性长护产品 人才队伍建设 强化专业人才培训系统性支持；鼓励在岗人员培训；出台相关法规促进人员培育	经办服务的信息化 商业保险公司建立服务管理信息系统；长护保险信息系统；配备信息管理和结算系统 服务监督的信息化 有关政府部门建长护保险基金管理信息系统	经办主体及工作内容 经办主体：石景山区社会保险事业管理中心+商业保险公司 工作内容：石景山区社会保险事业管理中心负责基金的征缴、监督管理，商业保险公司负责具体经办工作 协议管理 协议管理内容包括经办服务购买和长护服务购买，经办服务购买为商业保险公司，长护服务购买对象为机构和个人

资料来源：姚虹、姚正．老龄危机背景下我国长护险制度试点方案的比较与思考．社会保障研究，2020（1）：1-9；戴端明、王颜、等．我国长护险试点地区筹资机制比较研究，2019，22（1）：28-34；季月娥、明庭兴．长护险筹资机制：实践、困境与对策：基于15个试点城市政策的分析．金融理论与实践，2020（2）：97-103；尤宇鸿．长护险制度实施现状及对策研究．大连：东北财经大学，2018。

另外，本研究参考了各试点城市的相关政策文件限于篇幅，不一一列示，详见各地方政府相关部门门网站。

事中监管是监管程序中的重要一环，有助于及时发现制度运行过程中的问题和错误，及时止损，有效防止问题的扩大化。各试点城市普遍建立了针对长护保险制度的事中监管机制。事中监管的时效性很强。大部分试点在事中监管中引入了信息系统，例如，长春市通过搭建线上平台，对照护保险的运行进行了有效监控和规范；荆门市通过手机 App 等移动终端，对长期照护服务质量实施监控，服务对象满意才会最终结算；上海市针对居家上门护理，利用"互联网＋移动应用"，建立适应居家上门服务的信息化监管系统。除此之外，试点地区中，如荆门市、石河子市等编制了日常监督稽核指导手册，将相关监督工作记录在案。部分试点城市，如承德市、苏州市、齐齐哈尔市、南通市等建立了日常巡查制度。北京市石景山区在事中监管方面，明确了商业保险公司接受区人力资源和社会保障局的日常监督管理，区财政局负责基金使用的监督、负责长护保险基金财政专户的管理、财政补助资金的预算管理及基金运行的监管，商业保险公司负责护理服务质量监管。

总体来看，在事中监管方面，试点城市十分重视日常监督和相关信息系统的运用，将定期监督与不定期抽查相结合。试点城市中，各地长护保险经办机构按照协议，对服务机构的评估过程、服务质量、费用支付、管理水平等情况进行日常监督检查和专项监督检查。北京市石景山区的事中监管，强调各部门之间的责任细化和任务分工。但在具体的过程中，信息系统作用的发挥还有待进一步提高，针对日常的居家上门护理这一监管薄弱环节，未来北京市石景山区在长护保险管理信息系统的建设、管理监督手段的创新方面需要向其他试点城市学习，以不断创新管理工具和管理形式。

事后监管是通过对长期照护服务各主体进行评判，发现其中的问题，促进主体行为更加规范的机制。试点城市中，如广州、南通、齐齐哈尔、苏州等，对协议管理的有关机构进行年度考核，并将考核结果作为质量评估的相关依据。安庆市在年终时，对商业保险公司提供的数据和资料进行专业审计，并出具专业审计报告，以此进行监管。长春市的考核细化到每一个季度，对 53 家定点照护机构的照护服务、评审标准、环境卫生、规范管理进行深入检查，对存在的问题进行曝光并要求整改，对管理规范、服务优良的定点机构给予通报表扬，通过检查行动，规范了照护机构服务行为。

在事后监管方面，试点城市普遍将医保有关部门作为监督的重要主体。如承德市规定医疗保险行政管理部门加强对长护保险基金的管理和监督，财政、审计部门按照有关规定，对长护保险基金管理情况进行监管和审计。齐齐哈尔市医保局每年统一牵头开展长护保险护理服务质量满意度调查工作。上海市依托医保市、区两级监管队伍，对定点评估机构和定点护理服务机构开展专项检查。

总体上，在考核激励方面，试点地区普遍建立了对护理服务机构的考核激励机制，按照考核办法，经办机构每年对长护定点机构的基础管理、服务质量等进行科学、全面、客观的评价。全国各试点城市探索出了多种形式的事后监管方式，普遍将年终考核结果作为相关评价的依据。北京市石景山区规定由区人力资源和社会保障局负责商业保险公司的评定工作和护理服务机构的基金监管，并参与对商业保险公司的年终考核。北京市石景山区对事后监管的制度设计相对明晰，但是仍存在不足与问题，应当借鉴其他试点城市出具审计报告、进行环节终端监管等方式，不断完善长护保险事后监管体系。

2. 长护保险服务供给

第一，长护服务市场建设。我国长护保险制度处于发展的初始阶段，相关市场发育还不够完善，因此通过相关措施加快长护服务市场建设，可以更好地促进长护服务制度健康发展，使失能人员获得更为优质的服务保障。各试点地区中，广州、长春、上饶等多地采取定点管理、出台相关规范的方式明确市场准入，通过设定一定的市场准入门槛，鼓励优质企业进入长护领域，打造本地区的优质长护服务产业，培育多元化的养老服务市场。各试点地区加强资金、政策支持，引导支持长护服务机构和经办机构发展。北京市也出台了相关制度规范，如《关于金融支持养老服务业发展的实施意见》《北京市养老机构运营补贴管理办法》，鼓励商业保险公司和护理机构等开发商业补充长护保险产品、提供优质照护服务，满足群众多样化、多层次照护需求①。

总体上，试点地区采取的培育长护服务市场的方式多种多样，涉及资金、政策等多个方面。部分地区通过建立示范机构发挥品牌效应，鼓励、支持、引导民营长护服务机构发展，打造多层次的长护服务供应体系。北京市也注重多样化的服务供给，重视对相关市场主体的引导、支持，同时可以充分借鉴其他试点城市在培育相关产业集群、打造优势长护服务供给服务业等方面的有益经验。

第二，长护服务人才队伍建设。长护服务从业人员是服务的直接提供者，从业人员的数量和质量直接影响到长护服务的供给水平。试点地区在人才队伍建设方面的做法主要包括建立人才队伍吸引与发展机制、资格认定机制和差别化待遇支付机制，同时注重发挥教育培训的作用。

在专业人才队伍吸引与发展机制方面，荆门市的做法较为突出。该市规定护理人员从业后可以享受公益性岗位、社会保障等方面的补贴，对于取得高级技师职业资格的护理人员，每月可额外享受30～80元的岗位津贴，同时退休后每月基础养老金水平也会相应提高。在照护人员资格认定方面，长春市建立医疗照护人员证书制度，完善资格认定发展通道。在差别化待遇支付机制方面，上海市根据护理服务人员不同资质，梯度设立与服务、职称相对应的支付标准。

围绕教育培训，各地做法各异。首先，部分试点地区鼓励开办专业照护人才培养机构。安庆市家政公司开办了职业技能培训学校；荆门市在荆楚理工学院、荆门技师学院开设了护理服务专业。其次，各地普遍鼓励开展各类专业人才培训。成都市建立了护理员长效培训机制，带动委托经办机构、协议照护机构等社会力量参与护理员培训；石河子市针对经办人员、长护服务从业人员开展多样化培训，经办服务人员的培训工作已经贯穿到实际工作开展的间隙，不定期地对长护保险经办服务人员开展政策宣讲和系统培训，重点环节重点讲解，确保长护保险各环节工作人员技能熟练、专业高效。除此之外，少数地

---

① 北京市民政局 北京市地方金融监督管理局 中国银行保险业监督管理委员会北京监管局关于加快发展商业养老保险的实施意见. (2019－10－31) ［2021－07－21］. https：//www. beijing. gov. cn/zhengce/zhengcefagui/201910/t20191031_470520. html.

区针对失能人员家属开展护理培训、技术支持，引导家庭非正式照护通过正规培训和考核认证后，与长护定点机构形成劳务关系。

总体上，各试点建立了多样化的长护服务人才供应体系，在提高长护服务从业人员数量的同时，重视提高长护服务从业人员服务质量。在职业发展上，北京市出台了《关于开展居家养老护理员培训试点工作的通知》，强调"培育数量充足、素质优良、技能精湛的居家养老护理人员，建设具有职业素质、专业知识和技能的居家养老护理人才队伍，是满足居住在家老年人的社会化服务需求，提高老年人生活质量的必要前提和保障"[①]。在教育培训上，北京市进一步出台了《关于加强养老服务人才队伍建设的意见》，指出要加强长护服务从业人员的培养，建立完善从业人员培养机制，鼓励职业院校、相关培训机构和企业加大对照护服务人员的培养力度[②]。北京市通过相关制度法规的建设，在长护服务人才队伍建设上构建了相对完善的制度机制，但目前政策收效不太明显，社会响应程度不足，在政策落地环节还存在一定的问题，未来需要加大政策宣传力度，着力推动政策落地，进一步完善北京市长护服务人才供应体系。

3. 长护保险公共管理

第一，长护保险信息化建设。长护保险信息化建设是提升长护保险管理水平的重要途径。完善的长护保险信息化体系，应该贯穿于长护保险制度全过程，主要包括经办服务的信息化和服务监管的信息化。

经办服务的信息化。各试点地区普遍建立了基于互联网的信息服务平台：广州市搭建了"核心系统＋互联网辅助系统"的长护服务双系统，功能包括鉴定评估管理、待遇支付管理、定点机构管理、统计决策管理等；宁波市通过搭建"申请—评估—服务—评价"一体化服务闭环，将长护保险经办管理和服务流程等全部纳入信息系统管理，相关业务管理部门可以通过该系统完成协议管理、待遇核定、结算支付等工作；重庆市打造了"参保—评估—派单—服务—结算"业务闭环，实行业务经办核心要素管理。除此之外，部分试点地区通过手机

---

①②　《关于开展居家养老护理员培训试点工作的通知》. (2015 - 12 - 13) ［2021 - 02 - 11］. https：//www. yanglaocn. com/shtml/20151213/144996926162258. html.

App 等终端平台建设助力经办服务。南通市开发了照护保险管理子系统和手机 App，使失能人员及其家属、照护公司及其服务人员、照护保险服务中心、医保经办机构等环节实现互联互通[①]。青岛市根据 App 记录的实际服务数据支付居家上门服务费用。石河子市评估专家利用手机客户端 App 开展实际评定工作。

监管服务的信息化。在监管过程中，信息系统建设可以很好地提高监管效率和监管质量。各试点地区普遍建立了长护保险监管信息系统。上海市通过"互联网＋移动应用"平台，搭建与居家上门服务相适应的信息化监管系统。苏州市开发了长护保险管理信息系统，实现了护理需求、服务供给、监管评价等全过程的智能化规范化操作。承德市完善信息化监控手段，加强对异常数据的分析研判。除此之外，部分城市通过开发手机 App 助力保险监管。重庆市对评估机构、护理机构、评估人员、护理人员等，采用手机 App 整体管理方案，利用电子地图、移动定位和评价监督机制实行过程管控。部分地区在实践过程中，还引入了其他科技手段促进服务监管。以上饶市为例，该市充分利用定位技术、人脸识别技术从源头上杜绝套取骗取社保基金的现象，实现了业务监管智能化和便捷化。北京市将不同信息系统相对接，打破资源孤岛、实现信息共享；商业保险公司通过建立服务管理信息系统，实现与区社会保险事业管理中心基金管理信息系统的对接，对长护保险服务进行实时监控。

总体上，全国试点城市普遍建立了长护保险经办服务和监管的信息系统，同时部分试点城市还开发了手机 App 等用于相关服务和监管。北京市通过互联网、物联网、大数据平台建设信息系统，保障数据安全，推动智能养老服务：在业务经办上，要求配备信息管理和结算系统，做好信息实时上传和对服务人员的管理工作；另外，将不同信息系统相对接，打破资源孤岛、实现信息共享，通过由商业保险公司建立服务管理信息系统，并与区社会保险事业管理中心基金管理信息系统对接，满足长护保险服务实时监控的要求。

---

① 南通市照护保险推出义工服务新闻发布会．（2018－12－18）［2021－03－23］．http://www.nantong.gov.cn/ntsrmzf/xwfbh/content/b2877d33－4126－4a63－9383－b6c72b6cf6b8.html.

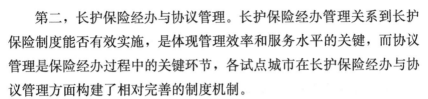

第二，长护保险经办与协议管理。长护保险经办管理关系到长护保险制度能否有效实施，是体现管理效率和服务水平的关键，而协议管理是保险经办过程中的关键环节，各试点城市在长护保险经办与协议管理方面构建了相对完善的制度机制。

在经办管理上，各试点地区在经办主体上普遍确认了第三方经办，广州、宁波、成都、荆门、上饶、石河子、苏州、承德、青岛、重庆等城市选择商业保险公司负责长护保险经办。在具体的经办工作内容上，部分试点城市全权委托商业保险公司承办。宁波市商业保险公司开展失能评估、定点确定、待遇结算支付等工作；成都市商业保险公司经办责任进一步拓展，包括长期照护保险政策宣传与咨询、照护机构管理、资格评估认定、待遇支付、照护服务质量监管等经办服务工作；长春、上海等部分城市选择由医保经办机构负责长护保险经办。

在具体经办内容上，上海市医保中心负责整体经办服务工作，包括受理申请、支付结算、信息系统开发等。还有部分城市，如安庆、南通、齐齐哈尔等采取医保经办机构与商业保险公司共同经办。这部分试点城市，采取社商分责的形式。例如，南通市组建照护保险服务中心作为第三方联合经办机构，采取合署办公的形式，承担、参与受理居家失能人员的评定、费用审核、结算支付、稽核调查等工作，市医疗保险经办机构增加照护保险经办职能，负责照护保险经办机构的经办事务，具体承办照护保险资金筹集、支付、结算等经办服务与管理工作①。在北京市石景山区，经办主体包括商业保险公司和石景山区社会保险事业管理中心。在具体经办内容上，商业保险公司负责组织失能评估、与提供护理服务的机构和个人签订管理协议、费用审核、结算支付、护理服务质量监管、相关人员培训等经办管理业务②；

① 关于印发《南通市基本照护保险失能失智预防工作实施细则》的通知.（2019－07－04）［2020－05－21］. http：//ylbzj. nantong. gov. cn/ntsylbzj/bmwj/content/42e5ba77－17a5－42bc－8c60－41afb54c0c6e. html；五化同频：照护保险精准管理服务提升群众满意度.（2017－12－27）［2021－09－15］. http：//epaper. ntrb. com. cn/new/ntrb/html/2017－12/27/content_81976. htm.

② 关于印发《北京市石景山区扩大长期护理保险制度试点实施细则》的通知.（2020－11－23）［2021－05－17］. http：//www. bjsjs. gov. cn/gongkai/zwgkpd/zcwj_1940/bmjqt-wj_1943/202011/t20201123_34816. shtml.

石景山区社会保险事业管理中心负责基金的征缴、监督管理。

在协议管理上，全国 15 个试点城市已基本建立协议管理机制，通过实行协议管理，规定长护保险经办和服务标准。全国试点城市普遍对长护保险经办机构与定点护理服务机构实行协议管理，定点护理服务机构按照协议约定组建专业护理队伍，提供符合标准规范的护理服务。地方试点实践中，建立定点服务机构管理办法，明确准入、退出机制。经办机构与定点护理服务机构签订服务协议，明确双方的权利、义务，约定服务范围。其中，大部分试点城市通过协议管理明确了长护服务市场的准入和退出。广州市印发《长期护理保险协议定点服务机构管理办法》，机构定点由遴选转为准入；长春市规定与二级以上医疗机构签订服务协议的护理机构和养老机构，才可以设定为定点机构，进入长护服务市场；南通市根据协议进行考核，实行奖惩制度，优秀的予以通报表扬，考核不合格的根据考核结果责令改正、暂停服务直至取消服务资质；齐齐哈尔市医保局及护理保险经办机构与定点护理服务机构统一签订《长期护理保险定点护理服务机构合作协议》[①]；青岛市对定点护理机构实行协议管理，建立标准化的定点机构准入机制，明确准入标准和流程，实行能进能出动态管理。

总体上，在经办中，全国试点城市大多采取第三方机构承办的方式，并且主要引入了商业保险公司负责长护保险经办，全国 15 个试点城市中，有 13 个引入商业保险公司参与经办，试点地区积极发挥各类社会力量的作用，提高经办管理服务能力。北京市石景山区试点建立了较为完善的协议管理制度，政府购买服务的经办机构为商业保险公司，实行协议管理，按照长护保险年度征缴总额的 5‰ 拨付管理费，并探索建立风险共担机制[②]。与相关长护服务提供者签订协议进行服务购买，购买机构为具备本市基本医疗保险定点资格的医院、护理院或具有民政部门许可资质的养老院和养老照料中心、养老服务驿

---

① 齐齐哈尔市人民政府办公室关于印发齐齐哈尔市深化长期护理保险制度试点实施方案（试行）的通知（齐政办规〔2021〕1 号）政策解读.（2021 - 02 - 20）[2023 - 11 - 13]. http：//www.qqhr.gov.cn/qqhe/c100136/202102/c02_128993.shtml.

② 关于印发《北京市石景山区扩大长期护理保险制度试点实施细则》的通知.（2020 - 11 - 23）[2021 - 05 - 17].http：//www.bjsjs.gov.cn/gongkai/zwgkpd/zcwj_1940/bmjqtwj_1943/202011/t20201123_34816.shtml.

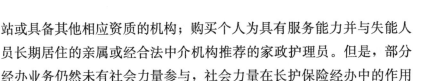

站或具备其他相应资质的机构；购买个人为具有服务能力并与失能人员长期居住的亲属或经合法中介机构推荐的家政护理员。但是，部分经办业务仍然未有社会力量参与，社会力量在长护保险经办中的作用还有待进一步发挥。

总体而言，在协议管理方面，全国试点城市建立了较为完善的协议管理制度，较好地明确了协议双方的责任，建立了较为完备的考核评估标准，同时通过协议管理明确了市场准入。截至 2018 年底，长护保险定点机构共 2 421 个①。较为健全的协议管理机制为规范长护保险运行秩序、推动长护保险制度健康发展起到了很好的作用。北京市也建立了较为完善的协议管理机制，明确了不同协议主体的责任，但仍需要进一步细化，借鉴其他试点地区的经验，将协议管理应用到长护服务从业人员的日常服务中。

第三节 北京市长护保险发展方向与重点

本节的核心内容是对北京市长护保险试点和全面制度推广中应当重点考虑的问题进行阐释和分析，并对北京市长护保险制度发展过程中的关键议题进行说明②。

一、北京市长护保险发展方向

通过对北京市石景山区与海淀区及其他 15 个城市长护保险制度的比较，明确了北京市目前制度发展过程中的优势与不足，也厘清了制度建设的方向。总体而言，北京市在接下来的试点工作过程中，应当按照"扩大试点、独立险种、低水平起步、责任共担"的思路，开展全要素、全流程的长护保险试点，坚持"保基本""可持续""多样化"的原则，政府、社会、个人多方参与、责任共担，力争在"十四

---

① 国家医疗保障局对十三届全国人大二次会议第 7348 号建议的答复．(2019－08－01) [2020－11－27]．http：//www.nhsa.gov.cn/art/2019/8/1/art＿26＿1604.html.

② 正如本研究开篇所述，本研究关注的重点是北京市社会性长护保险制度的发展，下文也将重点对社会性长护保险制度的发展方向和路径进行阐述。

五"期间，基本形成与经济发展水平和老龄化发展趋势相适应的，以政策性长护保险为基础、商业性长护保险为补充的多层次长护保险制度，形成可复制、可推广、可持续的互助共济的长护保险制度政策框架，在全市范围内推开。具体包括以下几个方面：

第一，在保险定位上，要推进制度独立设计、独立运行。北京市的长护保险制度建设，应坚持全面覆盖的总体定位，而且在强调全面覆盖的同时，要强调保险的互助共济，坚持共建共享原则，这应作为北京市长护保险制度发展的根本定位之一。未来，北京市长护保险要继续坚持独立保险制度的定位，通过加强制度建设和建立相应的治理机制来推动保险制度健康发展，从试点走向全面覆盖。

第二，在体系层次上，要建立多层次的照护保障体系。要从长期照护保障体系的视角来看待长护保险制度的发展问题，要站在多层次的框架的角度思考长护保险、照护救助等制度的建设和发展问题。在积极鼓励长护保险制度试点推广、应对社会性失能照护风险的同时，积极通过完善照护救助制度等对贫困、脆弱人群的基本照护服务需要给予回应。这种倾斜性的制度能够有效弥补社会性长护保险制度可能带来的服务利用公平性风险，即一定程度上可以帮助弱势人群（特别是穷人）更好地释放需要从而更为公平地获得服务。当然，未来的照护救助制度可以借鉴德国照护救助制度的经验，从制度设计上整合现有的特困供养制度和失能老年人护理服务补贴等制度，形成一个综合、有机、保障能力更高的新型照护救助制度。应建立以照护救助为兜底、社会性长护保险为基础和核心、商业性长护保险为补充的多层次长护保障制度，最终形成各类长护保障制度协同发展的良好格局①。

第三，在制度主体上，要坚持主体多元化，推动政府、社会、企业、家庭和个人积极参与、合理分配职责、共同发挥作用。健全长期照护保障体系是一项系统工程，仅依靠单一主体的力量难以保证护理服务的质量与效果，因而也难以真正满足失能群体的照护需求。因此，要激励多主体共同参与，既要准确定位各自的角色、清晰划清权责边界，也要积极鼓励承担更多责任，在建立有序、有机的互动格局

---

① 胡宏伟，蒋浩琛．我国现有兜底性长期照护保障制度评价与完善构想．北京行政学院学报，2020（6）：64－71.

中形成良好的多主体互动格局，共同支撑长护保险制度健康发展。北京市的长期照护保障体系需要综合政府、市场、家庭、个人以及社会组织的力量，明确各主体在制度中的责任与定位，形成良好的参与协作机制，激发市场活力。在具体的功能实现方面，要首先重视家庭的重要作用。从需求溢出的视角来看，老年失能照护本质上是私人产品，应当由个人和家庭首先进行供给，所以，家庭是老年失能照护的首要供给主体，应当在长期照护保障体系中扮演基础性角色。社会组织和护理机构作为专业护理服务的递送者，要建立最有效率的资源配置机制，实现照护服务的高质量供给，应当激发各类社会组织和机构的活力，允许市场机制和社会机制充分发挥作用，而且，要鼓励市场和社会更好地发挥各自优势，投入到长护保险制度的建设和发展中。政府作为制度的总体规划者和制定者，要通过完善的顶层设计和政策安排，建立与经济发展水平相适应的制度保障体系。政府代表国家，应当承担整个社会的兜底和保障公平的责任，所以，政府应当在兜住社会底线、推动适度普惠方面发挥积极作用，更好地承担自己的责任和使命。

第四，在关键制度上，要建立完善的政策体系和管理运行机制。首先，探索建立覆盖参保保障、资金筹集、待遇支付等方面的长护保险政策体系。要不断扩大制度覆盖面，将社会失能和失智人口全部纳入保障范围，在进行长护保险费用测算的基础上，确定合理的筹资机制和待遇给付水平，既要保证基金运行的可持续，又要保证财政负担的可承受，还要实现社会失能、失智人群护理需求的有效满足。其次，要建立、完善失能、失智等级评估与护理需求认定的标准体系和相关办法。要制定科学完善的失能、失智等级评估量表（比较重要的是在不同部门间达成共识，形成统一的评估标准），建立失能、失智等级评估专家队伍，对失能、失智人群的身体状况、家庭照护能力、经济负担能力以及照护服务需求进行客观、公正的评估，以确定保险的待遇水平，降低道德风险，提高资金使用效率。另外，还要注重长期照护服务机构和护理人员协议管理、费用结算、管理服务规范和运行机制等配套政策的出台，推动长护保险制度规范化发展。

二、北京市长护保险发展重点

（一）制度定位与基本框架

从国际经验来看，有必要将旨在满足长期照护需求的服务和旨在满足医疗卫生需求的服务相分离，建立独立的长期照护保障体系，而且，建立长护保险制度的一个直接制度动因就是减轻医疗保险的支出压力。当然，建立独立的长护保险制度也将有助于更好地满足失能人员的照护服务需求。北京市长护保险是应对人口老龄化、满足护理需求和应对失能风险的一项重要举措，应作为一个独立险种而存在，坚持独立运行、独立设计、独立推进，并完善相应的法律、制度和政策体系，建立相应的管理和服务体系，形成长护保险制度的支持体系和配套政策。在长护保险的具体保障内容方面，应当坚持以基本生活照料为基础，关注与医疗有关的长期照护服务，同时也要提供必要的心理慰藉服务等。当然，其中与疾病和医疗有关的照护服务（与医疗有关的非治愈性照护服务）是最体现专业性和技术性的，很多服务还需要有一定的专业资质，可能也是失能老年人最为需要的。所以，北京市长护保险制度要重点做好基本生活照料服务以及与医疗有关的非治愈性照护服务，并不断提升照护服务的专业性和服务质量。

当前，北京市应当在总结各地试点经验的基础上，尽快定型发展思路，结合成本、效果、公平、可及性等多方面的考量，并通过充分研讨和分析评价，确定相对可行、大范围可接受的长护保险体系基本框架结构，为长护保险的健康发展奠定基础。另外，与长护保险制度相配套的各类支撑制度也应当进一步完善，特别是要完善失能评估制度，同时要提升失能评估的服务能力，从而更好地支撑长护保险制度发展。

从长期照护保障体系的发展视角来看，北京市应当高度重视商业护理保险的发展，同时要针对经济困难人群，给予适当的政策倾斜和资金支持，不断整合救助制度，满足各类人群的护理服务需求，最终形成多层次长期照护保障格局，满足多层次的护理服务需求，更好地应对未来的失能照护风险。另外，应该看到，这一多层次的制度设计，与当前主要国家的长护保险制度做法一致。以德国为例，社会性长护保险覆盖了约90％的人群，其余10％为商业性长护保险所保障[1]，德国也是典型的社会性长护保险和商业性长护保险并存的国家。所以，在中国多层次长期照护保障体系中，应当坚持以社会性长护保险制度为主体，同时鼓励商业性长护保险制度充分发展。这可以更好地满足多样化、多层次的照护服务需求。针对经济状况较好的人群，可以通过商业性长护保险为其提供更好的照护服务。当然，在这个过程中，政府支持的长期照护救助制度的发展在短期内至关重要，特别是具有兜底功能的照护救助制度可以弥补长护保险制度大范围推开前存在的"制度缺口"，可以在短期内更好地为贫困人群等特殊失能人群提供"兜底性"和基础性的照护服务，这对于中国多层次长护保障体系的建立而言至关重要。

此外，还要处理好长护保险制度与其他制度之间的关系，特别是与医疗保险制度、养老保险制、康复制度等之间的关系。正如前文所述，长护保险制度应当首先处理好与医疗保险制度之间的关系，二者的定位和边界要更加清晰，长护保险制度一定要避免和医疗保险制度的保障范围相冲突。厘清医疗保险和长护保险的定位和边界，是长护保险健康发展的重要前提。此外，长护保险制度也要和养老保险制度进行明确的功能划分，长护保险的服务保障要定位为照护服务补偿，现金补偿只能作为补充性的手段，而不应当作为主要的补偿方式。做好这一点，有助于处理好长护保险制度和养老保险制度之间的关系。在现有的医疗保障体系中，康复制度体系可能会与长护保险制度存在关联，而且部分长护保险保障内容可能与康复制度保障内容重叠，因此非常有必要处理好这两个制度之间的关系。既要从制度保障方面确定它们各自的定位，避免保障内容之间相互冲突，同时也要做好制度衔接，通过政策衔接、资源整合最大限度地实现全人性长期照护服务供给，最大限度地满足失能者的全方面的服务需要。

（二）参保范围与保障对象

作为制度试点，北京市长护保险制度当前的制度设计偏于保守。

---

① 德国社会长期护理保险覆盖90％人群.（2015-12-22）［2021-01-29］.http：//www.sinoins.com/zt/2015-12/22/content_179181.htm.

比如，在参保对象方面，虽然覆盖了城乡居民，但是由于筹资能力限制，实际上城乡居民参保能力有限，实际参保情况不容乐观，从而导致长护保险针对城镇职工和城乡居民的给付能力产生差别。另外，在制度试点初期，待遇覆盖对象集中在重度失能人群，对中度失能人群的照护服务需求回应不足。这是制度试点初期的谨慎选择，但也一定程度上增大了制度回应更广泛的服务需求的难度。在未来，北京市长护保险制度完善和扩散应当坚持逐步扩大覆盖范围的方向。

首先，北京市长护保险制度在向全市推广的过程中，要注重制度的公平性，要不断扩大保险对象的覆盖范围，考虑将参保对象由城镇职工扩展到城乡居民，尤其是要将农村居民纳入长护保险保障范围，直至实现全覆盖。从制度设计上，城镇职工和城乡居民都是可以平等参加长护保险的，但在实践中，农村居民却由于购买能力有限而最终无法参保，也无法获得长期照护服务保障。要从根本上改变当前的状况，就要通过完善现有的筹资机制和待遇给付机制等，综合施策提升农村居民参加长护保险制度的可能性，提升长护保险制度在城乡居民服务供给方面的公平性。这一方面需要加大政府支持力度，另一方面也应当沿着促进社会团结的思路，考虑按照收入的特定比例缴纳保险费，按照实际失能需求进行服务偿付，从而更好地满足北京市城乡居民的失能照护需要。

其次，北京市要扩大对失能风险的覆盖范围。应当在制度实践稳定运行的基础上，更好地结合精算设计，适时适度扩大长护保险制度的覆盖人群范围，特别是将失能群体逐步从重度失能者扩大到中度失能、失智群体。例如，可以在经过评估后将一些特殊疾病（包括部分罕见病）纳入长护保险的保障范围。一个理想的长护保险覆盖格局是覆盖所有失能、失智人群，保障满足所有人群失能之后衍生的照护服务需求，不对年龄、户籍等方面做任何限制，让其统一享有基于需求评估的照护服务补偿。

最后，长护保险作为一项独立的社会保险项目，其保障范围应当避免同医疗保险之间产生交叉，应明确以生活照料为主，辅以医疗护理、精神慰藉、权益保障等方面服务，要与医疗保险进行合理的职责权限划分，制定长期照护服务清单，明确长期照护服务的具体内容和项目，从而解决现行长护保险制度重医疗而不重生活照料的问题。如何更好地与现有的医疗保险、康复制度、预防制度进行功能区分，也是北京市长护保险未来发展应当重点考虑的问题。事实上，由于部门分割和与之相关的政策资源分割，长护保险所提供的一些服务补偿与其他制度所提供的服务补偿存在较强的关联性，甚至是一定程度的交叉性、重复性。界定制度边界、确定服务内容关系、推动整合性的资源配置，是未来处理好长护保险制度与其他制度之间关系的关键。

当然，覆盖范围和保障范围的扩展，应当坚持逐步推进的原则，基于照护费用测算结果渐进实施。在北京全市铺开长护保险制度时要摒弃一蹴而就、一步到位的思路，避免由于制度设计或推广时考虑不周而影响制度的可持续性，进而损害制度健康发展。

（三）筹资机制与基金管理

老龄化和高龄化是中国人口发展的必然趋势，同样也是北京市面临的人口压力和挑战。从长期来看，北京市失能人口的照护负担会不断加重，这需要有稳定的制度安排和相对雄厚的资金基础，才能稳妥应对老龄化带来的照护需求增长。

第一，筹资渠道应坚持独立、多元的思路。从长期来看，为了建立独立的长护保险制度，建立独立的筹资制度是大势所趋。关于长护保险基金筹资渠道，在当前减负降费的大环境下，直接增加一个新的险种并提高民众缴费比例的可行性不大，应当探索结构性的思路来应对长护保险筹资问题。其一，从当前实际情况来看，比较可行的是采取多元筹资的综合路径。北京市应当继续采取个人缴费、单位缴费、国家财政补贴、福利彩票收益、社会慈善支持等方式，多渠道筹资。其二，可以考虑在适当时机通过社会保险筹资体系结构性调整来解决长护保险基金筹资渠道稳定性的问题。可以考虑在现有各类社会保险筹资比例下调时，将其中一部分转入长护保险筹资渠道，形成稳定的资金来源。总之，为了应对未来的照护危机，从长期来看，长护保险基金的筹资渠道必须明确化、稳定化。北京市还应当加强对长护保险基金的综合管理和监督，确保基金安全和稳定运行。另外，从北京市医保基金运行的压力来看，长护保险制度寄希望于通过医疗保险制度筹资的思路未来可能会面临较大挑战，如果北京市（部分区）出现医保基金可持续风险，那么，长护保险制度基金及其运行的稳定性自然也会面临较大风险。当然，如果不通过医保基金筹资，那么如何找到稳定的筹资渠道，目前也是一个较大的挑战，是下一步制度试点工作需要重点考虑的问题。这个问题应尽量在北京市全面推开长护保险制度前拿出对应解决方案。

第二，筹资额度和方式。实现精算平衡是长护保险制度缴费和支付设计的目标，而从筹资公平性的角度来讲，按照收入比例筹资的方案要优于定额筹资方案，特别是要优于所有参保者统一缴费额度的参保方案。短期内，由于个人收入核实机制还不够完善，定额缴费筹资可以作为短期内的过渡性制度选择，但是从中长期来看，长护保险制度走向收入定比筹资是根本方向，这也是发挥社会性长护保险互助共济、促进公平作用的重要方式。基于前文北京市长护保险负担测算结果，按照现有重度失能人口的长期照护服务需求来进行筹资制度设计，北京市长护保险制度筹资负担比例为1%～2%。从德国等国家实际运行的经验来看，这个筹资负担比例与发达国家的长护保险的筹资比例较为接近。以德国为例，20世纪末，德国长护保险的保费是工资的2%，其中政府分担1%，长护保险保费有上限，经过计算，保费上限大约是每月58欧元。儿童不需要缴纳保费，学生、失业者、公务员等人群的保费有特殊规定①。当然，至于哪些群体可以作为筹资缴费的群体，还需要进一步讨论和研究，但是，从德国长护保险的筹资比例来看，按照保障北京市重度失能人群长期照护服务需求来计算，北京市长护保险的均衡缴费率定为平均收入水平的1%～2%是具有一定合理性和可行性的。至少，对比"榜样国家"德国的现实情况，一定程度可以证明本研究的测算结果具有一定可信性。

当然，也要看到按收入比例筹资可能面临的一定挑战。一方面，部分人群，特别是城乡居民的收入水平还缺乏准确的衡量机制，这会是影响按照收入比例筹资的关键因素，也是很多地方在进行制度设计时不得不采取定额筹资方式的原因之一。北京市长护保险在进行筹资时，也会面临缴费人群的收入水平确定难题，这需要当前的收入和税

---

① 德国社会长期护理保险覆盖90%人群．（2015－12－22）［2021－01－29］．http：//www.sinoins.com/zt/2015－12/22/content＿179181.htm.

收制度等有进一步的完善，特别是基于年度税收测算的收入确定机制还需要进一步完善。另一方面，一些低收入群体由于收入水平较低，因此缴费压力比较大，很可能会选择不参加长护保险。这事实上也是当前北京市长护保险试点在城乡居民中扩大覆盖面时面临的主要挑战。结合医疗保险等制度的经验，有必要建立补充性的救助制度、倾斜性的缴费支持制度或报销制度，这些都将使得经济困难的人群有更大的能力和动力参加北京市长护保险制度。最后，一些群体，比如学生、儿童，可能并没有收入，其作为缴费群体会使制度面临较大挑战。一个可以讨论办法是不将这部分群体作为长护保险制度的缴费对象，或者，未来长护保险制度实施以家庭为单位的缴费制度安排，按照家庭的平均收入水平来进行筹资缴费。当然，在不具备建立严谨的收入测量机制的背景下，可以优先选用按照收入等级进行粗分的等级缴费制度，这样也可以一定程度上缓解定额筹资方式可能引发的制度不公平。

（四）支付方式和支付内容

第一，坚持以长期照护服务作为主要（甚至唯一）支付方式。本研究对比各试点地区的制度设计时，发现部分地区仍然保留了现金给付的制度设计，但是包括北京市在内，长护保险制度支付的主要内容都是长期照护服务供给，这一制度设计应当继续坚持。当然，考虑到未来家庭政策的调整和完善，为了激励家庭成员承担更高水平的照护服务，可以考虑在居家失能照护方面适度给予家庭成员以支持和帮助，包括给予免费、免税待遇，甚至对家庭成员给予部分现金。总之，要坚持的是，长护保险基金的现金偿付最后都应当实实在在地转化为失能人群获得的实际服务，也应建立对应的家庭照护服务供给监督机制，这会有助于形成家庭支持，从而降低整个社会的照护成本、提升整体照护服务效率。

第二，建立居家、社区、机构相融合的长期照护支付体系。正如前文所述，2009 年，德国接受照护的人数为 234 万人，在家中接受护理的有 162 万人，约占所有接受照护人数的 70%[①]，在家庭之外的机

---

① 德国社会长期护理保险覆盖 90% 人群．（2015 - 12 - 22）［2021 - 01 - 29］．http：// www. sinoins. com/zt/2015 - 12/22/content _ 179181. htm.

构中接受照护人数大概占 30％。所以，德国长护实践表明，大概有70％的失能人群可能会居住在家中，而非到机构接受专业护理人员的照护服务。这可能意味着：一方面，家庭照护带来的个人主观福祉可能相对更高，主要是因为这最大限度地满足了"在地养老"的愿望；另一方面，对于重度失能人群而言，也需要充分考虑如何为其提供更为专业的照护服务，即使这些人居住在家里。这也就需要专业照护服务向家庭照护服务扩散，提升整个家庭照护服务能力。

长护保险制度应当进一步完善居家照护给付机制，为家庭承担照护功能提供最大限度的支持。特别是，在支付制度设计中，要避免过度支持机构提供服务，而应当给予居家照护和机构照护同等的关注，甚至应当给予家庭照护更大的报销支持。虽然居家照护服务成本高、效率低，但是如果把被照护者更大范围的福利考虑在内，那么居家照护重度失能人群并不必然是"低效率"的选择。另外，随着专业机构服务能力的提高，包括连锁化、品牌化的发展，未来会有更多专业照护服务有能力延伸到社区，居家状态下享受专业照护服务也将成为可能。

第三，优化支付机制治理。处理好不同支付形式之间的关系，特别是与保障待遇相关联的关系，是至关重要的。一方面，在同等失能程度和需求程度下，应当坚持居家照护的待遇不低于机构照护。这是处理不同形式照护选择的一个重要原则。这会影响家庭的照护决策，一定程度上会鼓励家庭承担更多照护责任，不仅有利于发挥家庭在长期照护服务体系中的积极作用，而且可以最大限度地提升老年人的照料福祉。北京市长护保险也强调以居家为主的照护思路。另一方面，在同样类型的服务偿付之中，比如，同样是住院照护，也要综合平衡服务质量和服务能力，确定差异化的价格给付，这既可以形成鼓励竞争的氛围，也会影响被照护者的理性选择，进而提高长护保险资金的使用效率。

一个理想的状况是形成类似分级诊疗的梯次照护服务偿付格局，个人可以去何种照护机构、享受何种水平的照护服务，取决于其照护的难度和复杂程度。一般性的照护可以鼓励被照护者尽量去基层照护机构或者在家庭获取服务，而复杂的、难度大的照护（特别是与疾病等并发的），则可以优先考虑去医养结合能力更强、更好的机构去获得服务。

也就是说，长护保险的服务偿付应当坚持科学评估、按需服务、差异封顶的思路，要充分基于科学的失能程度评估和照护需求评估确定被照护对象可以享受的照护服务类型、服务内容和封顶额度，严格的失能程度评估和照护服务需求评估是确定服务偿付形式、服务偿付内容、服务偿付水平（封顶额度）的基础。没有严格的评估制度体系和相应的服务能力，长护保险支付领域的治理完善几乎不可实现。

一方面，偿付服务形式和服务内容高度关联，以青岛市长护保险制度的偿付内容为例，失能者可以选择医护、院护、家护、巡护等不同偿付形式，其内容也具有显著的差异。医护侧重较高水平的照护服务，而且其中与医疗有关的因素会更强，照护服务内容的专业性也更强，而家护则不同，家护可能意味着被照护者所需要的照护服务更加侧重于基本生活照料，家庭成员可以较好地提供对应的照护服务。所以，在失能程度评估和照护需求评估完毕之后，应当根据实际的照护服务需求确定对应的照护服务形式和服务内容，而不能简单地根据患者的个人选择进行偿付。另一方面，由于照护服务需求可能比医疗服务需求有更高的过度需求风险，相应的识别机制和队伍建设相较于专业化的医疗服务而言更为薄弱，所以，并不适合推行偏向基层的差异化的照护服务报销比例。一个切实可行的方案是，不同等级照护服务偿付采取同样的报销比例。从理论和实践来看，长期照护服务偿付的报销比例不论是采取递增设计还是递减设计，都可能不是最优的选择。选择同样的报销比例是制度内的一个可行的现实选择。既没有必要对更高等级照护服务（如医院护理）提供更高比例的报销比例，也没有必要对最基层的照护形式（如居家巡护）提供更高比例的报销比例。采用同样的报销比例，严格基于评估结果来确定长期照护服务的偿付形式、偿付内容和偿付水平仍然是当前治理水平下的现实选择。同样，考虑到居家照护会给被照护者提供更高水平的福利，同等照护需求下，同样的报销比例本质上会对被照护者选择居家照护形成激励。当然，与长护保险相配合，还需要完善其他补充性的制度安排，特别是与长护保险制度配套的照护救助制度。这个制度具有更好的亲贫性，其倾斜性的制度设计本质上可以和长护保险制度的保险机制设计形成呼应，从而消弭保险制度可能存在的损害公平的风险，最大限度地在长护保障领域保障公平。

此外，与一般性长期照护服务相对应，还需要同步做好照护预防等方面的供给，这对于长护保险偿付具有重要的价值和意义。北京市石景山区的长护保险将对象限定在了重度失能人群，对于中度、轻度失能对象尚不能覆盖，而且也没有针对失能预防的服务供给。这就使得从机制设计上出现空缺，没有一个正式机制安排致力于失能预防或失能延缓。如果不能做好配套制度建设，就会潜在鼓励失能者想办法进入重度失能状态。这实际上也是在北京市之前民政系统失能评估过程中出现的风险，即失能人员通过各种办法提升自己的失能评估程度，"想办法进入重度失能状态"，从而可以得到更多、更高水平与照护相关的待遇。如果没有一个完善的配套机制，这种潜在的风险就可能会演变为真正的失能风险。因此，的确需要有相应的机制致力于失能预防和失能延缓，而不仅仅是孤立地设计重度失能报销的保险机制。

长护保险制度支付治理机制中，重点应当夯实失能评估和需求评估，并基于评估结果科学设定偿付形式、内容和水平，应当坚持按需提供服务、同等报销比例等支付思路，同时配以照护救助、失能预防等补充性制度，让长护保险制度产生更好的效果。

第四，给付水平动态、稳步提升。当前北京市长护保险制度的给付水平还比较低，这主要是出于在制度试点初期政策设计适度谨慎的考虑。但是，从制度进一步完善和发展的角度来看，特别是在筹资政策日益完善的情况下，北京市长护保险的待遇给付机制也应当相应地完善和改进。一方面，要做好对待遇给付水平的动态监测，同时根据实际服务给付情况，加以动态调整。当然，这种动态调整也要兼顾短期制度待遇给付的稳定性和中长期待遇提升需要的实际趋势。建立一个时期的待遇动态调整机制，需要长护保险制度对中长期照护服务需求有一个总体判断和预测，制度建设应当基于对失能需求的统计精算。另一方面，中长期动态调整的方向应当是提升待遇给付水平，而不是降低待遇给付水平。这既是提升民生福祉的需要，更是将制度覆盖范围从保障重度失能老年人逐步扩展到保障中度失能失智等人群的需要。

正如前文所述，本研究在测算的基础上提出北京市长护保险的缴费筹资压力为1‰～2‰。这一缴费比例区间和德国长护保险制度的缴费比例区间基本相同。同时，应该逐步扩展长护保险的受益范围，考虑从重度失能人群逐步扩展到一般性失能人群，并且将失智人群涵盖在内。此外，从保障待遇来看，也应该逐步提升，从而更好地回应失能人群的长期照护需求。另外，在具体的待遇上，要根据参保对象经济社会情况的差异，进行差异化的补偿政策设计，特别是对贫困人群等弱势人群应当进行倾斜性的补偿，从而提高脆弱人群的服务可获得性。

第五，做好长护保险服务内容设计。长护保险制度的偿付内容核心是长期照护服务供给。一方面，从长护保险制度服务内容设计来看，应当重点关注基本生活照料服务，但同时，与医疗有关的非治愈性长期照护服务也应当是长护保险制度偿付内容的重点。另一方面，从长护保险制度长远发展来看，服务范围也应当逐步扩展到失能预防方面，以及与康复制度密切相关的长期照护服务。此外，长护保险制度也应当做好精神慰藉类服务的供给，能够向失能人员（特别是重度失能人员）的个人和家庭提供相应的心理慰藉支持。

（五）服务体系与服务能力

第一，提升长期照护服务体系能力。完善的照护机构和专业的照护队伍是实现高质量照护服务供给的保障，因而，要增加照护机构、完善照护体制，并建立完善的人才培训与考核机制。北京市要继续鼓励和支持照护服务机构的发展，为照护服务体系的健全完善创造条件，还要积极鼓励社会资本进入照护服务体系，助力机构提供多样化的服务。与此同时，要加快对公办养老服务机构、福利机构的改革，推动区域内公办机构能力提升和设施改造工程建设，并积极推广公建民营、民办公助等运营管理模式，实现照护服务体系的快速发展。就机构照护服务（包括社区内的失能照护服务）而言，积极推进医养结合是重要的发展方向。当前的工作重点是进一步夯实基层，特别是在农村地区的医养结合服务，为长期失能人员提供更高质量的照护服务。

第二，做好长期照护服务人员培训培养工作。北京市应当高度重视和加强照护服务人员的培养，加强和完善学校护理专业设置。此外，还应当加强照护人员的知识技能培训和等级评定工作，完善照护人员的福利待遇体系并提高其工资待遇水平，减轻其心理压力，从而提高北京市照护人员的业务能力并增加其数量①。

第三，积极建立和完善支付配套体系。与完善给付制度相配套，应当重视服务对象资格认定标准的统一和规范化，尽快形成公认、可行的失能评估指标和照护等级划分指标，并建立规范、科学、合理的指标体系，同时也要综合考虑操作便捷性、应用成本等因素，确保失能评估流程的客观、科学。应当把现有的服务能力提升和人才培训培养工作融入长护保险制度体系的长远发展中，使人才要素和制度建设能够密切贴合，更好地服务于长护保险制度健康发展。

第四，长期照护知识的家庭扩散。正如前文所述，家庭是提供长期照护服务的首要主体，也是第一责任人，北京市长期照护服务体系的建设离不开家庭的支持。因此，应当建立家庭照护服务能力支持体系，最为关键的就是建立家庭照护专业知识的传播和扩散体系。应当采取多种形式对家庭的主要照护成员进行知识扩散和培训，使之掌握最为基本的长期照护服务技能，提高家庭长期照护服务质量。这是提升我国长期照护服务体系整体能力的最主要方式之一。而且，这种方式对于绝大多数居家照护的重度失能人员而言，能够极大提升其生活质量和福祉。

第五，夯实照护服务质量监管。应当对两类服务做好监管：一类是失能评估、照护需求评估；另一类是照护服务，包括日常生活照护、非治愈性的医疗照护、精神慰藉服务等。

一方面，要大力加强对长期照护中失能评估、需求评估的监管，从照护人员的选拔、培训、能力提升，评估标准、流程、规范性等方面加强监管，积极利用信息技术加强对评估工作的监管，同时也要畅通各类投诉渠道和完善争议解决机制，在加强监管的基础上大幅提升

---

① 荆涛.长期护理保险理论与实践研究：聚焦老龄人口长期照护问题.北京：对外经济贸易大学出版社，2015.

整个服务评估工作的规范性和科学性。另外，长护保险制度的监管队伍要有专业服务团队，能够对机构给出的护理服务方案以及提供服务的状况进行评估。

另一方面，要结合国家对医养结合服务质量、养老机构服务质量监管、督查的契机，积极推动长期照护服务监管，完善监管机制、提升监管能力、改进监管治理、提升监管效能；要谨防过度提供、不当提供照护服务，严格监督自付费用照护服务供给，谨防各类侵害失能者照护利益的行为，严格照护服务质量监督检查，以监督促进质量提升；要加大对侵害失能人员照护利益的行为的惩罚力度，通过增大惩罚成本、提高不当行为发现概率等多种方式，降低机构和服务人员侵害失能人员利益的潜在风险。

第六章
大城市老年失能照护治理分析与展望

　　前文基于北京市典型案例，全面、深入地揭示了我国大城市老年失能照护面临的实际挑战，提出应在科学评估、预测失能照护需求的基础上，探索供给侧、筹资侧的有效制度组合，这是解决我国大城市失能照护治理问题的根本出路。大城市失能照护服务体系的重点对象是少数失能失智、半失能失智老年人，但导致失能的风险却是多方面的，既包括年迈高龄、意外伤害，也包括慢性病或遗传病等因素，因此，失能照护服务体系建设应打破过去照料护理只针对失能、部分失能者的思维定式，拓展失能照护治理的时间跨度、内容跨度、空域跨度，从全生命周期的视野建构符合各个年龄阶段、不同健康水平老年人需求的照护体系以及对应的治理体系。在内容上，失能照护服务体系应涵盖多个维度，既应包括日常照料、医疗保健和精神慰藉，也应包括预防性、延缓性的保健训练和社会干预服务。这对于降低老年群体失能风险、减轻政府及家庭照护支出压力是十分必要的。此外，制度化、多元化、公平合理的资金筹集体系，是打造可持续的、综合性照护服务体系的关键前提。稳定的高水平筹资机制不仅可以显著改善老年失能照护服务供给质量，还能够进一步激活我国养老服务市场和长期照护服务市场，促进我国老年失能照护治理迈入高质量阶段。

　　在分析研究北京市典型案例的基础上，进一步探讨我国大城市如何应对日益严重的老龄化和失能风险，是重要的治理议题。特别是要探讨在老年失能照护需求不断扩大的背景下，如何通过供给侧、筹资侧同步发力，解决好老年失能照护难题。因此，下文将回到本研究的起点，即如何更好地治理大城市失能照护问题，具体将从供给侧和筹

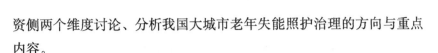

资侧两个维度讨论、分析我国大城市老年失能照护治理的方向与重点内容。

第一节　供给侧：统筹整合失能照护服务资源

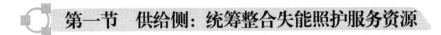

下文将详细介绍大城市老年失能照护治理中的供给侧改革。供给侧改革本质是一个系统治理问题，影响因素较多。供给侧往往具有内生性，供给侧的发展水平是多种因素互动的结果。但是，供给侧治理本质上仍然有重点内容，特别是在资源有限的背景下，如何实现服务资源的有效利用最为重要。资源的统筹整合直接关系到既有资源的高效利用，而照护服务能力、医养结合则直接决定失能照护服务的质量。因此，效率和质量两个维度是资源利用的核心。下文将围绕效率、质量两个维度展开论述，重点介绍失能照护的多元治理问题，同时还将提出促进照护服务多样化、专业化发展，以及促进医养结合的建议。

一、完善失能照护服务多元治理网络

在失能照护资源既定的条件下，更好地将各类失能照护资源组织起来，最大限度地提高资源的利用效率，是在现有条件下大城市提升老年失能照护服务体系效率的根本出路。当前，我国老年人失能照护服务体系的发展即将进入高质量的发展阶段，特别是，将从粗放型的盲目扩张逐渐转变为体系内部的高质量发展，以服务资源递送和使用效率提升为核心的治理改善至关重要。

在上文以北京为典型案例的分析当中可以看到，当前大城市失能照护服务资源投入已经初步具备了多元化、规模化的特征，虽然失能照护资源的投入总量还相对不足，但总体上已经能够一定程度上满足老年人的各类照护需要，特别是，大城市比中小城市和农村有更多的资源投入。如何更高效地使用各类资源是破解老年失能照护治理问题的关键所在，是大城市老年失能照护服务体系发展面临的关键议题，也是具有重要价值的公共治理问题。

（一）统筹失能照护服务政策体系、整合照护服务资源

统筹失能照护服务政策体系、整合照护服务资源是一项跨部门协同的系统性工程，打破照护服务资源在民政、医保、卫生健康等各部门条块分割的现状是解决政策分散、资源分割的传统难题，也是减少重复建设和资源浪费的关键抓手。

一方面，以失能照护服务体系建设为核心，持续完善部际联席会议制度。继续完善以民政为主导，医保、卫生健康、财政等相关业务部门参与、配合的工作会议机制，从决策、政策和资源投入等方面，推动部门形成共识，实现涉老政策的无缝衔接、涉老服务的深度融合、涉老信息的畅通交互，打造区域统筹的失能照护服务体系，重点整合针对失能老年人的各类养老、医疗及健康老龄化项目，确定服务对象、收费标准、服务内容及递送方式，保障失能照护服务的规范化、体系化供给。围绕《"十四五"健康老龄化规划》《"十四五"国家老龄事业发展和养老服务体系规划》等政策文件所确立的重点任务和发展原则，聚焦失能照料、长期护理等跨部门业务，精准定位各部门在相关业务中的权利与职责，制定专门化政策文件及其衔接机制。

另一方面，以长期照护保障为核心，做好不同类别政策的整合衔接工作。厘清现行老年救助、老年津贴、养老保险、医疗保险等相关政策，探索更加合理、高效的长护保险筹资、给付标准和方式，做好不同补贴、保险政策之间的统筹整合工作，有效避免政策资源的交叉浪费，切实提升老年人对失能照护服务的购买能力。具体而言，以《关于建立健全经济困难的高龄、失能等老年人补贴制度的通知》《关于扩大长期护理保险制度试点的指导意见》等文件为核心，综合城镇职工基本养老保险、基本医疗保险等相关政策规章，总结失能老年人在经济保障、医疗保障、服务保障等方面的具体内容，从照护服务购买和偿付可及性角度予以衔接，确保低收入老年人依托兜底政策，具备购买照护服务的经济能力[①]。例如，政府通过城乡低保、医疗救助制度为低收入失能老年人提供经济支持，辅之以长期照护津贴，从而使其具备缴纳长护保险费用的能力，进而提升其应对失能失智风险的

---

① 邓大松，李玉娇. 失能老人长照服务体系构建与政策精准整合. 西北大学学报（哲学社会科学版），2017（6）：55－62.

能力，满足基本生活需求、照护需求①。更为关键的是，整合相应资源将有助于进一步刺激市场主体释放服务供给。

（二）优化照护服务递送的联动网络

长期照护服务体系建设要坚持居家社区机构相协调、医养康养相结合的发展思路。基于此，不少大城市加快建设以居家社区养老为主的长期照护服务体系，例如北京市的"三边四级"养老服务体系，上海市和重庆市依托社区分别打造的"长者照护之家"和"15分钟居家社区养老服务圈"等。然而，在服务递送中存在一定程度的信息不对称与沟通不畅，导致服务供给紊乱、照护资源联动能力不强。未来照护服务供给方应以需求为导向，畅通服务链条，实现长期照护服务高效递送。

为落实家庭在失能照护服务中的主导地位，北京市、上海市等地近年来适时出台分级补贴等政策，引导和鼓励轻度、中度失能老年人或低护理需求老年人选择接受家庭照护，社区层面应积极落实养老服务设施建设，发展日托、老年食堂和小时服务等社区照护服务，以缓解家庭照护的养老压力。上述政策应当持续加强和深化。与此同时，应当强调个人、家庭在个体健康方面担负的首要责任，建立必要的宣传和激励机制，家庭成员及老年人自身要注意做好失能风险预防和自身健康管理工作，最大限度延长健康和自理的时间段，减少照护依赖、减轻照护负担。

推进"长护在地化"政策在社区层面的落地。社区长期照护服务体系在保障老年人日常照料和医疗保健需求得到满足的基础上，既要向前着眼，做好失能失智预防，也要向后延伸，试点临终关怀等服务，形成连续、全周期的健康照护体系。这就需要更加高效、畅通地链接社区、机构与家庭，以及其他健康服务相关生产组织，紧密配合实现照护服务的高效递送。在加强社区涉老基础服务设施建设的同时，还应当引导市场力量发展社区嵌入式机构、签约服务等，实现社区福利、卫生服务与长期照护服务在社区的无缝衔接和充分供给。

---

① 景跃军，李元．中国失能老年人构成及长期护理需求分析．人口学刊，2014（2）：55－63．

（三）打造多元供给的失能照护服务治理格局

失能照护服务既是养老公共服务的重要组成部分，也是具有广阔市场前景的关键养老产业。这就意味着，政府在供给兜底性失能照护服务的同时，也应积极出台相应支持政策引导市场、社会力量进入长期照护服务市场。首先，精准识别不同失能等级老年人的差异化照护需求。大数据、云计算等新兴技术的加速发展，催生了智能穿戴设备等一系列新产品新业态，为大城市失能老年人身心状况的动态监测和需求的精准研判奠定了物质基础。地方政府推动涉老公共信息平台建设，支持供需双方在服务平台高效匹配、对接。同时，地方政府应提供更多公共服务，包括做好失能照护服务政策信息公开工作，及时出版长期照护信息指南，公布长期照护服务的分类价格指导、服务内容清单及国家补贴原则，等等。此外，国家基本养老服务清单的制定和出台，也将成为基础性失能照护服务快速发展的重要契机，特别是从当前各地方基本养老服务清单制定情况来看，很多地方都将以长护保险为核心的照护筹资制度安排作为地方基本养老服务清单的重要内容。这事实上为地方打造体系完备的长期照护保障体系奠定了基础。地方可以有效提供兜底性、基础性的失能照护服务，这实质上兼顾了基础性和选择性。

此外，完善政府适度普惠型失能照护服务供给机制。基于前文对失能、失智老年人失能照护服务需求的大数据研判，政府应当分人群、分类型、分阶段、分目标完善适度普惠型失能照护服务体系发展规划，促进老年失能照护服务体系综合发展。适度普惠瞄准的是个人所需要的基本服务，但是并不是兜底性的照护服务，是所有人群（不仅是低收入人群）都应当获得的基本照护服务（有权利在需要时获得）；而且，这种服务既不同于兜底性的养老照护服务，如针对特困对象、低保家庭成员的（免费或低偿）照护服务，也不同于市场化、个性化的高质量服务，比如较高质量的机构养老服务。适度普惠型失能照护服务具有双重内涵。所谓适度，指政府供给的公共服务性质的失能照护服务应在人群、服务内容方面有所选择，对服务供给水平依据财政情况进行限定，即并不是所有失能老年人均可享受免费失能照护服务，也不是所有照护项目都作为公共服务进行免费供给，它可能是低偿的服务。所谓普惠，是强调所有老年人只要满足相应条件就有权利获得，在获得权利方面是平等的。需要强调的是，适度普惠的失能照护服务更切中所有老年人的基本权益，更强调所有老年人可公平获得，这与具有明显补缺性、选择性的养老服务定位有本质不同。最后，要鼓励市场化高水平失能照护产业发展，也就是说，在老年失能照护服务体系中也要兼顾高质量服务的供给问题，不应局限于补缺性、基础性照护服务。高质量失能照护服务、特需照护服务的供给主要由市场承担，政府需出台长期照护服务发展规划等政策文件推动养老事业和养老产业共同发展，特别是动员市场力量、激发市场动力，不断推动整个失能照护服务体系质量升级，为失能对象提供质量更高、个体特色明显的服务，甚至提供定制型服务。

当然，无论供给何种层次的失能照护服务，都应当激发各主体的积极性，使各个主体积极融入整个服务体系的建设和发展中，其中最为关键的是提升各类市场组织、民营机构的积极性。因此，完善多元化的失能照护服务体系，除了上述举措之外，还要对民办失能照护服务供给力量给予更多支持，包括完善对民办民营养老机构在税费、土地、补贴等方面的支持政策。

二、推动长期照护服务多样化专业化发展

（一）推进失能照护服务内容多元化

多元化是失能照护服务内容和供给的重要特点。推进多元化失能照护服务体系建设需要多点发力，既需要政府、市场及社会力量等不同主体参与服务供给，也需要居家、社区和机构三种养老模式的高效衔接，通过推进多元化促进体系化发展。首先，家庭、社区和机构是长期照护服务的主要供给平台，清晰界定三大主体各自的职能定位、比较优势，是优化失能照护服务内容的前提。社区和家庭是基层治理的最小单元，也是失能失智老年人照护服务的主要承载者。政府可适当激励养老服务驿站等社区养老机构不断提高服务水平，使更多轻度或中度失能失智老年人有条件选择居住在家，由社区工作者提供上门服务，降低服务供给成本，提高服务供给可及性。选择居家社区养老

的轻度、中度失能老年人，熟悉居住环境，能够得到子女更便捷的照料，有一定的社会交往，从而自身的精神慰藉需求能得到一定的满足，因此，居家社区养老本质上是福祉更高的养老照护方式。而重度失能老年人则对长期、及时和专业的照护服务、医疗服务有更迫切的需求，因而最好优先选择入住养老机构，接受专业照护服务，机构的规模化、专业化也将有助于这些老年人获得高效率、低成本的照护服务。

其次，注重居家社区养老服务的多样化供给。现阶段，部分大城市居家社区养老服务主要集中在助餐服务和文体娱乐两个方面，甚至不少社区的养老服务流于形式，根本无法满足老年人的失能照护需求。社区养老服务应着重提升日常照料、诊疗保健和精神慰藉三类服务的供给能力。其中，日常照料服务方面，应综合发展助餐、助浴及其他上门服务，提升日常照料服务能力；诊疗保健服务方面，应转向综合性的健康管理和失能失智防护，部分地区开展的家庭病床、养老床位等制度探索值得鼓励，专业化的照护服务、医疗服务进入家庭是关键的政策突破口；精神慰藉服务则包括打造老年活动中心，提供适合老年人参与互动的文体娱乐服务，定期组织老年人学习、读书聊天等活动，特别是通过社会参与和互助来维持老年人的功能应被作为重点。此外，旨在预防失能失智的一系列延缓服务也应得到高度重视，地方政府有必要针对重点人群和重点风险，开展一些预防失能失智的照护服务，最大限度地延缓失能失智，在提升失能老年人生活质量的同时降低制度运行财务成本。

最后，大力加强机构养老服务的专业化建设，要着重提升养老服务机构的医养结合水平，从设施设备、人才能力、服务标准等方面着手，全方位提升机构的专业照护服务能力。继续以护理型床位建设为重点，将政策补贴瞄准实际运营的护理服务供给，通过合理的政策引导快速提升机构的专业能力，从而为大城市应对老年失能照护风险奠定扎实基础。

（二）打造专业化长期照护服务人才队伍

首先，政府层面应完善人才培养政策体系，加大专项资金保障力度。在资金支持方面，建议中央和地方政府设立养老服务人才培养专项资金，用以完善养老服务人才培养及各类职业培训的补贴政策。这项工作在很多大城市已经启动，并且取得了良好的培训效果，关键是要保障资金投入的连续性，以及培训工作的持续性和有效性。在投融资方面，切实落实民办民营养老机构、养老服务人才培训机构的税费减免政策，畅通养老服务人才培训的贴息贷款、融资机制，以吸引社会资金兴办各类养老人才培训机构。在人才培养政策体系方面，一方面，将养老服务人才职业技能培训项目纳入就业救助等公益领域，引导部分低收入人群进入养老服务行业，在充实人才队伍的同时实现就业脱贫；另一方面，健全各类养老服务组织的继续教育、集中培训等职业学习制度，加快提升在岗养老服务从业人员的专业技能水平。落实养老服务从业人员的薪酬待遇与技能等级挂钩的激励机制，将养老服务从业人员的在岗培训纳入养老机构星级评定范围，推动养老培训组织与养老服务机构长期合作，形成稳定的定向培养、专岗培训机制。

其次，高校层面要重视涉老专业的设置及社会工作者的培养。一是依托有条件的大专院校，增设涉老护理及管理专业。例如鼓励部分本科、专科院校扩大涉老专业的教育规模，增设护理学专业、康复专业及社会工作专业等，以免费定向各类养老机构就业的形式招录本科生、专科生，逐步打造高质量、专业化照护团队。二是依托高校资源，完善养老服务从业人员的继续教育体系。依托现有的职业院校和养老机构建立养老服务队伍的实践基地，通过定期开展职业培训，不断提高养老服务队伍的专业服务技能和职业道德素质，特别是要重视对志愿者队伍和家庭成员照护技能的指导。三是提高养老人才培养的信息化水平，支持开发与应用与专业课程配套的虚拟仿真实训系统，通过远程培训、在线培训等方式拓展养老从业人员的培训渠道。加快建立就业导向的教学质量评价检查制度，运用新媒体和互联网、国家养老专业资源库、远程教育系统，创新人才培养模式，面向社会实体、院校推行网上授课、手机答疑，拓展学习新路径。不断提升教育资源和培训资源的可及性，特别是利用新兴技术开展教育教学，从而以最低的成本和最高的效率提升整个失能照护服务队伍的技术水平、专业素养。

最后，企业层面应促进校企合作，提高养老服务从业标准。一是搭建养老服务人才培养的产教融合平台。与养老机构建立校企联合招生和招工机制，建立校企深度合作的双主体管理体制，建立融合协调的一体化育人机制[①]。在国家停止养老护理员职业资格认定工作后，应尽快探索建立养老服务人才职业水平评价制度，建立院校学业证书和职业水平评价证书的双证书体系[②]。二是搭建实践平台。推动职业院校与行业企业共建研究机构，加强对养老从业人员的职业教育理论研究和政策研究。发挥行业协会的作用，通过授权委托、购买服务等方式，将养老从业人员和养老从业人员培训师资格认定、培训教材开发等工作交给行业协会，给予政策支持并强化服务监管。三是健全养老服务队伍的资格认证机制和绩效考核机制。通过不同层次的培训和再培训，为优秀合格的从业人员颁发相关资格认证书，保障从业人员持证上岗。四是提高养老服务队伍的待遇水平，确保人才建设机制的长效发展。

（三）加快失能照护服务的标准化建设

首先，提高照护服务标准的精确性。推进失能照护服务标准化建设，并不意味着所有失能失智老年人享受同质化的服务，而是依据老年人的失能等级、失能类型，制定差异化且适度的服务标准，进而按照标准提供分层分类、精准适宜的失能照护服务。一是完善失能老年人能力评估标准。失能老年人的能力评估一般包括四个维度，即日常生活运动、感知觉和沟通、精神状况以及社会参与。当前，很多城市已经确定或出台了地方的老年失能评估标准，也有一些城市执行了国家层面的老年失能评估标准，但是在失能评估标准方面仍然存在部门分割、标准有异等问题，需要进一步整合、统一，形成各部门都认可的失能评估指标体系，从而保障其落地执行。这是当前我国老年失能照护领域的关键议题之一。

其次，增强照护服务标准的可操作性。可操作性是推进失能照护

---

① 林琳，李茂全. 协同创新中心人才培养体系的构建：基于健康养老视角. 中国高校科技，2015（4）：36 - 38.

② 王天鑫，韩俊江. 我国养老服务人才培养的现状、问题与对策. 税务与经济，2018（6）：52 - 57.

服务标准化建设的前提。现阶段，虽然我国养老服务领域已经出台了若干标准，但是标准的落地、严格执行还需要时间，特别是如何通过标准的确立实现养老服务高质量发展，实现失能照护服务高质量发展，是当前政策实施中的关键问题。一方面，要重视养老服务法律法规体系建设。通过法律法规的强制力统一照护服务标准，有利于营造公平、公开、规范的养老服务市场环境；另一方面，政府部门应针对照护服务标准的执行制定监管措施，包括委托第三方专业机构对照护服务标准的实施及照护质量进行调查和评估，以便对照标准不断改进和完善。此外，应持续提高养老失能照护政策与标准领域的法治化和规范化水平，大力推进老年失能照护领域的法治化进程。

三、促进医养护整合照护服务发展

解决当前我国失能照护体系中存在的分散、分割等问题，连续性、整合型失能照护服务是未来发展的方向，这对于提升老年失能照护服务质量具有重要价值。

（一）加快建设护理型机构

第一，护理型照护服务机构是当前整个养老照护服务体系建设的重点，其是集养老、医疗、护理等功能于一体的养老机构，有一定数量的床位能够提供护理型服务。不同于普通养老机构只能提供一般性的生活照料服务，此类机构能针对失能失智老年人提供专业服务。国家和地方公共政策应加大对护理型照护服务机构建设的支持力度，同时鼓励护理型照护服务机构合理分布，做好规划指引、促进"空间正义"。一方面，鼓励地方针对护理型照护服务机构制定选择性的财税支持政策，优化政府对其在设施购买、人才培训、收住补助、以奖代补等方面的各类补贴和税费优惠政策，降低护理型照护服务机构的改造运营成本①。同时，放宽护理型照护服务机构的市场准入和用地限制，在土地、金融等关键政策方面继续倾斜支持，激励引导社会力量参与护理型照护服务机构建设，扩大护理型床位供给规模和服务供给能力。另一方面，提高护理型照护服务机构设施建设标准，并加强监

---

① 许琳，唐丽娜 . 残障老年人居家养老服务需求影响因素的实证分析 . 甘肃社会科学，2013（1）：32 – 37.

管。高度重视护理型照护服务机构建设标准和服务标准的落地实施，继续加大监督检查力度，通过建立周期性的综合检查机制促进护理型照护服务机构稳定地提供高质量照护服务。鼓励照护服务机构持续推动人才队伍建设，提升服务力量的专业化水准。提升护理服务能力的根本出路在于加强专业队伍建设，要提升照护服务机构的专业照护能力，建立具有专业技能和相应资质条件的服务队伍。

第二，同时推进"机构社区化"与"社区机构化"，促进专业服务融合发展。目前，大城市养老机构普遍呈现出郊区化、大型化和高档化特征，与老年人尤其是失能失智老年人的实际需求存在脱节现象，出现了一定范围的结构性过剩问题。应尽快改变机构养老服务结构性供需失衡的现状。大城市护理型照护服务机构建设应高度重视空间分布，兼顾专业照护服务的地理空间可及和经济购买能力可及，保障失能失智老年人能低成本、就近获得必要的专业照护服务。此外，还可以从机构发展模式角度，促进居家、社区、机构协调合作，推进医养康护整合式服务供给。一方面，可以继续自上而下引导养老照护机构向社区嵌入式下沉，推行社区嵌入式服务供给模式。小型社区医养机构具备投资成本低、入住人数可控、管理运营难度小等优势，能够使失能失智老年人不脱离原有的生活环境，方便老年人子女探望[①]。另一方面，依托社区自下而上发展养老照护服务。依托大城市社区养老发展基础，完善医疗卫生、助餐助浴、日间照护等服务，实现从社区养老向社区照护的发展过渡，可有效满足轻度失能失智老年人的基本照护需求，提供以居家社区为基础的整合式照护服务，减轻老年人及其家庭购买照护服务的经济负担。

第三，完善"补人头"的财政补贴制度。通过市场竞争机制促进机构间竞争，是提升机构专业照护服务质量的根本路径。当前大城市郊区养老机构入住率普遍较低，养老服务和涉老产品市场活力尚未完全激活。导致这种现象的根本原因在于老年人及其家庭难以承受大城

---

① 当然，大型机构和小型机构的效率差异是一个有争议的问题，规模适度的机构可能效率更高，而规模过小的机构也可能成本较高，特别是在大城市老城区、中心城区的嵌入型养老机构，其规模小并不必然意味着低成本，相反，其单位运营成本可能会高于郊县的大型养老机构。本研究中提到的观点，是在一般意义上或同等条件下来比较大型机构和小型机构。

市的养老服务价格。因此，满足老年人养老需求、失能照护需求的关键在于，提高老年人涉老服务购买能力或降低养老照护服务成本。在不增加政府财政负担的情况下，政府可将过去给予养老机构的建设补贴和运营补贴直接补贴困难老人和养老机构床位，例如按照养老机构收住失能失智老年人数量给予补贴，给予城市低保或低保边缘老年人等困难人群入住补贴，加快推动政府养老服务补贴由"补砖头"转向"补人头"。这种财政资金补贴方向的转变，可以给需求方更大的选择自由，在促进充分释放照护服务需求的同时通过赋予需求方用脚投票的权利促进服务供给者间的竞争，从而增强市场活力，进而促进整个养老失能照护服务体系良性发展。

（二）提升居家社区的医养护服务供给能力

目前，北京市、上海市等城市"9064""9073"的养老服务体系正在形成，居家社区养老模式依然是绝大多数老年人的现实选择。社区养老服务供给能力是居家社区养老服务建设的核心因素。现阶段，大城市的社区已经大部分完善了各类社区养老服务设施设备，而且部分服务组织或机构已经可以提供基本的涉老服务，包括日间就餐、文体娱乐等，但是社区内的涉老服务依然存在服务内容单一、专业化水平不足等问题，特别是无法为失能失智老年人提供专业照护服务。提升服务的专业化水平、增强服务内容的整合性是居家社区养老服务体系建设的重点方向。

解决上述问题的主要方向应当是引导专业化的服务力量延伸到社区，主要的政策支持方向应该包括两个大的方面。第一，继续加强基层养老服务网络建设，促进居家、社区、机构养老服务融合发展。继续加快升级城市日间照料中心、养老服务驿站等社区养老设施，提升其医养服务供给能力，形成纵向连接、横向齐全的区域性养老服务网络；同时，适度鼓励机构整合兼并，或支持规模化、品牌化的机构在区域内拓展网络，在鼓励竞争的基础上，推动形成联合体，提升机构的生存能力和服务供给能力。政府可持续为社区养老服务设施提供建设和运营补贴，通过服务购买、委托运营等方式，支持社区养老服务设施进一步向兼顾老年失能照护需求的高水平社区医养机构过渡，促进机构、社区、居家养老服务融合发展。第二，落实现有社区养老服务政策措施，支持市场、社会力量参与社区养老服务供给。要重点落实各类涉老支持政策，特别是落实对社会力量参与涉老服务体系建设的支持政策，切实保护机构和市场主体的合法权益，政府的各类财政税收支持政策公平对待所有类型的市场服务主体。在切实落实现有的房租、水电费减免及建设补贴等各项优惠政策的基础上，重点从土地和金融两个方面给予各类涉老机构更多支持。

由于医疗服务以及与医疗服务相关的支撑性服务对于老年失能照护极为重要，是整个老年失能照护体系的关键内容和支撑力量，因此，要高度重视提升大城市卫生服务力量对老年失能照护的支持作用。加快推进大城市社区卫生院信息化建设，依托社区实现针对失能失智老年人的网格化健康管理，这是社区内推进医养结合和扩大专业化养老服务供给的关键。随着数字信息技术的不断普及，不论是大城市的社区卫生院，还是社区养老服务驿站等养老服务机构，都一定程度上具备信息化升级、实现"互联网＋"服务供给的技术基础，可为老年人提供简单的业务咨询、预防康复和综合照护等服务。

应着力建立社区内的自我健康管理支持体系，提高老年群体的自我健康管理意识。综合考虑我国老龄化、高龄化变动趋势，国家需要把握当下的战略窗口期，完善失能失智预防管理体系建设，做好应对准备。其中，还要高度重视老年人的自我健康管理，促使不同年龄的人群重视自我健康管理，充分发挥好健康管理第一责任人的作用。地方政府和社区应当着力建立自我健康管理的支撑和支持体系，定期组织开展老年群体保健、疗养、运动、娱乐等康养休闲活动，加大常见慢性病及其预防办法的宣传科普，激发老年人参与社会活动、加强自我健康管理的热情，鼓励老年人参与锻炼、社交等活动，最大限度延长健康期、延缓失能失智，在提高个人生命质量和增进个人福祉基础上，降低社会失能失智总体照护成本和风险压力。

第二节　筹资侧：加快长护保险制度完善推广

　　筹资侧是整个老年失能照护服务体系建设的"牛鼻子"。以长护保险为核心的筹资侧体系建设，对于大城市老年失能照护服务体系的整体建设具有显著的牵引作用。如果没有稳定可持续的资金支持，大城市老年失能照护服务体系建设就无法高质量开展，老年人的失能照护服务需求也就没有办法得到充分满足。下面将重点介绍在大城市如何加快推进以长护保险制度核心的筹资体系建设。

一、强化长期照护服务多元主体筹资机制

老年失能照护服务成本分担具有多元化特征，老年失能照护筹资主体具有多元化特点。强化多元主体的老年失能照护筹资体系，可以为老年失能照护服务体系发展提供稳定的资金支持，同时也能为满足老年人失能照护需求提供稳定的资金支持。

（一）促进家庭购买能力不断提升

现阶段，家庭依然是老年照护服务体系中最基础、最核心的筹资主体与责任主体。家庭在老年失能照护中主要有两种筹资形式：一是直接筹资形式；二是间接筹资形式。所谓直接筹资，即直接向社会购买失能照护服务，如缴费入住养老护理机构、签约家庭医生、购买专业人员上门服务等。所谓间接筹资，即家庭成员为照护失能老年人而付出的综合成本，包括时间、服务等。间接筹资是一种服务替代性质的照护筹资，本质上是家庭为照护支付的"成本"①。在实践中，因照护失能老年人而给家庭其他成员带来的压力以及劳动收入损失，都可被视为家庭为老年失能照护付出的成本。这些成本可能让家庭陷入困境，必要时应当得到外部正式或非正式的支持，减轻失能照护对家庭的冲击。

提高家庭对老年失能照护服务的支持能力，需要加强家庭筹资单元的质量建设，既包括提升家庭成员的收入水平和消费支出能力，也包括影响家庭关于老年失能照护投入决策的倾向性，即老年失能照护投入在家庭所有支出排序中的优先性和比重。因此，提高家庭失能照护筹资能力，应主要包括以下几个方面：第一，提高失能老年人及其家庭的支付能力。当前养老机构入住率低、养老市场和养老产品市场

---

① 胡宏伟，蒋浩琛. 农村老年失能照护筹资侧改革：框架、评估与改进方向. 社会保障研究，2021（1）：24-34.

需求不旺盛的根本原因，在于老年人及其家庭消费能力和消费意愿不足。要高度重视养老保障体系的建设，包括收入保障（养老金）、医疗保障（医疗保险）和照护保障（护理保险）等关键制度建设，从而提升老年人自身和家庭的支付能力；同时，在税收、财政支持等方面，给子女更多实质性的政策支持，从而一定程度上提升子女的服务支付能力。需求侧筹资能力的提升，不仅可以激发市场活力，还可以通过促进市场竞争提升产品供给的质量。第二，弘扬孝道文化，落实子女的赡养义务，特别是在新的历史条件下和文化变迁过程中，促进新型代际关系的建立，弘扬和延伸中国的孝文化内涵。同时，建立完善的家庭支持政策，在道德感召与约束之外，以行政法规等形式确立家庭在失能照护中的主体地位，并合理划分各方责任边界，特别是家庭、政府与社会在筹资方面的责任边界。综合施策，提升家庭在承担养老责任、照护责任方面的积极性。第三，建立并实施更多家庭支持性政策。鼓励出台并完善"喘息服务"、照护假期等制度安排，在居住安排、税收优惠、购房优惠、津贴补贴等方面形成一整套可行、有效的家庭照护支持政策体系，降低子女照护老年人的经济代价和社会代价①。同时，对于经济脆弱家庭采取倾斜性的政策支持设计，当其面临灾难性的照护风险时，通过相应的识别和支持机制，将这些溢出家庭的风险及时通过社会机制和政府支持进行消解，避免其陷入灾难性照护支出境地。

（二）完善政府宏观调控机制

政府是失能照护服务的重要筹资主体，其不仅承担着兜底性、补缺性照护服务的供给责任（购买服务），还扮演着照护服务体系的宏观干预者的角色。完善政府对老年失能照护服务体系的宏观调控机制，对于整个体系建设和老年福祉至关重要。第一，加快财政补贴形式由"补供方"向"补需方"转变，由"补砖头"向"补人头"转变。长期以来，政府向养老机构提供各类建设补贴、运营补贴，养老机构在用地、购置设备、增加床位供给等方面得到政府资金支持，这

---

① 孙鹃娟. 健康老龄化视域下的老年照护服务体系：理论探讨与制度构想. 华中科技大学学报（社会科学版），2021（5）：1-8，42.

在短期内激励了社会养老床位总供给量迅速增加，但政府的干预一定程度上也扭曲了供需双方的预期，最终导致了结构性供需失衡的现实问题。在不增大政府财政负担的情况下，应加快财政补贴由"补供方"转向"补需方"，例如，将机构运营补贴与其收住失能老年人数量挂钩，或直接向失能老年人提供护理补贴，通过失能老年人用脚投票，促进机构之间的相互竞争，促进养老失能照护服务质量整体提升。第二，继续完善照护津贴制度。在不少 OECD 国家中，照护津贴制度是长期照护服务体系中的重要制度安排，本质是政府对家庭成员等非正式照护者因短暂或长期离开劳动市场而遭受的经济损失进行补偿。例如：日本设立了老年家庭照护津贴，规定向家庭成员等非正式照护者提供月人均消费 5%的补偿；德国实施了照护现金津贴，政府向失能老年人提供实物或现金补贴，其中现金补贴可用于向家庭成员的照护服务支付费用，政府部门每季度会上门检查，若家庭照护者提供服务不充分，则收回其现金补贴①。政府政策和财政资金投入方向的调整，将有助于协调筹资侧与服务侧的互动关系，从而更好地支持包括家庭在内的非正式照护服务的充分释放，也有助于正式照护服务市场健康发展。第三，要高度重视老年失能照护救助制度体系的建设。在大力发展长护保险制度的同时，应进一步整合和完善我国现在已有的照护救助制度体系，特别是继续完善特困救助、低收入老年人失能照护补贴等制度安排，形成框架结构更为合理的照护救助制度体系。德国、日本等国家长护保险制度的发展经验表明，需要建立体系完整、功能强大的照护救助制度体系，照护救助制度与长护保险制度配合协调，才能最大限度地为所有老年人提供高质量的失能照护服务，增进所有老年人的福祉。

（三）激励市场创新老年金融产品

在老年失能照护筹资体系中，市场化的筹资渠道是未来我国最具潜力且最有活力的筹资渠道。从发达国家的实践来看，市场主要通过

---

① 李薇，丁启．西方国家非正式老年照护服务的支持性政策实践．社会保障研究，2021（3）：107－111；张立龙．福利国家长期照护制度及对中国的启示．社会保障研究，2015（6）：100－108．

保险、金融等形式参与筹资，现实中表现为商业护理保险和各类养老金融产品，例如以房养老、资产运营养老等多种形式①。在我国，商业护理保险发展相对滞后，监管体系尚不健全，养老金融产品华而不实等现象仍较为突出。养老服务和照护服务领域应兼顾逐利性和公益性。政府干预是养老金融领域公益性的根本保障。若养老金融领域任由市场受逐利性驱动，则必然会发生损害老年人权益的市场操作行为。应鼓励保险公司等各类金融机构探索各类补充性的失能照护保险产品和其他金融产品，推出适应我国老年人长期照护保障特征且赔付率适宜的保险金融产品，充分释放市场活力，让养老金融市场成为老年失能照护筹资的重要资金来源，构建补充性、市场性、多层次、多元化的失能照护筹资渠道。与此同时，政府应制定相关政策，加大对养老金融相关行业的监管力度，防范金融风险，引导照护市场健康良性运转。

（四）引导社会力量参与第三次分配

国际经验表明，社会力量也是养老失能照护事业发展的重要筹资渠道。政府应积极宣扬"尊老、敬老、爱老"的传统美德，提高社会公众对失能老年人的关注度，形成关爱失能老年人的良好氛围，从而有利于开展社会慈善捐赠活动。与此同时，要通过政策支持、环境支撑等多种方式，鼓励社会性、公益性的力量参与老年失能照护服务体系建设，特别是向特殊困难人群和脆弱人群提供具有第三次分配性质的支持服务。可以积极发挥红十字会等慈善机构的作用，积极开展社会募捐，通过募捐款设立长期照护专项基金，以此扶助经济困难的失能老年人家庭，特别是空巢、独居的失能老年人，确保他们能平等地获取长期照护服务资源。

二、推进长护保险制度优化定型

（一）长护保险成熟定型

自 2016 年我国启动长护保险制度试点工作以来，长护保险制度在多个试点城市平稳运行，已初步取得成效。第一批试点城市和重点

---

① 胡宏伟，蒋浩琛. 农村老年失能照护筹资侧改革：框架、评估与改进方向. 社会保障研究，2021（1）：24-34.

联系省积极探索长护保险制度建设，现已形成多方责任共担的筹资模式，能够稳定地为长期失能失智人员的基本生活照料及医疗服务提供经济支持。2022 年，49 个试点城市中参加长护保险人数共 16 990.2 万人，享受待遇人数 120.8 万人；2022 年基金收入 240.8 亿元，基金支出 104.4 亿元。长护保险定点服务机构 7 679 个，护理服务人员 33.1 万人[①]。可见，长护保险制度的试点工作已经取得可喜成效，国家应认真总结第一、第二批试点城市的经验做法，特别是已经先行实施城乡居民长护保险制度的北京、上海、青岛等地的成功经验，科学测算基本照护服务的资金需求，完善多渠道筹资机制建设，尽快实现长护保险制度的定型，为长护保险向全国逐步推广奠定基础。

一方面，明确长护保险制度定位，实现制度定型。"十四五"时期，国务院明确提出了"稳步建立长期护理保险制度"的新要求[②]。这意味着长护保险制度的试点推广进度可能会有所加快，特别是在部分试点成功的城市和省份，长护保险制度的试点推广将会大大提速。在筹资设计方面，长护保险试点城市大多采取职工跟随医疗保险参保的模式，其筹资依赖医疗保险基金的结余。筹资设计和资金性质还一定程度上影响到了长护保险保障范围的界定，现实中长护保险和医疗保险的责任边界不容易区分，与医疗保障制度容易出现重叠。因此，更为明确地界定长护保险和医疗保险的边界至关重要，应当在服务内容、操作标准等方面有更加明确的界定分割，同时保障服务的连续性和衔接性。

另一方面，推动长护保险制度由试点地区向全国扩散。虽然我国长护保险制度的试点分布兼顾了不同区域和不同层级的城市，但是在长护保障事业发展水平方面，我国却呈现出了明显的区域不均衡：大城市以及东南沿海地区的长护保险试点发展迅猛，但中西部地区、经济发展水平相对落后地区甚至尚未启动长护保险试点工作。在长护保险制度稳定、定型的过程中，应当加快长护保险制度在不同区域的试

---

① 国家医疗保障局.2022 年全国医疗保障事业发展统计公报.（2023－07－10）［2023－09－22］.http：//www.nhsa.gov.cn/art/2023/7/10/art_7_10995.html.

② 国务院关于印发"十四五"国家老龄事业发展和养老服务体系规划的通知.（2022－02－21）［2022－03－15］.http：//www.gov.cn/zhengce/content/2022－02/21/content_5674844.htm.

点推动工作，通过鼓励地方进行多样化和反复的政策试验，对政策试验结果进行比较，选择最为有效的政策模式和模式组合，从而最大限度地提升政策试验的正向效应，降低政策失败的风险。为此，中央政府财政应对欠发达地区给予一定倾斜，加大对长护保险个人缴费部分的补贴力度；牢牢把握保基本、保重点的原则，鼓励低水平起步、审慎设计、稳健推进，在推动统一的失能失智评估标准落地实施的背景下，引导地方政府因地制宜，依据当地经济社会发展水平确定长护保险制度的保障内容、项目与水平，并将其纳入地方基本养老服务清单。

（二）规范化覆盖范围，保证人群公平性

扩大长护保险的覆盖范围，特别是使其覆盖所有城镇职工和城乡居民，既能保证具有长护需求的群体均能享受照护服务，又能有效避免逆向选择问题，保障长护保险基金筹资稳定，提升制度的可持续性和公平性。

首先，建立长护保险全民参保的引导机制。现阶段，虽然部分长护保险试点地区在制度设计上已经将城乡居民完全覆盖，但从实际的参保水平来看，城乡居民缴费参保的比例并不高，特别是未来城市长护保险制度扩面时，农村居民参保问题将会凸显出来，成为长护保险制度实现全民覆盖需应对的巨大挑战。因此，大城市长护保险在扩大范围逐步向区县扩展的过程中，更要强调在参保对象上的公平性，提高对城乡居民尤其是农村居民的重视程度。政府可考虑整合长期护理津贴等福利政策，辅之以一定的财政补贴，帮助符合条件的低收入居民参保，解决低收入居民尤其是农村居民参保缴费能力不足的问题。相对于中小城市和农村地区，大城市更有条件率先统筹解决农村居民和城镇居民失能照护问题，使长护保险制度覆盖所有城镇职工和城乡居民。在当前很多长护保险试点未能覆盖城乡居民的背景下，大城市做到长护保险全面覆盖具有重要的示范和引领意义。

其次，科学确定保障待遇和受益人群范围。长护保险制度覆盖范围及保障水平的确定应建立在精算的基础上。大城市长护保险在扩面时，应最大限度地收集本地失能失智老年人数量、分布、需求等大数据信息，利用统计、精算等手段最大限度地为制度设计奠定科学基础。一方面，可以提升制度设计的科学性，完善制度设计的细节，在重要制度参数设定方面提升合理性；另一方面，在制度允许范围内，逐步扩大制度的覆盖范围。在中长期，应在保障对象上，在基金收入相对充裕的情况下，分阶段地从重度失能群体逐步拓展到中度失能群体和失智群体。关于特殊人群参保问题（如学生参保问题），未来也需要审慎处理、充分论证，通过对人群数据的科学分析以及政策论证和讨论形成共识，对被覆盖人群进行优化和调整。另外，从保障内容上适当延展，关注失能失智预防、延缓，建立必要的制度安排，最大限度地开展全周期的失能照护服务。

最后，在具体的制度实施过程中，要加强政策宣传，提高社会知晓度。以北京市为例，目前北京市的长护保险制度尚处于试点阶段，民众的政策知晓度相对较低，对制度的心理预期不高。据相关报道，政策宣传解读不到位，社会知晓率不足 20％。这也一定程度上影响了长护保险制度的发展，特别是在城乡居民参保方面影响较大。长护保险制度的健康运行，离不开民众的广泛参与。因此，要拓展宣传方式，丰富政策宣传手段，通过报纸、互联网、相关论坛、电视访谈等多种形式强化政策宣传，提高北京市长护保险制度的社会知晓度。

（三）科学化筹资机制确保基金给付能力

现阶段，不少长护保险试点地区在筹资设计上采取了长护保险跟随医疗保险的策略，城镇职工个人和单位的长护保险缴费直接来自医保账户，对医疗保险还存在较强的依赖性。在短期内，为了推动制度的试点发展，有必要基于医疗保险推动长护保险的开展，解决长护保险筹资困境，所以，长护保险试点的初始资金来源于医保基金是一个相对可行的做法。但从中长期来看，要提升整个长护保险制度的独立性，必须确保筹资的独立性，这需要完善的公共政策规划和设计，要抓住下一轮社会保障制度调整和改革的时间窗口，让长护保险成为独立筹资的保险类型①。

---

① 2019 年，国务院办公厅印发《降低社会保险费率综合方案》，明确自 2019 年 5 月 1 日起，降低城镇职工基本养老保险单位缴费比例，单位缴费比例高于 16％的，可降至 16％；当时低于 16％的，要研究提出过渡办法。该方案还包括其他社会保障费率调整内容。总体来看，这次社会保障费率调整是社会保障制度内容的一次大变动，为长护保险全面推开提供了一个政策窗口，但是，长护保险制度并未能抓住此次政策调整时间窗口机遇，丧失了通过"腾笼换鸟"在短期内全面推广的政策可能或政策弹性空间。

首先，拓宽长护保险的筹资渠道。长护保险资金需要多方共担，同时积极发挥社会捐助等慈善公益的力量。在长护保险筹资责任划分方面，应进一步科学划分各主体的筹资责任和负担边界，对个人、家庭、政府、社会的责任划分，要体现科学性和公平性，形成政府、单位、个人、社会共担的机制。各个主体要明确责任，明确"谁为主导、谁为辅助、谁为补充"。不同省份、不同地区的长护保险筹资方式应结合本地实际情况，对各个主体的筹资责任进行评估并加以明确，特别是要深入研判未来长期制度变化过程中筹资负担变动趋势。国家应在地方试点探索的基础上，制定稳定的筹资模式方案（或方案组合），以适应我国长护保险制度发展的筹资需要。

其次，在筹资方面要对低收入人群和部分特殊人群有所倾斜。要实现长护保险制度城乡居民全覆盖，政府应给予低收入人群及失独家庭、残疾家庭等特殊人群相应的救助性支持，使经济困难的人群能够公平地参加长护保险制度。从目前来看，主要是要顾及低收入人群，尤其是暂时未被低保和特困制度覆盖的低收入人群，这部分人群在筹资上往往得不到医疗救助资金的支持，因此，对涉及这部分人群的筹资支持制度要进行广泛的研究和讨论，以减轻其筹集压力和负担。

最后，推进调整筹资模式为固定比例缴费。目前，不少试点城市长护保险的筹资采取定额缴费模式，但从经济社会发展角度来看，固定比例缴费更符合未来制度的发展趋势。比例筹资机制不仅可以与其他保险制度在筹资框架上相统一，还可以实现长护保险筹资部分的自然增长，从而形成筹资的自然增长机制。同时，也要建立长护保险待遇的动态调整机制，包括建立长护保险待遇的紧急触发机制和常态化调整机制。

长护保险筹资水平（标准）的设计，是长护保险筹资制度设计的另一个关键问题。基于前文测算结果，本书认为，如果按照全民实际收入水平进行筹资，则均衡人均筹资率可确定在1‰至2‰之间。这一结论具有一定的合理性，该比例与德国等长护保险典型国家当前长护保险的缴费率大体相当，这从侧面证明了本研究测算的合理性与可行性。确定与现实需要相适应的筹资比例（而不是与德国、日本等国同样的筹资额度），是中国长护保险筹资设计的必然选择。

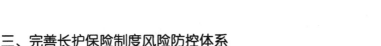

三、完善长护保险制度风险防控体系

任何制度的建立和发展都会面临各类潜在风险，长护保险制度的优化、完善和扩散也不例外。从长护保险制度本身的逻辑链条出发，本研究认为，其风险可以划分为制度环境风险、制度设计风险和制度实施风险三类。其中，制度环境风险包括经济发展形势不确定，家庭、人口结构变化和老年慢性病风险变动等，主要属于社会经济风险，同时也涉及长护保险制度与其他制度协同、多个部门运作过程中定位衔接、制度运行问题。制度设计风险核心在于基金的可持续性，从基金收支角度考虑，主要包含覆盖范围、资金筹集、待遇给付和辅助支撑制度等，这些均是制度设计需要考虑的关键问题。制度实施风险涉及失能评估、照护服务质量和业务流程经办等环节。对失能评估流程与检查机制的把关、照护服务质量监督检查机制的完善以及业务经办流程的监管，既是保证长期照护服务质量的必要举措，又是确保资金使用效率、应对道德风险问题的关键所在，因此也是制度建设的重点。各类风险的广泛性要求长护保险制度建立综合性的风险防控体系。

（一）重视制度的精算基础和科学设计

制度环境风险中的许多因素是客观存在且动态发展的，与此同时，各类环境风险因素之间会组合发生作用，产生相互放大的效果，从而构成制度设计和实施环节的外在约束条件，这是整个制度定型需要综合考虑的因素。不过，它们未来的发展趋势和状态是可以有效预估的。因此，针对这类风险，要仔细识别，进而分析评估其对长护保险制度可能产生的冲击。通过加强监测，可以确保长护保险制度在设计和实施过程中能加以有效应对，从而抑制风险发生，降低制度发展过程中的潜在损失。

大城市老龄化、高龄化趋势严峻，失能照护风险正溢出成为社会性风险，失能照护服务的需求也在日益增大，科学设计长护保险方案对于长护保险发展至关重要。当前，部分试点城市的长护保险制度设计缺乏科学的精算基础，主要依靠借鉴相关城市的实践经验，属于模仿式的"制度创新"，特别是很多具体的参数指标设计缺乏科学性，没有扎实的人口统计基础，风险较大。与此同时，制度设计科学性不足也限制了试点城市的信心，很多城市担心基金过早穿底，只能选择较低水平起步，这一定程度上影响了地方长护保险制度创新，缩小了可供选择的模式池，也影响了长护保险事业的整体发展。

总之，长护保险制度的健康发展、定型，需要在科学测算需求、供给等因素的基础上来设计制度细节。精算和预测是地方制度设计和试验的前提。在进行精算和预测时，要高度关注各类潜在风险。在今后长护保险制度进一步试点推广的过程中，要高度重视制度设计的科学性，将科学测算和精算作为制度设计的重要基础。

（二）确立适度可行的待遇给付水平

长护保险制度的设计风险隐藏于制度体系之中，覆盖范围、待遇水平、筹资机制、待遇给付方式等都可能存在风险，进而影响长护保险制度的正常运行。长护保险制度待遇给付水平应秉持由低到高的原则，即坚持低水平起步，依据筹资水平、支出限额、基金盈余等情况，科学测算长护保险的待遇水平。在长护保险制度发展初期，为确保基金的可持续性，有必要以较低给付水平起步，留出足够大的空间应对突发经济风险，但同时也要考虑到低水平起步可能会抑制照护服务需求的有效释放，影响失能老年人的福祉。因此，当制度稳定后，就应根据基金运行情况以及老年人实际需要，对待遇给付水平进行合理的调整。要基于精算结果，注重长期均衡，随着经济发展水平逐步提高，稳步推动待遇从低水平走向高水平。

在服务项目方面，要适度设计项目服务包内容，重视需求瞄准的精确性和有效性。针对不同的失能类型和慢性病状态，及时补充、完善失能照护服务内容，提供多样化、精准的照护服务项目。此外，应充分发挥市场机制的作用，通过激发市场服务主体的积极性，创新服务内容、提升服务质量、满足个性化照护需要，最大限度地提升失能老年人的福祉。

在覆盖范围、服务项目、待遇给付水平三者之间，应根据制度目标和基金约束对优先次序进行策略选择。在长护保险基金水平规模一定的情况下，三者之间存在互相影响的关系。在资源有限的条件下，难以实现覆盖范围、服务项目、待遇给付水平的同步提高，需要在三者之间进行选择、平衡，使效益最大化、风险最小化。从目前试点城市长护保险的实际运行情况来看，建议优先考虑聚焦重度失能对象，提升重度失能群体的待遇给付水平，即将待遇给付水平、服务内容置于收益人群范围之前，率先提升制度的实际效应，而不是让所有参与者（包括轻度失能老年人）都受益。

此外，还应关注保障待遇的动态机制设计，实现大城市长护保险待遇的动态调整，特别是要建立筹资、待遇的自然变动机制，以及紧急情况下的补充措施触发机制。还应当提升待遇设计的精准性，要提供必要、有效、迫切的照护服务，提升照护服务购买的实际效应，既要将服务的选择权交给需方，同时也要求供方为需方制定科学方案，第三方要对服务方案和具体服务行为加以监督监管，利用互联网、大数据等多种手段提升服务匹配和服务监管的科学性。

（三）构建制度实施风险监管机制

针对制度实施层面的风险，应当从如下几个方面提升长护保险制度实施落地的稳健性：

第一，经办环节信息化，以提升监管水平。控制长护保险制度的风险因素，离不开风险管理技术的使用。长护保险业务经办所涉及的各个部门，要加强部门协调、上下联动，发挥府际治理的积极作用，发挥统筹管理的作用，打破信息孤岛，摒弃碎片化管理模式，保障制度实施各环节有序开展。当下，大数据、网络信息化发展势头迅猛，为长护保险制度的建设提供了新的路径和方式。长护保险经办服务目前有两种模式：一种是由社保机构负责具体经办；另一种是委托第三方参与经办，通过运用大数据平台，简化审批项目，精简服务流程，提高办事效率。在此过程中，要完善监督与检查机制，及时进行反馈，确保失能评估流程和服务质量被有效监测，对失能群体的相关状况进行动态跟踪，及时更新共享数据、提高效率，为主动发现问题、提供失能预防服务和进行成本预测做好准备。在长护保险制度全面推广以前，要尽快建立统一的省级数据平台，为城市长护保险制度奠定信息化平台基础。积极利用大数据、精算等技术开发相关经验数据，通过完善的信息数据系统和大数据分析系统，主动发现失能老年人群体的长期照护服务需求，精准提供服务，更好地实现服务与需求相匹配。

第二，考核评审严格化，以加大监管力度。从日本等国的实践经验来看，出现的过度需求及由此衍生的过度服务供给问题会给长护保险制度可持续发展带来巨大影响。一定要高度重视评估工作，要通过科学、规范、动态的失能评估、服务需求评估，为大城市长期照护服务对象的待遇给付奠定坚实基础，提升制度效率和精准性，避免风险。首先，对于失能评估机构和人员，要建立完善的进入、培训和退出机制，建立全流程监管和综合监管机制，避免评估过程中出现不尽职履责等问题，同时要建立合理的激励机制，避免将评定结果登记与待遇挂钩的激励设计，确保失能评估结果客观准确。其次，对于护理人员，要设立科学的绩效评估机制、服务满意度反馈机制和服务标准考核机制，实行差异化的福利待遇制度，通过合理的激励和惩罚手段保证服务质量。此外，对于商业保险公司、照护服务机构，要对其资质进行定期审核，可以建立黑名单、白名单制度。对质量不达标、合谋、骗保的，要将其列入黑名单，给予严厉惩罚，同时禁止其进入相关领域开展服务活动；而对服务质量好、管理规范的机构，则将其列入白名单，在政府购买服务、资源配置等方面给予倾斜。要同步持续加强对照护服务机构服务活动的监督、评估。最后，要发挥社会监督的优势，动员多元主体参与服务监督，包括政府监督、社会监督、相关机构专业化监督等，推动大城市长护保险制度稳健运行、失能照护服务体系健康发展。

主要参考文献

[1] Rose R. Common goals but different roles: the state's contribution to the welfare mix//Rose R, Shiratori R. The welfare state: East and West. New York: Oxford University Press, 1986.

[2] Verbrugge L M, Jette A M. The disablement process. Social Science & Medicine, 1994, 38 (1).

[3] 邓大松, 李玉娇. 失能老人长照服务体系构建与政策精准整合. 西北大学学报 (哲学社会科学版), 2017 (6).

[4] 国家应对人口老龄化战略研究总课题组. 国家应对人口老龄化战略研究子课题总报告集. 北京: 华龄出版社, 2014.

[5] 胡宏伟, 李延宇, 张澜. 中国老年长期护理服务需求评估与预测. 中国人口科学, 2015 (3).

[6] 黄俊辉, 李放, 赵光. 农村社会养老服务需求评估: 基于江苏1 051名农村老人的问卷调查. 中国农村观察, 2014 (4).

[7] 黄少宽. 国外城市社区居家养老服务的特点. 城市问题, 2013 (8).

[8] 黄石松. 养老服务体系建设: 北京的探索与实践. 北京: 中国社会科学出版社, 2019.

[9] 康越, 惠永强. 北京中心城区养老瓶颈及完善策略. 城市问题, 2020 (9).

[10] 李培林, 陈光金, 王春光. 社会蓝皮书: 2021 年中国社会形势分析与预测. 北京: 社会科学文献出版社, 2017.

[11] 廖少宏, 王广州. 中国老年人口失能状况与变动趋势. 中

国人口科学，2021（1）.

[12] 林宝. 积极应对人口老龄化：内涵、目标和任务. 中国人口科学，2021（3）.

[13] 陆蒙华，吕明阳，王小明. 长期护理保险的保障范围和护理时长：基于社会保险模式和商业保险模式的比较. 人口与发展，2020，26（3）.

[14] 罗小华. 我国城市失能老人长期照护问题研究. 北京：中国工人出版社，2016.

[15] 穆光宗. 我国机构养老发展的困境与对策. 华中师范大学学报（人文社会科学版），2012（2）.

[16] 乔晓春，伍小兰. 北京市居家养老设施状况分析. 北京：华龄出版社，2018.

[17] 乔晓春，武继磊，谢婷. 北京市居家养老资源普查数据集. 北京：华龄出版社，2018.

[18] 孙洁. 我国长期护理保险试点的经验、问题与政策建议. 价格理论与实践，2021（8）.

[19] 谭日辉. 中国社区发展报告（2018—2019）. 北京：社会科学文献出版社，2019.

[20] 唐钧. 长期照护保险：国际经验和模式选择. 国家行政学院学报，2016（5）.

[21] 童星. 发展社区居家养老服务以应对老龄化. 探索与争鸣，2015（8）.

[22] 王杰秀，安超. 我国大城市养老服务的特点和发展策略. 社会政策研究，2019（4）.

[23] 武玉，张航空. 我国大城市医养结合的实践模式及发展路径. 中州学刊，2021（4）.

[24] 杨团. 中国长期照护的政策选择. 中国社会科学，2016（11）.

[25] 张航空，等. 北京养老服务发展报告（2019）. 北京：社会科学文献出版社，2019.

[26] 张红凤，孙敬华. 居家养老服务供给模式比较分析及优化

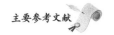

策略：以山东省为例 . 山东财经大学学报，2015（5）.

[27] 张立龙 . 福利国家长期照护制度及对中国的启示 . 社会保障研究，2015（6）.

[28] 朱铭来，李新平 . 护理保险在中国的探索 . 北京：中国财政经济出版社，2018.

图书在版编目（CIP）数据

大城市老年失能照护研究：以北京市为例/胡宏伟
著. --北京：中国人民大学出版社，2024.11
（国家治理研究书系）
ISBN 978-7-300-32834-8

Ⅰ. ①大… Ⅱ. ①胡… Ⅲ. ①大城市—老年人—护理
—研究 Ⅳ. ①R473.59

中国国家版本馆 CIP 数据核字（2024）第 096850 号

国家治理研究书系
大城市老年失能照护研究：以北京市为例
胡宏伟　著
Dachengshi Laonian Shineng Zhaohu Yanjiu：yi Beijingshi Weili

出版发行	中国人民大学出版社	
社　　址	北京中关村大街 31 号	**邮政编码**　100080
电　　话	010 - 62511242（总编室）	010 - 62511770（质管部）
	010 - 82501766（邮购部）	010 - 62514148（门市部）
	010 - 62515195（发行公司）	010 - 62515275（盗版举报）
网　　址	http://www.crup.com.cn	
经　　销	新华书店	
印　　刷	北京捷迅佳彩印刷有限公司	
开　　本	720 mm×1000 mm　1/16	**版　　次**　2024 年 11 月第 1 版
印　　张	16.5 插页 1	**印　　次**　2024 年 11 月第 1 次印刷
字　　数	240 000	**定　　价**　79.00 元